국제의과학기구협의회(CIOMS)

건강 관련 인간대상연구에 대한 국제윤리가이드라인의 이해

International Ethical Guidelines for Health-related Research Involving Humans

ISBN 978-929036088-9

CIOMS, P.O. Box 2100, CH-1211 Geneva 2, Switzerland, tel.: +41 22 791 6497, www.cioms.ch, e-mail: info@cioms.ch.

CIOMS의 간행물은 또한 세계보건기구 출판부를 통해서도 확인하실 수 있습니다.

World Health Organization, WHO Press, 20 Avenue Appia, CH-1211 Geneva 27, Switzerland

이 간행물을 인용하는 경우 다음과 같이 기재하여 주시기 바랍니다.
건강 관련 인간대상연구에 대한 국제윤리가이드라인, 4판. 제네바. 국제의과학기구협의회(CIOMS); 2016.

디자인 및 구성: Paprika (Annecy, 프랑스)

건강 관련 인간대상연구에 대한 국제윤리가이드라인의 이해

International Ethical Guidelines for Health-related Research Involving Humans

2021년 12월 20일 1판 1쇄 인쇄
2022년 1월 10일 1판 1쇄 발행

지은이 | 국제의과학기구협의회(CIOMS)
옮긴이 | 김은애
펴낸이 | 김진환
펴낸곳 | 학지사메디컬 HAKJISA MEDICAL
04031 서울특별시 마포구 양화로 15길 20 마인드월드빌딩
대표전화_ 02-330-5188 팩스_ 02-326-0338
등 록 | 2010년 2월 8일 제313-2010-36호
메 일 | hakjisamd@hakjisamd.co.kr
홈페이지 | http://www.hakjisamd.co.kr

ISBN 978-89-6069-963-2 93510

가 격 | 13,000원

· 편역자와의 협약으로 인지는 생략합니다.

KAIRB 연구윤리총서 02

국제의과학기구협의회(CIOMS)

건강관련 인간대상연구에 대한 국제윤리가이드라인의 이해

International Ethical Guidelines for Health-related Research Involving Humans

김은애 편역 권복규 감수

(사)대한기관윤리심의기구협의회 KAIRB

학지사메디컬 HAKJISAMEDICAL

저자소개

편역

김은애

이화여자대학교 연구윤리센터 특임교수

법학박사(이화여자대학교, 2008)

법학석사(이화여자대학교, 2003)

법학사 · 경영학사 · 여성학사(이화여자대학교, 2000)

前 이화여자대학교 연구처 특임교수

前 이화여자대학교 생명의료법연구소 연구교수

前 이화여자대학교 이화사회과학원 연구교수

前 서울아산병원 특수전문직

前 이화여자대학교 생명윤리위원회(IRB) 및 연구진실성위원회(RIC) 전문위원

前 이화여자대학교 일반대학원 생명윤리정책협동과정 강사

現 제6기 국가생명윤리심의위원회 배아전문위원회 위원

現 대한기관윤리심의기구협의회(KAIRB) 교육위원회 · 정보위원회 · 편집위원회 위원

現 세브란스병원, 강남세브란스병원, 고대구로병원, 고대안산병원, 분당서울대병원 등 임상시험심사위원회/생명윤리위원회(IRB) 위원

現 한양대학교, 육아정책연구소, 건강보험심사평가원 등 생명윤리위원회(IRB) 위원

감수

권복규

이화여자대학교 의과대학 교수, 의학박사

대한기관윤리심의기구협의회(KAIRB) 교육위원회 위원장

출판을 앞두고

저는 우연한 기회에 임상시험심사위원회/기관생명윤리위원회(Institutional Review Board, 이하 'IRB'라 한다) 위원 활동을 시작했는데, 감사하게도 이 활동을 10년 넘게 해오고 있습니다. 연구에 참여하는 사람을 보호하는 일에 그리고 연구가 과학적이고 윤리적으로 수행될 수 있도록 연구자를 돕는 일에 매우 큰 보람을 느끼지만, 한편으로는 저의 부족한 역량으로 인해 혹시나 일을 그르치지 않을까 늘 고민해왔습니다. 이러한 고민에 대한 해법은 지속적인 학습에서 찾을 수밖에 없다는 것을 잘 알고 있기에 보편적인 국제기준을 담고 있는 여러 문서들부터 정독했습니다. 그러던 중 국제의과학기구협의회(Council for International Organizations of Medical Sciences, 이하 'CIOMS'라 한다)가 2002년에 발표했던 세 번째 버전의 가이드라인 〈인간 대상 생명의학연구에 대한 국제윤리가이드라인(International Ethical Guidelines for Biomedical Research Involving Human Subjects)〉을 업그레이드하여 2016년에 네 번째 버전의 가이드라인 〈건강 관련 인간대상연구에 대한 국제윤리가이드라인(International Ethical Guideline for Health-related Research Involving Humans)〉으로 발표했다는 것을 알게 되었습니다. 오랜 시간이 지나 새롭게 발표된 만큼 훨씬 풍부한 내용을 담고 있어 IRB 위원 활동을 하면서 쟁점이라고 생각해온 사항들에 대해 이전보다 좀 더 쉽게 이해하는 데에 도움이 되었습니다. 그래서 이 가이드라인을 번역해서 공유하면 IRB에서 위원이나 운영지원인력으로 활동하시는 분들뿐만 아니라 연구자 그리고 이 분야를 공부하고 있는 학생들에게도 분명 큰 도움이 될 것이라는 생각이 들었습니다.

이 책은 CIOMS가 2016년에 발표한 국제윤리가이드라인을 구성하고 있는 25개의 가이드라인에 맞추어 25장으로 구성되어 있습니다. 각각의 가이드라인을 번역한 내용을 중심으로 하여, 그 주제와 내용에 관련된 국내 법정책의 현황과 저의 개인적인 의견을 함께 제시했습니다. 가이드라인 번역은 최대한 직역을 하고자 했습니다. 저에게는 의역할 만큼의 실력이 없을뿐더러, 혹시나 잘못 번역하지 않을까 하는 걱정이 앞섰기 때문입니다. 번역 이외의 부분을 집필하면서는 IRB와 관련하여 논란이 되고 있는 사항들에 대해 제가 그간 조금씩 연구하여 발표한 논문들을 다시 참고했기에 어떤 논문들인지를 제시했습니다. 이 책에 실린 내용이 이 책을 선택하시고 읽기 위해 시간을 내어주신 분들에게 부디 조금이나마 도움이 될 수 있기를 바랍니다.

이 책은 대한기관윤리심의기구협의회(Korean Association of Institutional Review Boards, 이하 'KAIRB'라 한다)의 지원을 받아 저술되었습니다. 이 책을 낼 수 있도록 기회를 주신 KAIRB의 정종우 회장님, 김병수 부회장님, 서광선 부회장님, 여러 이사님들, 그리고 김선향 선생님을 비롯한 사무국 선생님들께 감사드립니다. 저의 게으름과 부족한 능력 때문에 이 책이 출판되기까지 생각보다 오랜 시간이 걸렸는데도 끝까지 믿고 기다려주셔서 감사드립니다. 특히 가이드라인 번역이 시작될 때부터 마무리될 때까지 저를 이끌어 주시면서 번역에 필요한 전문적인 의견을 주셨고 번역된 가이드라인의 감수까지 맡아주신 권복규 교수님께 감사드립니다. 또한 번역하는 동안 많은 조언을 해주시고 힘들어하는 마음을 다독여주신 김현철 교수님, 최경석 교수님, 배현아 교수님 등 여러 교수님들께도 감사드립니다. 초벌 번역본을 읽고 오류를 찾아주며 정리를 도와준 유수정 교수님, 그리고 번역과 집필을 이유로 주말과 휴일을 비롯한 많은 날들에 소중한 시간을 함께 해주지 못한 아내와 엄마를 이해해준 남편과 딸들에게도 고마운 마음을 전합니다. 아울러 이 책의 편집과 출판을 위해 애써주신 학지사메디컬에도 감사드립니다.

몇 번을 반복해서 살펴보았으나 잘못 번역된 부분이나 어렵게 번역된 부분이 있을 것으로 생각됩니다. 물론 이는 전적으로 저의 잘못이고 저의 부족함 탓입니다. 그러니 혹시 발견하시면 바로잡을 수 있도록 저에게 알려주시면 감사하겠습니다.

2022년 1월

김은애

감사의 글

국제의과학기구협의회(Council for International Organizations of Medical Sciences, 이하 'CIOMS'라 한다)는 CIOMS 윤리가이드라인의 개정에 대한 실무단(Working Group)의 공헌에 감사드립니다. 2011년에 CIOMS 집행위원회는 CIOMS 가이드라인을 개정하기 위한 실무단을 구성하기로 결정했습니다. 실무단은 위원장 1명(Hans van Delden), 위원 10명(Anant Bhan, Eugenijus Gefenas, Dirceu Greco, David Haerry, Bocar Kouyate, Alex John London, Ruth Macklin, Annette Rid, Rodolfo Saracci, Aissatou Touré), 자문위원 4명(Marie-Charlotte Bouësseau and later Abha Saxena(WHO), Dafna Feinholz(UNESCO), Carel Ijsselmuiden(COHRED), Urban Wiesing and Hans-Joerg Ehni(WMA), 그리고 과학계 사무총장 1명(Rieke van der Graaf)으로 구성되었습니다. 실무단의 모든 구성원들은 연구에 대해 국제적으로 인정받는 전문가들입니다. 실무단을 구성함에 있어 서로 다른 문화적인 관점들이 존재한다는 점이 고려될 수 있도록 했고, 구성원들이 다양한 경험과 전문성을 가지고 있도록 했으며, 구성원들의 성별 균형이 이루어지도록 했습니다. 실무단의 구성원들 중 1명은 연구참여자의 관점을 대변했습니다. 실무단 구성원들의 소속은 **부록3**에 표시되어 있습니다.

CIOMS는 가이드라인 초안에 대해 논평을 해주신 많은 분들과 기관들의 귀중한 공헌에 감사드립니다(**부록4** 참고). 초안에 대한 상세한 검토와 논평은 최종본을 마련하는 데에 큰 도움이 되었습니다.

네덜란드 Utrecht 대학교, 리투아니아 Vilnius 대학교, 프랑스 파리 유네스코(UNESCO)와 같은 많은 기관들과 조직들이 실무단의 회의를 위한 장을 제공해주는 귀중한 공헌을 했습니다.

스페인어로 제출된 논평을 무료로 번역해준 PAHO의 Carla Saenz와 Tania Flores에게 특별히 감사드립니다. 이 두 분의 작업은 가이드라인을 개정하는 과정에서 전세계적인 참여를 의미 있게 하는 데에 대단히 도움이 되었습니다.

이 가이드라인의 개정은 세계보건기구(World Health Organization, 이하 'WHO'라 한다)와 협력하여 수행되었으며, 개정 작업의 진행은 Abha Saxena가 주도했습니다. 이렇게 협력한 결과, 이 가이드라인의 발전과정은 WHO의 기준 및 정책과 일치합니다. WHO에 의한, 특히 윤리심의위원회(Ethics Review Committee)에 의해 이루어진 WHO 전 조직을 아우르는 검토는 Maria Magdalena Guraiib와 Vânia de la Fuente Nunez가 조정했습니다.

Ronald Johnson, Melba Gomes, Joan Dzenowagis, Sheryl VanderPoel은 이 가이드라인 초안에 대해 실질적인 의견을 주었습니다.

CIOMS에서는 Sev Fluss가 이 가이드라인 초안을 편집했고 건설적인 논평을 제공해주었으며, 2015년 말까지 CIOMS 사무총장이었던 Gunilla Sjölin-Forsberg는 실무단이 개최한 회의에 여러 번 참석하여 자신이 참여했던 다른 많은 실무단들에서 경험한 바를 공유해주는 공헌을 했습니다. Lembit Rägo는 2016년 4월에 신임 사무총장이 된 후 이 가이드라인의 개정 작업을 지원해주었습니다. 마지막으로, Caprice Fraiha와 Sue le Roux는 이 가이드라인을 개정하는 과정에서 매우 도움이 되는 행정적인 지원을 제공해주었습니다.

국제의과학기구협의회(CIOMS)

목차

머리말 _ XIV

개정근거의 검색과 종합 _ XXI

서문 _ XXIV

Part 1 연구에 있어 가장 중요한 것은 무엇인가?
연구의 가치 그리고 연구대상자 보호 _ 1

가이드라인 1 연구의 과학적·사회적 가치 그리고 연구참여자의 권리에 대한 존중 _ 11

Part 2 연구를 통해 어떤 도움을 주고 받을 것인가?
연구자와 연구의뢰자가 연구가 수행될 지역사회나 인구집단에 하여야 할 기여 _ 17

가이드라인 2 저자원 상황에서 수행되는 연구 _ 23

Part 3 연구대상자 선정은 왜 중요한가?
연구의 이익과 부담의 공정한 분배 _ 31

가이드라인 3 연구참여자로 개인과 집단을 선정함에 있어 이익과 부담의 공정한 분배 _ 35

Part 4 연구의 이익과 위험을 어떻게 평가하고 연구의 위험에 어떻게 대응할 것인가?
연구참여자에게 발생 가능한 이익과 위험을 중심으로 _ 39

가이드라인 4 연구의 잠재적이고 개인적인 이익과 위험 _ 47

Part 5 대조군에게 위약을 사용해도 되는가?
시험군과 다른 조건에 놓이는 대조군에 대한 위험의 최소화 _ 59

가이드라인 5 임상시험에서 대조군의 선택 _ 67

Part 6 연구대상자는 어떤 연구를 원하는가?
연구대상자의 요구에 적절하게 대응하는 연구 _ 79

가이드라인 6 연구참여자의 보건요구에 대한 배려 _ 87

Part 7 연구에 있어 지역사회의 참여가 왜 중요한가?
필요로 하는 연구의 성공적 수행 _ 95

가이드라인 7 지역사회의 참여_ 97

Part 8 연구와 연구심의에 있어 협력이 왜 중요한가?
연구역량구축에 대한 기여와 장기적인 협력 _ 103

가이드라인 8 연구와 연구심의에 대한 협력적인 파트너십 및 역량구축 _ 107

Part 9 어떤 동의가 제대로 된 동의인가?
윤리적·법적으로 인정받을 수 있는 동의의 기준 _ 113

가이드라인 9 충분한 정보에 의한 동의를 할 능력이 있는 개인 _ 127

Part 10 동의 획득의 원칙에 대한 예외인정이 가능한가?
동의를 획득하지 않는 것과 동의서를 작성하지 않는 것 _ 137

가이드라인 10 충분한 정보에 의한 동의의 변경과 면제 _ 147

Part 11 인체유래물과 관련 데이터를 어떻게 추후에 이용할 것인가?
인체유래물은행에 의한 수집, 보관, 사용 _ 155

가이드라인 11 인체유래물과 관련 데이터의 수집, 보관, 사용 _ 161

Part 12 건강 관련 데이터를 어떻게 이용할 것인가?
기존 데이터의 이용 _ 173

가이드라인 12 건강 관련 연구에서 데이터의 수집, 보관, 사용 _ 177

Part 13 연구대상자에게 보상은 어떻게 제공되어야 하는가?
적절성 판단을 위한 여러 가지 기준 _ 191

가이드라인 13 연구참여자에 대한 비용보전과 보상 _ 195

Part 14 연구참여자가 입은 피해는 어떻게 회복되고 복구되어야 하는가?
치료와 보상의 제공 _ 201

가이드라인 14 연구 관련 피해에 대한 치료와 보상 _ 207

Part 15 취약한 연구대상자는 누구이고 어떻게 보호하여야 하는가?
맥락을 고려한 판단과 특성에 맞는 보호조치 _ 211

가이드라인 15 취약한 개인과 집단을 대상으로 하는 연구 _ 215

Part 16 동의 능력이 없거나 불완전한 성인을 어떻게 보호하여야 하는가?
대리인으로부터의 동의 획득 그리고 본인 의사의 확인 _ 221

가이드라인 16 충분한 정보에 의한 동의를 할 능력이 없는 성인을 대상으로 하는 연구 _ 225

Part 17 연구대상이 되는 아동과 미성년자는 어떻게 보호하여야 하는가?
대리인으로부터의 동의 획득 그리고 본인 의사의 확인 _ 233

가이드라인 17 아동과 청소년을 대상으로 하는 연구 _ 237

Part 18 연구대상이 되는 여성은 어떻게 보호하여야 하는가?
이유 없는 배제의 금지와 특성에 맞는 보호조치 _ 247

가이드라인 18 연구참여자로서의 여성 _ 253

Part 19 연구대상이 되는 임신부와 수유부는 어떻게 보호하여야 하는가?
연구의 필요성과 특성에 맞는 보호조치 _ 259

가이드라인 19 연구참여자로서의 임신부와 수유부 _ 265

Part 20 재난발생 상황과 질병창궐 상황에서 연구는 어떻게 수행되어야 하는가?
코로나바이러스감염증19 관련 임상시험에 있어 원칙에 대한 예외인정을 예로 _ 271

가이드라인 20 재난발생 상황과 질병창궐 상황에서의 연구 _ 277

Part 21 무작위배정에 있어 무엇을 고려하여야 하는가?
등가상태 확인과 무작위배정에 대한 공개 _ 287

가이드라인 21 군집 무작위배정 임상시험 _ 291

Part 22 온라인 상에 공개된 정보를 이용하는 연구에 있어 무엇을 고려하여야 하는가?
정보주체의 사생활 보호 _ 297

가이드라인 22 건강 관련 연구에서 온라인 환경과 디지털 도구를 통해 획득한 데이터의 사용 _ 301

Part 23 연구윤리위원회는 어떻게 운영될 수 있는가?
통합운영, 공동운영, 위탁운영 그리고 중앙임상시험심사위원회 _ 309

가이드라인 23 연구윤리위원회 설치 요건 및 연구윤리위원회의 연구계획서 심의 요건 _ 313

Part 24 연구의 공적 책임은 무엇인가? 연구진실성과 연구부정행위 _ 323

가이드라인 24 건강 관련 연구에 대한 공적 책임 _ 327

Part 25 이해상충이 무엇이고 어떻게 해야 하는가? 공개와 관리의 중요성 _ 333

가이드라인 25 이해상충 _ 337

부록1 건강 관련 인간대상연구를 위한 연구계획서(또는 관련 문서들)에 포함되어야 하는 사항들
(해당 연구/프로젝트와 관련된 항목들을 포함한다) _ 347

부록2 충분한 정보에 의한 동의의 획득: 잠재적인 연구참여자를 위한 필수 정보 _ 355

부록3 2002년 인간 대상 생명의학연구에 대한 국제가이드라인 개정을 위한 CIOMS 실무단 _ 363

부록4 논평자들 _ 375

찾아보기 _ 383

머리말

CIOMS에 대하여

국제의과학기구협의회(Council for International Organizations of Medical Sciences, 이하 'CIOMS'라 한다)는 세계보건기구(World Health Organization, 이하 'WHO'라 한다)와 공식적인 관계를 맺고 있는 국제비정부기구이다. CIOMS는 1949년에 WHO와 국제연합교육과학문화기구(United Nations Educational, Scientific and Cultural and Organization, 이하 'UNESCO'라 한다)의 후원 하에 설립되었다. CIOMS의 권한 중에는 국제연합(United Nations)과 그 전문기구들, 특히 UNESCO 및 WHO와의 협력관계를 유지하는 것이 있다.

CIOMS 가이드라인의 첫 번째 버전(1982)

CIOMS는 WHO와 협력하여 1970년대 후반에 생명의학연구에서의 윤리에 관한 일을 수행했다. 이에 맞추어 CIOMS는 WHO와 협력하여 가이드라인을 준비했다. 이 가이드라인의 목적은 국제적으로 검증된 윤리원칙들과 보편적인 윤리원칙들이 어떻게 적용되어야 하는지에 대한 상세한 논평을 제공하기 위한 것이었고, 지금까지도 변함이 없다. 특히 저(低)자원 국가/지역에서 연구를 수행하는 경우에 특별히 주의해야할 점에 대한 논평에 중점을 두고 있다. CIOMS와 WHO가 협력한 결과, 〈인간 대상 생명의학연구에 대한 국제윤리가이드라인(International Ethical Guidelines for Biomedical Research Involving Human Subjects, 이하 '인간대상생명의학연구 국제윤리가이드라인' 또는 'CIOMS 가이드라인'이라 한다)〉이라는 제목의 가이드라인이 제안되었다.

CIOMS 가이드라인의 두 번째 버전(1993)

첫 번째 버전의 가이드라인이 제안된 이후 HIV/AIDS의 세계적 대유행이 확산되어 이의 예방과 치료를 위한 대규모 임상시험들이 제안되었다. 이러한 발전은 이미 제안된 첫 번째 버전의 가이드라인을 준비했던 과정에서 고려되지 않았던 새로운 윤리적인 문제를 제기했다. 여기에는 첫 번째 버전의 가이드라인을 준비했던 과정에서 고려되지 않았던 또다른 요인들이 있었다. 이는 의학과 생명공학기술의 급격한 발전, 다국적 임상시험이나 취약한 인구집단을 대상으로 하는 실험과 같은 연구실제(research practices, 연구관행)에서의 변화, 그리고 고(高)자원 상황과 저(低)자원 상황에 있는 국가와 지역 모두에서의 새로운 관점이다. 이러한 요인들은 인간대상연구가 연구참여자를 위협하기 보다는 연구참여자에게 유익하게 할 수 있다. 세계의사협회(World Medical Association, 이하 'WMA'라 한다)의 〈헬싱키선언(Declaration of Helsinki)〉은 1980년대에 두 번, 1983년과 1989년에 개정되었다. 이 두 번의 개정은 1982년에 제안되었던 첫 번째 버전의 가이드라인을 개정하고 업데이트하기에 시의적절했다. CIOMS는 WHO 그리고 AIDS에 대한 WHO의 전세계적 프로그램과의 협력을 통해 첫 번째 버전의 가이드라인을 개정하고 업데이트하는 과업을 수행했다. CIOMS는 그 결과물로 1991년에 〈역학조사연구의 윤리적인 측면에 대한 검토를 위한 국제가이드라인(International Guidelines for Ethical Review of Epidemiological Studies, 이하 '역학조사연구윤리 국제가이드라인'이라 한다)〉을 발표했고, 1993년에 두 번째 버전의 〈인간대상생명의학연구 국제윤리가이드라인〉을 발표했다.

CIOMS 가이드라인의 세 번째 버전(2002)

1993년에 발표된 두 번째 버전의 〈CIOMS 가이드라인〉이 구체적인 조항들을 마련하고 있지 않은 것에 대한 윤리적인 쟁점이 1993년 이후에 제기되었다. 이러한 윤리적인 쟁점은 주로 국외에서 의뢰되어 저(低)자원 상황에 있는 국가와 지역에서 수행되는 임상시험(소위, 의뢰자주도 임상시험)과 관련이 있다. 특히, 이미 확립되어 있는 효과적인 중재가 아니라 대조약이 이러한 국가와 지역에서 사용되는 것이 우려되었다. 논평자들은 이 쟁점에 대해 반대하는 입장을 취했다. 이 논쟁은 1993년에 발표된 두 번째 버전의 〈CIOMS 가이드라인〉에 대한 개정과 업데이트를 필요로 하게 되었다. CIOMS는 8개의 위임된 문서들을 가지고 자문회의를 조직했다. 이 자문회의가 끝난 후 실무단(Working Group)이 꾸려졌고, 이 실무단은 2년 넘게 작업을 하는 동안 가이드라인의 개정안을 공개적으로 게시하면서 이에 대한 논평을 요청했다. 개정 과정은 2002년에 끝났다.

역학조사연구윤리 국제가이드라인(2009)

1993년 버전의 〈인간대상생명의학연구 국제윤리가이드라인〉을 개정하는 과정은, 모든 유형의 인간대상연구의 윤리적인 측면에 대한 분석에 있어서의 발전이 1991년에 발표된 〈역학조사연구윤리 국제가이드라인〉에 잠재적인 영향을 미쳤음을 분명히 했다. 게다가 일반대중의 건강을 증진시키기 위해서는 역학조사연구가 중요하다는 인식이 커짐에 따라, 1991년에 발표된 〈역학조사연구윤리 국제가이드라인〉의 내용을 윤리와 인권에 대한 현재의 생각에 맞추는 것이 중요하다는 점이 강조되었다. 따라서 2003년에 CIOMS는 기존의 〈역학조사연구윤리 국제가이드라인〉이 어떻게 업데이트되어야 하는지를 고려하기 위한 핵심집단을 구성했다. 윤리원칙들이 모든 유형의 연구에 일관적으로 적용된다는 것을 보장하기 위한 의도에서 이 핵심집단은 역학조사연구의 특별한 성격을 다루는 문서를 2002년 버전의 〈CIOMS 가이드라인〉에 대한 〈보충자료〉로 준비하기로 결정했다. 2006년 2월에, 이 〈보충자료〉의 초안은 이해관계자들로부터 의견을 받기 위해 CIOMS 웹사이트를 통해 공개되었다. 생명의학연구에 관계되는 집단들과 개인들의 반응은 대체로 긍정적이었다. 그러나 많은 사람들은 역학자들이 반드시 2002년 버전의

〈CIOMS 가이드라인〉에 정통할 필요가 없을 뿐만 아니라 이 가이드라인과 역학조사연구에 대한 〈보충자료〉 둘 다를 번갈아 가면서 사용하게 되는 것이 부담스럽다고 하면서 반대했다. 따라서 2009년에 발표된 〈역학조사연구윤리 국제가이드라인〉의 최종 버전은 결국 이 두 문서를 결합하여 마련되었다.

CIOMS 가이드라인의 네 번째 버전(2016)

CIOMS 집행위원회는 2009년 연례회의에서 2002년에 발표된 세 번째 버전의 〈CIOMS 가이드라인〉의 개정이 바람직하다는 점을 고려했다. 2002년 이래로 다음과 같은 사항들을 포함하여 여러 가지 발전이 있었다. 중개연구(translational research)의 중요성에 대한 강조, 저(低)자원 상황에 있는 국가와 지역에서 무엇이 공정한 연구로 여겨져야 하는지를 명확히 할 필요성에 대한 절실함, 연구에 있어 지역사회의 참여에 대한 보다 강한 강조, 많은 연구에 있어 잠재적으로 취약한 집단의 배제가 빈약한 근거 기반이라는 결과를 초래했다는 점에 대한 인식 그리고 빅데이터연구의 증가. 게다가 2008년 〈헬싱키선언〉이 그 당시에 다시 개정되었다. 따라서 CIOMS 집행위원회는 〈CIOMS 가이드라인〉의 개정이 바람직한지를 먼저 알아보기로 결정했다.

2002년 버전의 개정 과정

2011년에, CIOMS 집행위원회는 〈CIOMS 가이드라인〉을 개정하고 내부적인 수단을 통해 개정작업에 필요한 자금을 조달하기 위해서 실무단을 구성하기로 결정했다. 이 실무단은 2012년 9월부터 2015년 9월까지 매년 3번씩 회의를 했다. 사실상 모든 가이드라인들에 대해 주요 개정이 이루어졌다. 일부 가이드라인들은 병합되었다. 예를 들어, 2002년 **가이드라인 4**와 **가이드라인 6**은 둘 다 충분한 정보에 의한 동의를 다루기 때문에 병합되었다. 나머지 가이드라인들은 새로 작성되었다. 예를 들어, **가이드라인 20**은 재난발생 상황과 질병창궐 상황에서의 연구에 대해 다루는 것으로 새로 작성되었다. 게다가 실무단은 〈인간대상생명의학연구 국제윤리가이드라인〉을 〈역학조사연구윤리 국제가이드라인〉과 병합하기로 결정했다. 동시에, 역학적 관점이 반영되는 것을 보장하기 위해 실무단의 구성원이었던 역학자가 개정되는 내용을 역학적 관점에서 면밀하게 검토하기로 결정했다.

2016년 버전의 범위

실무단은 2002년 가이드라인의 범위를 "생명의학연구(biomedical research)"에서 "건강 관련 연구(health-related research)"로 확대하기로 결정했다. 실무단은 생명의학연구라는 용어가, 예를 들어 건강 관련 데이터를 사용하는 연구를 포함하지 못할 것이기 때문에, 너무 좁다고 여겼다. 동시에, 실무단은 이러한 새로운 범위 역시 한계가 있음을 인정했다. 예를 들어, 연구와 치료의 형태를 통합하려고 시도하는 학습보건의료시스템(Learning Healthcare System)이라는 아이디어와 같은 새로운 개발은 실무단이 마련한 개정안의 범위에 포함되지 않았다. 또한 실무단은 사회과학연구, 행동연구, 공중보건감시에 있어서의 윤리와 그 밖에 다른 연구활동에 있어서의 윤리가 명확하게 구별되지 않는다는 점을 인정했다. 현재의 범위는 관찰연구, 임상시험, 인체유래물은행(biobanking), 역학조사연구와 같이 건강 관련 인간대상연구에 속하는 고전적인 활동에 국한되어 있다.

WHO와의 협력

〈CIOMS 가이드라인〉은 항상 WHO와 협력하여 작성되었다. CIOMS와 WHO는 현행 〈CIOMS 가이드라인〉에 대해 WHO 가이드라인검토위원회(Guidelines Review Committee, 이하 'GRC'라 한다)의 권고를 따르기로 하는 공동결정을 내려 이러한 협력의 성격과 범주가 보다 잘 정의되었다.

이는 다음과 같은 사항을 포함한다. (i) 개정 전에, 개정 과정에 대해 설명하는 것, (ii) 실무단이 그 대표성에 있어 국제적이라는 점을 보장하는 것과 이해상충을 보고하고 관리하기 위한 명확한 절차에 따라 실무단이 지역적인 균형성과 대표성이 있는 이해관계자들을 포함한다는 점을 보장하는 것, (iv) 가이드라인의 개정에 대한 근거를 검색하고 종합한 과정에 대한 정보를 제공하는 것, (v) 독립적인 외부 동료에 의한 최종본 검토를 보장하는 것. GRC는 대다수의 "검토 질문"이 완전한 "체계적인 검토"와 품질 평가를 요구하지는 않지만 문서화될 필요가 있는 정보 검색 과정이라는 점을 인정했다.

이 가이드라인을 개발하고 개정하는 과정은 WHO GRC와 협의되었고 이에 의해 승인되었다. 이 가이드라인의 최종개정안은 GRC 사무국장에 의해 검토되었고, 이 가이드라인이 가치관(values) 및 도덕원칙(moral principles)과 관련되어 있기 때문에 GRC 검토가 면제되었다고 결론지어졌다. WHO와의 협력은 모든 WHO 사무소(지역사무소와 본부)와 WHO 생명윤리협력센터 네트워크(network of WHO Collaborating Centres on Bioethics)가 가이드라인 개정안에 대해 검토하도록 하는 것을 포함했다. WHO 연구윤리심의위원회(Research Ethics Review Committee)의 위원들은 하루에 반일씩 이틀에 걸쳐 진행된 회의에서 전체 문서를 검토했고, 이 문서의 2015년 초안 버전에 대한 광범위한 의견을 제공했다.

국제적인 차원에서의 자문 및 동료에 의한 검토

2014년 6월에, 실무단은 개정안의 주요 쟁점들에 대한 논의가 이루어질 수 있도록 하기 위해 멕시코 멕시코시티에서 개최된 제12차 세계생명윤리협회(International Association of Bioethics) 세계회의에서 심포지엄을 조직하여 주요 쟁점들을 발표하고 공개했다. 이 세션은 〈CIOMS 가이드라인〉의 개정안에 대해 국제적인 차원에서의 자문을 받는 일의 한 요소가 되었다. 2014년 11월에, 이 개정안은 필리핀 마닐라에서 개최된 아시아서태평양지역 윤리심의위원회포럼(Forum of Ethical Review Committees in the Asian & Western Pacific Region)의 총회에서 800명이 넘는 참석자들과 함께 논의되었다. 또한 이 개정안은 2015년 9월 17~18일에 남아프리카공화국 케이프타운에서 개최된 남아프리카 연구윤리심화훈련(Advancing Research Ethics Training in Southern Africa)에서, 그리고 2015년 11월에 싱가포르에서 개최된 임상윤리네트워크 및 연구윤리지원(Clinical Ethics Network & Research Ethics Support)에서 논의되었다.

실무단은 CIOMS의 회원단체와 국가윤리위원회(National Ethics Committees)의 세계정상회의(2014)에 참여하는 국가윤리위원회 위원들로부터 구체적인 피드백을 받았다.

2015년 9월 말에, 실무단은 2016년 3월 1일까지 공개적으로 논평을 받기 위해 가이드라인 개정안을 공개했다. 실무단은 총 57개의 서로 다른 기관들과 조직들로부터 논평을 받았다. 많은 경우 이러한 논평은 하나의 기관이나 조직에 속해 있는 여러 사람들에 의해 준비된 것이었다. 논평자들은 세계의 모든 지역을 대표했다(**부록 4** 참고). 실무단은 250쪽 이상이 되는 분량의 논평을 받았는데, 이에는 개정안의 편집과 관련한 사소한 사항에 대한 것에서부터 개정안에 대한 심층적이고 상세한 논평까지 포함되어 있었다. 실무단은 2016년 6월에 마지막 회의를 했다.

가이드라인을 개정하는 과정에서 세계의사협회(WMA)와의 긴밀한 협력은 최종개정안이 〈헬싱키선언〉과 일치한다는 점을 보장했다.

2016년 10월 초에 최종개정안이 CIOMS 집행위원회(Executive Committee)에 제출되었고, 집행위원회는 2016년 11월에 제네바에서 개최된 총회에서 최종개정안의 본문을 승인했다. 최종개정안은 생명의학연구 영역과 역학연구 영역 모두에서 CIOMS 윤리가이드라인의 모든 이전 버전을 대체한다. 동시에, 이전 버전의 〈CIOMS 가이드라인〉을 기초로 윤리적으로 평가되어 온 연구프로젝트는 이전 버전의 〈CIOMS 가이드라인〉에 제시되어 있는 약관(the terms and conditions)에 따라 계속 진행될 수 있다.

가이드라인에 대한 의견을 환영하며, 이는 CIOMS 사무총장 앞으로 보내면 된다(P.O. Box 2100, CH-1211 제네바 2, 스위스 또는 이메일 info@cioms.ch).

개정 근거의 검색과 종합

개정 과정에서 문헌검토는 추가로 윤리적인 숙고를 하기 위한 출처로 사용되었다. 다음과 같은 권위있는 선언, 보고서 및 가이드라인 문서가 개정에 대한 논의에서 현저한 역할을 했다. 뉘른베르크 강령(Nuremberg Code, 1947), 국제연합의 세계인권선언(Universal Declaration of Human Rights of the United Nations, 1948), 국제연합의 시민적 정치적 권리에 관한 국제규약(International Covenant on Civil and Political Rights of the United Nations, 1966), 벨몬트 보고서(Belmont Report, 1979), 국제의약품규제조화회의(International Conference on Harmonisation of Technical Requirements for Registration of Pharmaceuticals for Human Use)의 임상시험관리기준(Good Clinical Practice, 1996), 유럽평의회(Council of Europe)의 오비에도 협약(Oviedo Convention, 1997), UNESCO 생명윤리와 인권 보편선언(Universal Declaration on Bioethics and Human Rights, 2005), UNAIDS/WHO의 생명의학 HIV 예방 임상시험에 대한 윤리적인 고려사항(Ethical Considerations in Biomedical HIV Prevention Trials, 2007/2012), 건강 관련 인간대상연구의 윤리적인 측면에 대한 심의를 위한 WHO의 기준 및 운영 가이드라인(Standards and operational guidance for ethics review of health-related research with human participants of the WHO, 2011), 그리고 세계의사협회(World Medical Association)의 헬싱키선언(Declaration of Helsinki, 2013). 이러한 가이드라인들 중 일부는 광범위하게 사용되어 왔으며, 특히 지역사회의 참여에 관한 **가이드라인 7**에 대해서는 UNAIDS/WHO의 문서(2012)가 광범위하게 사용되었다.

인간대상연구에 대한 윤리적인 틀에 관한 내용을 담고 있는 서적 그리고 인간대상연구에 대한 보고서 또한 가치 있는 정보출처였다. 실무단은 다음과 같은 주요 윤리 저널에 게재된 논문도 검토했다(알파벳순). the American Journal of Bioethics, Bioethics, BMC Medical Ethics, the Cambridge Quarterly of Healthcare Ethics, Developing World Bioethics, the Hastings Center Report, the Journal of Bioethical Inquiry, the Journal of Empirical Research on Human Research Ethics, the Journal of Law, Medicine and Ethics, the Journal of Medical Ethics, the Journal of Medicine and Philosophy, Medicine, Health Care and Philosophy. 뿐만 아니라 다음과 같은 선두적인 의학저널 또는 과학저널에 게재된 논문도 검토했다. BMJ, The Lancet, the New England Journal of Medicine and Science.

문헌검토는 3가지 방식으로 이루어졌다. 첫 번째, 우리는 기존의 논쟁에 대한 새로운 주제나 관점을 파악하기 위해 인간대상연구에 대한 주요 윤리 가이드라인들과 연구윤리에 대한 서적들을 찾아보았다. 예를 들어, 대다수의 가이드라인들은 역학조사연구에 대한 CIOMS 가이드라인을 생명의학연구에 대한 CIOMS 가이드라인과 병합하는 이유 중 하나인 인체유래물은행(biobanking)에 대한 설명을 포함하고 있다.

두 번째, 우리는 특정 주제에 대해 강력한 위상을 가진 리뷰논문들(review papers)과 논문들(papers)을 Embase와 Medline에서 검색했다. 예를 들어, 구성요소 분석과 순위험 테스트(net risk test)는 위험-이익 평가(risk-benefit assessments, 위험-이득 평가)를 함에 있어 2가지 최근의 접근법이다. 이러한 접근법들 중 어느 것이 더 좋은지에 대해서는 생명윤리학자들 사이에 합의가 이루어지지 않았다. 실무단은 이러한 접근법들에 관련된 논문을 읽고 중간지점을 찾았다. 취약성에 대해서도 유사한 과정이 채택되었다. 합치된 의견은 취약성이 더 이상 집단 전체에 적용될 수 없다는 내용을 담고 있는 최근 출판물에서 드러났다. 그 결과, 실무단은 취약성에 대한 집단적 접근법을 삭제했다. 대신, 가이드라인은 특정 집단을 취약하다고 여기도록 만드는 특성들에 초점을 맞추고, 그러한 상황에서 요구되는 특유의 보호조치에 초점을 맞추고 있다.

세 번째, 인체유래물은행(biobanking)에서의 옵트아웃절차(opt-out procedures, 거부절차)나 연구참여자가 알려달라고 요청을 (안)했던 발견사항들을 연구참여자에게 알리는 것과 같은 비교적 새로운 주제를 다루기 위해 문헌검토가 이루어졌다. 실무단은 이러한 주제들과 관련된 논문들을 검토했고, 그에 따라 입장을 취했다.

이 문헌이 추가적인 논의의 출발점으로 사용되었다는 점을 강조하는 것이 중요하다. 궁극적으로, 이 가이드라인에서의 윤리적인 입장의 타당성은 논쟁의 강도에 달려있지 문헌에 나타난 윤리적인 관점의 빈도에 달려있지는 않다.

실무단에 의한 모든 결정들은 합리적인 결정이었다. 실무단의 구성원들은 회의를 통해 그리고 회의 사이에 전자적인 방법을 통해 소통하면서 특정한 문구들의 개정에 대한 모든 제안사항들을 논의했다. 실무단의 구성원들은 제대로 논의되어 합의된 바에 이를 때까지 숙고했다. 만약 합의에 이르지 못한 경우에는, 2002년 가이드라인에 있는 이전의 문구를 그대로 유지했다.

서문

이 가이드라인에 명시된 윤리원칙들은 연구계획서의 윤리적인 측면에 대한 심의 시 확인되어야 한다. 윤리원칙들은 보편적인 것으로 간주된다. 게다가 이 가이드라인은 전체적으로 읽혀야 하고 해석되어야 한다. 일부 가이드라인은 다른 가이드라인을 상호 참고했다. 이러한 상호 참고는 독자가 가이드라인을 탐색할 수 있도록 돕기 위한 목적에서 이루어졌다. 하지만 다른 가이드라인에 대한 상호 참고가 이루어지지 않았다는 것이 다른 가이드라인이 적용되지 않을 수 있다는 것을 의미하지 않는다.

비록 가이드라인이 연구에 있어 인간을 보호하기 위한 규칙과 원칙에 우선적으로 초점을 맞추고 있지만, 인간의 권리와 복지를 안정적으로 보호하기 위해서는 덕(virtues, 도덕적 윤리적 이상을 실현해 나가는 인격적 능력)과 보호조치 둘 다 필수적이다.

일반적인 규칙으로써, “should(~해야 한다)”와 비교해서 요구사항에 더 큰 도덕적 무게를 부과하기 위해 “must(~해야만 한다)”가 사용되었다.

이 가이드라인에서 “건강 관련 연구(health-related research)”라는 용어는 관찰연구, 임상시험, 인체유래물은행, 역학조사연구와 같은 보다 고전적인 인간대상연구영역에서 일반화할 수 있는 건강지식(generalizable health knowledge)을 개발하거나 이에 기여하기 위해 설계된 활동을 말한다.

일반화할 수 있는 건강지식은 이론, 원리, 관계로 구성되거나 아니면 보건과 관련하여 그들이 기초로 삼고 있는 정보의 축적으로 구성된다. 이는 관찰과 추론이라는 널리 받아들여지고 있는 과학적인 방법에 의해 뒷받침될 수 있다.

이 가이드라인은 인간과 관련된 연구를 다루고 있다. 생명윤리 문헌에서의 사용법은 다양하다. 이 문서에서 '인간(human beings)', '연구참여자(research participants)', '인간대상자(human subjects)'라는 용어는 똑같은 의미로 사용된다.

우리 모두가 최적의 건강 및 보건의료를 향유할 수 있는 세상으로 향하는 과정은 인간대상연구를 포함하여 모든 종류의 연구에 결정적으로 의존한다.

Part 1

연구에 있어
가장 중요한 것은 무엇인가?

연구의 가치 그리고 연구대상자 보호

이 글에 포함되어 있는 내용 중 일부는 대한의료법학회 학술지 『의료법학』 제12권 제1호(2011.6)에 게재된 논문 "「생명윤리 및 안전에 관한 법률」 전부개정안의 내용과 의의: 임상연구와의 관계를 중심으로", 한국생명윤리학회 학술지 『생명윤리』 제15권 제2호(2014.12)에 게재된 논문 "전부개정 된 「생명윤리 및 안전에 관한 법률」의 연구대상자 보호 측면에서의 의의와 한계", 이화여자대학교 생명의료법연구소 학술지 『Asia Pacific Journal of Health Law & Ethics(생명윤리정책연구)』 제11권 제3호(2018.7)에 게재된 논문 "A Study on the Law and Policies Related to the Education to People Engaged in Clinical Trials: Focusing on the Suggestions of Improvement Measures to Overcome Its Limitations(임상시험 종사자 교육 관련 법정책에 대한 고찰: 한계점 극복을 위한 개선방안의 제언을 중심으로"를 통해 이미 발표된 바 있음을 밝힙니다.

사람을 호모 사피엔스 사피엔스(Homo Sapiens Sapiens), 즉 슬기롭고 슬기로운 인간이라고 한다. 그러나 사람에게 호모 쿠아에렌스(Homo Quaerens), 호모 아카데미쿠스(Homo Academicus), 호모 사이언티피쿠스(Homo Scientificus)와 같은 말도 사용되고 있다. 이는 각각 탐구하는 인간, 학문하는 인간, 과학하는 인간을 의미한다. 후자의 용어들은 슬기로운 인간이 자신의 삶을 더 낫게 만들어 영위하고자 그 슬기로움을 토대로 탐구하고 학문하고 과학하는 일을 해왔기 때문에 만들어진 것이 아닌가 한다. 그리고 인간이 해온 이러한 일을 집약적으로 표현한 것이 바로 '연구(research)'라고 할 수 있다. 왜냐하면 연구의 사전적 정의는 "어떤 일이나 사물에 대하여서 깊이 있게 조사하고 생각하여 진리를 따져 보는 일"인데, 탐구하고 학문하고 과학하는 일이야 말로 연구의 핵심이라고 할 수 있기 때문이다.

연구는 여러 현상과 다양한 존재를 대상으로 할 수 있다. 그러나 그 중에서도 "인간의 생명"과 "인간의 삶"은 가장 주요한 연구대상이 되어 왔다. 이는 인간이 생물학적인 존재이면서 사회적인 존재이기 때문일 것이다. 이렇듯 인간을 대상으로 하는 연구(이하 '인간대상연구'라 한다)는 인간의 생각, 의견, 태도, 행동, 경험, 상태 등을 파악하거나, 인간이 살아가는 사회의 문화, 현상, 질서, 규범, 구조, 역사 등을 알아보거나, 인간이 사용하거나 인간에게 적용되는 도구, 기술, 방법, 절차 등과 관련한 새로운 사실을 밝혀내기 위해서 수행되어 왔다. 인간대상연구는 이를 통해 모든 사람들이 신체적 · 정신적 · 사회적 건강과 생명을 보호받고 보다 편리하고 안전한 여건에서 질적으로 향상된 삶을 향유하며 행복을 추구할 수 있도록 하는 것에 목적을 두고 있는 일이다.

인간대상연구를 대표하는 것으로 의약품이나 의료기기를 개발하기 위해 수행되는 임상시험(clinical trials)을 들 수 있다. 임상시험은 의약품이나 의료기기를 시판하기에 앞서 그 안전성과 유효성을 확인하기 위해 이루어지는 연구이다. 그러므로 임상시험은 인간의 생명과 건강을 보호하는 일에 매우 직접적으로 기여할 수 있다는 점에서 연구로서의 가치가 있다. 하지만 건강한 사람을 대상으로 하는 일부 임상시험을 제외한 대부분의 임상시험은 질병을 가지고 있는 환자를 대상으로 한다. 따라서 건강인은 임상시험에 참여하여 이익을 얻을 수 있는 바가 사실상 전혀 없는 상태에서, 아직 안전한지 확실하게 밝혀지지 않은 임상시험용 의약품이나 의료기기를 사용하게 됨으로써 이상반응 발생과 같은 위험에 노출될 수 있다. 물론 환자는 임상시험에 참여하여 임상시험용 의약품이나 의료기기를 사용함으로써 그 유효성을 통해 자신의 질병을 치료하거나 건강상태를 호전시키는 이익(benefits, 이득)을 얻을 수 있을 것으로 기대할 수 있으나, 유효한지를 밝히는 단계이므로 이를 장담할 수는 없다. 그러나 이상반응 발생과 같은 위험(risks)에 노출될 수 있다는 우려는 동일하다. 그렇기 때문에 임상시험 참여에 대해 아무런 책임과 의무가 없음에도 불구하고 임상시험의 가치를 실현하는 데에 도움을 주고자 자발적으로 임상시험에 참여하는 사람을 보호해주는 일은 매우 중요하고 당연하다.

연구의 대상이 되는 사람(이하 '연구대상자'라 한다)에 대한 보호의 중요성과 당위성은 단지 임상시험에만 국한되는 것이 아니다. 인간대상연구는 인간의 삶과 생명에 관계될 수 있는 전범위에서 수행되고 있고, 그렇기 때문에 그 구체적인 유형과 방법은 연구목적에 따라 매우 다양하다. 인문사회과학분야에서의 연구든 의생명과학분야에서든 연구든 아니면 그 이외의 분야에서의 연구든 인간의 삶과 생명에 대한 이해를 높이고 인간을 위해 활용 가능한 지식과 정보를 도출해낼 수 있다는 점에 연구로서의 가치가 있다. 하지만 모든 인간대상연구는 연구대상자의 권리와 관계될 수밖에 없으므로 이에 대한 침해의 가능성을 필연적으로 내포하고 있다. 연구대상자가 연구에 참여하여 직접 어떤 일을 하는 방식의 인간대상연구는 연구대상자에게 연구참여를 위해 시간을 할애하거나 어떤 활동을 하며 노력을 기울일 것을 요구한다. 연구대상자의 개인정보를 필요로 하는 인간대상연구도 있는데, 경우에 따라서는 연구대상자를 직접적으로나 간접적으로 식별할 수 있는 정보와 함께 연구대상자의 사생활과 관련된 개인정보까지를 필요로 하기도 한다. 그러므로 인간대상연구는 인간의 신체적 · 정신적 차원에서의 건강과 생명에 영향을 줄 수 있을 뿐만 아니라 사회적 차원에서의 건강과 생명에도 영향을 줄 수 있다. 그렇기 때문에 인간대상연구의 가치를 이해하고 자발적으로 이에 참여하는 사람을 보호해주는 일은 연구에 있어 기본적으로 그리고 반드시 지켜져야 할 원칙이자 연구 수행의 대전제이다.

연구에 대한 모든 책임은 1차적으로 연구자에게 있다. 그러므로 연구대상자 보호 역시 연구자에 의해 실천되어야 한다. 그러나 지금까지 연구와 관련하여 벌어진 여러 가지 사건과 사고는 연구대상자 보호를 연구자의 자율적인 판단과 양심에 따른 실천에만 맡겨두는 것이 불충분하다는 판단을 내리게 하였다. 이러한 판단은 원칙과 기준을 제시하며 연구자가 이를 지키기 위해 노력할 것을 신뢰하는 것으로 시작되었다. 하지만 이 역시 한계가 있을 수밖에 없어, 현재는 대부분의 국가들이 법에 의해 연구자의 책임과 의무를 분명히 함과 동시에 연구를 심의하고 조사 · 감독하는 위원회를 설치 · 운영하는 등의 제도를 통해 연구자의 책임과 의무가 적절하게 이행될 수 있도록 뒷받침되는 일이 필요하다는 것으로 바뀌었다.

연구대상자 보호와 관련하여 심각한 문제를 드러낸 가장 대표적인 사건은 제2차 세계대전 당시 일본과 독일의 과학자들에 의해 이루어진 인체실험이라고 할 수 있다. 731부대에서 일본 과학자들이 수천 명의 중국인 포로 외에도 한국인 포로와 민간인, 몽골인, 만주인, 러시아인 등을 대상으로 생물학 무기와 화학 무기 실험, 백신 접종 실험, 생체해부를 포함한 외과적 연구 등 도덕적으로 상당히 끔찍한 일들을 했고, 독일에서도 과학자들이 강제수용소 수감자들을 대상으로 외과적 연구는 물론 이들을 영하의 기온, 낮은 기압, 이온화된 방사선과 전기, 전염병 등에 노출시키는 실험을 했다. 전쟁에서 승리하기 위해 의학적 · 과학적 연구를 명목으로 행해진 비인간적인 일들에 대한 반성은 뉘른베르크 전범재판으로 이어졌고, 이를 계기로 1947년에 〈뉘른베르크 강령(Nuremberg Code)〉이 인간대상연구에 대해 세계 최초의 국제적인 윤리강령으로 제시되었다.

이 강령은 당시 과학자들을 기소하기 위한 법적 기초로서 제공된 것으로, 인간대상연구에 있어 필수적으로 지켜져야 할 최소한의 조건 10가지를 제시했다. 이에는 연구가 사회의 선을 위해 다른 연구 방법이나 수단에 의해서는 얻을 수 없는 가치 있는 결과를 낼 만한 것이어야 한다는 조건과 함께, 연구대상자 보호를 위해 동의능력이 있는 사람이 연구에 대한 정보를 제공받아 충분히 이해한 후 강제나 강압이 개입되지 않아 자유롭게 연구참여 여부를 선택할 수 있는 상황에서 자발적으로 동의하여야만 연구대상자가 될 수 있도록 하여야 한다는 점, 연구는 그 수행을 정당화할 수 있는 근거 하에 계획되어야 한다는 점, 연구는 모든 불필요한 신체적 · 정신적 고통과 상해를 피해 수행되어야 한다는 점, 연구대상자가 사망하거나 연구대상자에게 장애가 발생할 것이라고 믿을만한 이유가 있는 연구는 원칙적으로 수행되어서는 안 된다는 점, 연구대상자가 연구로 인해 감수하여야 하는 위험의 정도는 연구를 통해 해결되는 문제의 인도주의적 중요성을 초과해서는 안 된다는 점, 연구대상자를 상해 등의 위험으로부터 보호하기 위한 준비가 적절하게 된 상태에서 연구가 수행되어야 한다는 점, 연구를 하기에 적절한 자격을 갖춘 연구자에 의해 연구가 수행되어야 한다는 점, 연구참여 도중이라도 연구대상자가 자신의 신체적 · 정신적 상태가 연구참여를 계속하기 불가능한 상태라고 판단하는 경우 연구참여를 끝낼 수 있는 자유를 가져야 한다는 점, 연구자가 연구대상자가 연구참여를 계속하면 연구대상자에게 상해, 장애, 사망이 야기될 수 있다고 믿을만한 상당한 이유가 있는 경우에는 언제든 연구를 중지할 준비가 되어 있어야 한다는 점 등의 조건이 포함되어 있다. 즉, 연구대상자 보호와 관련하여 전세계적으로 받아들여질 수 있는 원칙과 기준을 제시하며 준수하도록 계도하고자 한 것이다.

미국의 경우 현재의 법과 제도가 마련됨에 있어 초기에 가장 크게 영향을 준 사건으로 터스키기 매독연구를 들 수 있다. 이 연구는 미국 보건교육복지부의 후원을 받아 수행되는 것이었음에도 불구하고 연구대상자들에게 치료하지 않은 매독의 영향을 알아보는 중이라는 사실을 제대로 알려주지 않았을 뿐만 아니라, 심지어 매독에 대한 효과적인 치료법이 개발되어 널리 보급되는 상황에서도 이들 연구대상자들에 대해서는 치료를 보류하기까지 했다. 이 때문에 많은 연구대상자들이 매독으로 인해 사망했고, 배우자가 매독에 감염되거나 그 배우자에게서 태어난 신생아가 선천성 매독으로 사망했다. 그럼에도 불구하고 연구가 중단되지 않고 계속되어 연구대상자 보호에 심각한 문제가 있었다. 결국 이러한 사실이 알려져 연구가 중단되고 청문회까지 열렸으며, 연구대상자와 그 가족이 소송을 제기하여 미국 정부가 보상하고 미국 대통령이 공식적으로 사과하는 일까지 있었다. 이 사건은 연구대상자 보호를 위한 국가 차원의 위원회인 생명의학 및 행동 연구의 연구대상자 보호를 위한 국가위원회(National Commission for the Protection of Human Subjects of Biomedical and Behavioral Research)의 설립 근거가 되는 내용과 연구가 이루어지는 기관에 의무적으로 연구심의위원회(Institutional Review Board, 이하 'IRB'라 한다)를 설치하게 하는 등 현대 IRB 체계 확립의 기초가 되는 내용을 담은 국가연구법(National Research Act)이 통과되는 데에 촉매 역할을 했다.

특히, 이 국가 차원의 위원회는 인간대상연구에 있어 근간이 되는 기본적인 윤리원칙을 확립할 수 있는 가이드라인 개발을 목표로 작업하여 〈벨몬트 보고서: 인간 피험자 보호를 위한 윤리원칙과 지침(The Belmont Report: Ethical Principles and Guidelines for the protection of human subjects of research, 이하 '벨몬트 보고서'라 한다)〉를 발표했다. 이 보고서에는 연구가 치료의 실제(practice of accepted therapy)와 구분되어 연구대상자 보호를 위해 검토 대상이 되어야 한다는 내용이 있다. 그리고 연구대상자 보호를 위해 연구에서 준수되어야 할 기본적인 윤리원칙으로 인간존중(respect for persons)의 원칙, 선행(beneficence)의 원칙, 정의(justice)의 원칙이 제시되어 있고, 이러한 윤리원칙이 충분한 정보에 의한 동의(informed consent), 위험과 이익의 평가(assessment of risks and benefits), 연구대상자 선정(selection of subjects)에 어떻게 적용되어야 연구대상자를 보호할 수 있는지에 대해 설명되어 있다.

물론 사건이나 사고와 관계 없이 연구자들 스스로 연구대상자 보호를 위해 원칙과 기준을 마련하는 경우도 있다. 그 대표적인 사례로 세계의사회(World Medical Association)의 〈헬싱키선언: 인간대상의학연구에 대한 윤리원칙(Declaration of Helsinki: Ethical principles for medical research involving human subjects, 이하 '헬싱키선언'이라 한다)〉을 들 수 있다. 이 선언은 연구대상자 보호를 위해 준수되어야 하는 내용이 일반원칙으로 제시되어 있는데, 연구자는 자신의 지식과 양심에 따라 연구대상자의 건강, 안녕 및 권리를 증진시키고 보호해야 하는 의무를 다해야 한다는 점, 연구는 연구대상자에 대한 존중을 함양하고 보장하며 연구대상자의 건강과 권리를 보호하는 윤리기준을 따라야 한다는 점, 연구의 근본적인 목적이 새로운 지식의 창출이지만 이러한 목적이 결코 연구대상자 개인의 권리와 이익보다 우선할 수 없다는 점, 연구대상자의 생명, 건강, 존엄, 완전성, 자기결정권, 사생활 및 개인정보의 비밀을 보호할 의무와 책임은 설령 연구대상자가 연구참여에 동의했더라도 항상 연구자에게 있다는 점, 연구에 참여한 결과로 해를 입은 연구대상자에게 적절한 배상과 치료를 보장해야 한다는 점 등이 제시되어 있다.

우리나라에서도 연구의 가치와 연구대상자 보호는 연구에 있어 가장 중요한 것으로 여겨지고 있다. 그리고 이러한 바는 연구와 관련된 법에 잘 나타나 있다.

인간대상연구에 있어 준수되어야 할 법적 기준을 담고 있는 「생명윤리 및 안전에 관한 법률(이하 '생명윤리법'이라 한다)」에는 연구대상자 보호를 위해 준수되어야 하는 연구의 기본원칙으로 연구가 인간의 존엄과 가치를 침해하는 방식으로 수행되서는 안 되고 연구대상자의 인권과 복지는 우선적으로 고려되어야 한다는 점, 연구대상자의 자율성이 존중되어야 하고 연구대상자의 자발적인 동의는 충분한 정보에 근거하여야 한다는 점, 연구대상자의 사생활이 보호되어야 하고 사생활을 침해할 수 있는 개인정보는 연구대상자가 동의하거나 법률에 특별한 규정이 있는 경우를 제외하고는 비밀로 보호되어야 한다는 점, 연구대상자의 안전은 충분히 고려되어야 하고 위험은 최소화되어야 한다는 점, 취약한 환경에 있는 개인이나 집단은 특별히 보호되어야 한다는 점, 생명윤리와 안전을 확보하기 위하여 필요한 국제 협력을 모색하여야 하고 보편적인 국제기준을 수용하기 위하여 노력하여야 한다는 점이 제시되어 있다.

또한 이 법에는 연구에 있어 생명윤리 및 안전을 확보하기 위해 설치되는 기관생명윤리위원회(IRB)가 연구계획서의 윤리적 · 과학적 타당성뿐만 아니라 연구대상자 보호와 관련된 여러 가지 사항에 대해 심의해야 하고, 수행 중인 연구의 진행과정 및 결과를 조사 · 감독해야 한다고 명시되어 있다. 이와 관련하여 기관생명윤리위원회는 연구대상자 보호를 위해 보호 대책을 수립하는 활동과 연구자를 위한 윤리지침을 마련하는 활동 등도 해야 하는 것으로 규정되어 있다.

의약품 및 의료기기 임상시험과 관련하여 「약사법」과 「의료기기법」을 근거로 하는 「임상시험 관리기준(Korean Good Clinical Practice, 이하 'KGCP'라 한다)」에는 임상시험의 기본원칙으로 임상시험이 관련 정보에 근거하여 과학적으로 타당해야 하고, 임상시험을 위한 계획서가 명확하고 상세히 기술되어야 하며, 임상시험은 식품의약품안전처장의 승인을 받은 계획서에 따라 실시되고 임상시험용 의약품과 의료기기 역시 이 계획서에 따라 사용되어야 한다. 임상시험과 관련한 모든 정보는 정확한 보고 · 해석 · 확인이 가능하도록 기록 · 처리 · 보관되어야 하며, 임상시험은 품질보증이 이뤄질 수 있는 체계 하에서 실시되어야 한다는 점이 제시되어 있다. 이와 더불어, 임상시험에서 예측되는 위험과 불편을 충분히 고려하여 임상시험에 참여하는 개인과 사회가 얻을 수 있는 이익이 그 위험과 불편보다 크거나 이를 정당화할 수 있다고 판단되는 경우에만 임상시험을 실시해야 하고, 임상시험을 통해 얻을 수 있는 과학과 사회의 이익보다 연구에 참여하는 사람의 권리 · 안전 · 복지를 먼저 고려해야 하며, 임상시험에 참여하는 사람에 대한 의학적 처치나 결정은 의사 · 치과의사 · 한의사의 책임 하에 이루어져야 하고, 임상시험 수행에 필요한 적절한 교육과 훈련을 받고 관련 경험을 가지고 있는 사람이 임상시험 수행에 참여하여야 함은 물론, 임상시험 참여 전에 이에 참여하는 모든 사람으로부터 자발적인 동의를 받아야 하며, 임상시험에 참여하는 사람의 신상에 관한 모든 기록은 비밀이 보장되도록 관계 법령에 따라 취급해야 한다는 점이 제시되어 있다.

국제의과학기구협의회(CIOMS)의 2016년 〈건강 관련 인간대상연구에 대한 국제윤리가이드라인〉 중 **가이드라인 1**의 제목은 "연구의 과학적 · 사회적 가치 그리고 연구참여자의 권리에 대한 존중"이다. 이 가이드라인에서는 연구에 있어 가장 중요한 것으로 연구의 가치와 함께 연구대상자의 보호를 제시하고 있다. 그리고 **가이드라인 1**에 대한 논평에는 연구의 가치와 연구대상자 보호에 관련한 일반적인 고려사항 외에, 연구의 과학적 · 사회적 가치가 무엇을 말하는 것인지, 연구인력이 갖추어야 하는 자격이 무엇인지, 연구참여자의 권리와 복지를 어떻게 존중해야 하는지, 연구결과의 보급이 연구의 가치에 있어 어떤 의미가 있는 일인지에 대한 내용이 포함되어 있다.

가이드라인

1

연구의 과학적 · 사회적 가치 그리고 연구참여자의 권리에 대한 존중

SCIENTIFIC AND SOCIAL VALUE AND RESPECT FOR RIGHTS

건강 관련 인간대상연구를 수행하는 것에 대한 윤리적인 정당성은 연구의 과학적 · 사회적 가치에 있다. 연구의 과학적 · 사회적 가치란 인간의 건강을 보호하고 증진시키기 위해 필요한 지식과 수단을 생성할 전망(prospect, 展望), 즉 이러한 지식과 수단을 만들어낼 것으로 내다보이는 장래의 상황이다. 환자, 보건전문가, 연구자, 정책입안자, 공중보건 공무원, 제약회사와 그 밖의 사람들은 개인보건과 공중보건, 복지 그리고 한정된 자원의 사용에 영향을 미치는 활동들과 결정들을 함에 있어 이러한 연구의 결과에 의존한다. 따라서 연구자, 연구의뢰자, 연구윤리위원회(research ethics committees), 보건당국은 제안된 연구가 과학적으로 건실하고, 적절한 사전 지식을 기반으로 하여 구축된 것이며, 과학적으로나 사회적으로 가치 있는 정보를 생성할 개연성이 있는 것임을 보장해야만 한다.

비록 연구의 과학적 · 사회적 가치가 연구를 수행하는 것에 대한 근본적인 정당성이지만, 연구자, 연구의뢰자, 연구윤리위원회, 보건당국은 모든 연구가 인권을 존중하는 방법으로 수행된다는 것 그리고 연구참여자와 연구가 수행되는 지역사회를 존중하고 보호하며 이들을 공정하게 대한다는 것을 보장해야 하는 도덕적 의무를 가지고 있다. 연구의 과학적 · 사회적 가치가 연구참여자나 연구가 수행되는 지역사회를 학대하거나 부당하게 대우하기 위한 대상으로 삼는 것을 합법화할 수 없다.

가이드라인 1에 대한 논평 Commentary on Guideline 1

일반적인 고려사항 General considerations

인체조직이나 데이터의 샘플을 사용하는 연구를 포함하는 건강 관련 인간대상연구가 윤리적으로 허용되기 위해서는 사회적 가치를 가져야만 한다. 연구의 과학적·사회적 가치는 계량하기 어려울 수 있지만, 일반적으로 3가지 요소인 생성될 정보의 질, 중요한 건강문제와의 연관성, 그리고 개인보건이나 공중보건을 증진시키는 중재, 정책, 실제(practices, 관행)를 생성하는 일이나 이에 대해 평가하는 일에 대한 기여에 기반을 둔다. 건강 관련 연구가 사회적 가치를 가지려면 연구의 설계가 과학적으로 건실하다는 것과 연구가 다른 방법으로는 획득할 수 없는 정보를 개발할 수 있는 수단을 제공한다는 것이 필수적이다. 예를 들어, 소위 '파종시험(seeding trials, 씨뿌리기시험)'이라고 불리는 것은, 만약 그 목적이 이러한 중재의 장점에 대한 지식을 생성하기 위한 것이라기 보다 새로운 약을 처방하기 위해 연구에 참여하는 임상의사에게 영향을 주는 것이라면, 이러한 요구사항을 위반하는 것이다.

연구의 사회적 가치 Social value

연구의 사회적 가치는 연구가 생성할 수 있는 정보의 중요성을 말한다. 이러한 정보는 중요한 건강문제에 대한 이해나 중재와 직접적인 연관성이 있거나 아니면 개인보건이나 공중보건을 증진시킬 것으로 예상되는 연구에 기여할 것으로 기대되기 때문에 중요할 수 있다. 연구가 생성할 수 있는 정보의 중요성은 보건요구의 중대성, 접근법의 참신성과 기대되는 장점, 문제를 다루기 위해 대체 가능한 수단의 장점, 그 밖의 고려사항에 따라 달라질 수 있다. 예를 들어, 잘 설계된 후기임상시험이라도 만약 그 최종목적이 임상적 의사결정과 관련이 없어서 임상의사와 정책입안자가 연구를 통해 발견된 사항을 기반으로 그들의 임상적 실제(관행)를 바꿀 가능성이 없다면 이러한 임상시험은 사회적 가치가 결여되어 있는 것일 수 있다.

비록 연구를 되풀이하는 것(repliaction)이 과학적인 연구에서 중요한 역할을 함에도 불구하고, 잘 설계된 연구이지만 충분한 참신성이 결여되어 있는 연구 또한 사회적 가치가 결여되어 있는 것일 수 있다.

연구자, 연구의뢰자, 연구윤리위원회 그리고 규제당국자와 정책입안자 같은 관련 보건당국은 연구가 연구와 관련된 위험, 비용 및 부담을 정당화하기에 충분한 사회적 가치를 가지고 있음을 보장해야만 한다. 특히, 연구참여자에게 잠재적이고 개인적인 이익(potential individual benefit, 잠재적이고 개인적인 이득)을 발생시킬 전망(prospect)이 결여되어 있는 연구는 연구참여자에 대한 위험을 정당화할 수 있는 충분한 사회적 가치가 있어야만 한다(**가이드라인 4-**연구의 잠재적이고 개인적인 이익과 위험 참고).

연구의 과학적 가치 Scientific value

연구의 과학적 가치란 명시된 연구목적의 실현을 가능하게 할 수 있는, 신뢰할 수 있으면서 타당한 정보를 생성하기 위한 연구 능력을 말한다. 연구의 과학적 가치라는 요구사항은 연구자금의 출처나 연구참여자에 대한 위험의 정도에 관계 없이 건강 관련 인간대상연구 모두에 적용된다. 부분적으로는 환자, 임상의사, 연구자, 정책입안자, 기업인 연구의뢰자(industrial sponsors) 그리고 그 밖의 사람들을 포함하여 다양한 범위의 이해관계자들이 개인보건과 공중보건에 대해 중요한 결과를 가져오는 결정을 내리기 위해 연구가 생성하는 정보에 의존하기 때문이다. 예를 들어, 초기임상시험에서 생성된 증거는 후속임상시험에 대한 기반을 제공하므로, 초기임상시험의 방법론적 단점(shortcomings, 결점)은 후속임상시험을 유망한 연구의 길에서 이탈하게 하여 귀중한 자원을 낭비하게 할 수 있다. 임상시험, 보건시스템연구, 역학조사연구 또는 시판후조사와 같은 그 밖의 여러 가지 연구 형태는 임상적 의사결정, 보건정책과 사회정책, 자원배분과 관련된 데이터를 생성한다. 연구 기업의 성실성과 사회적 기능을 수행할 수 있는 능력을 유지하기 위해서는 연구가 높은 과학적 기준을 지키도록 보장하는 것이 중요하다.

비록 연구에 의해 생성된 정보의 질은 연구의 과학적 가치에 의해 크게 좌우되지만, 과학적 가치가 있다는 것만으로는 사회적으로 가치 있는 연구가 되지 않는다. 예를 들어, 연구가 엄격하게 설계될 수 있지만, 선행연구에서 연구문제가 성공적으로 다루어진 경우 이 연구의 사회적 가치가 결여될 수 있다. 그러나 당면하고 있는 문제를 다루기 위한 적절하고 엄격한 연구방법 없이 연구가 사회적으로 가치가 있을 수 없다. 다시 말해, 건강 관련 연구의 사회적 가치에 있어 과학적 가치는 필수적인 것이지만 충분한 조건은 아니다.

연구인력의 자격 Qualification of research personnel

연구자, 연구의뢰자, 연구윤리위원회는 모든 연구인력이 능숙하게 그리고 진실성 있게 연구를 수행하기 위해서 교육과 경험을 통해 자격을 갖추고 있음을 보장해야만 한다. 이는 연구윤리에 대해서도 적절한 교육과 훈련을 받는 것을 포함한다. 연구인력의 자격은 연구윤리위원회에 제출된 자료에 적절하게 기술되어야만 한다(**부록 1** 참고).

연구참여자의 권리와 복지에 대한 존중 Respect for rights and welfare

연구의 사회적 가치가 연구의 윤리적인 수용 가능성을 위한 필수조건이지만, 연구에 사회적 가치가 있다는 것만으로는 충분하지 않다. 모든 인간대상연구는 연구참여자들 개개인의 권리와 복지에 대한 존중과 배려(concern, 관심) 그리고 연구가 수행되는 지역사회에 대한 존중과 배려를 나타내는 방식으로 수행되어야만 한다. 이러한 존중과 배려는 충분한 정보에 의한 동의를 위해 요구되는 사항들, 위험이 최소화 되었고 연구의 중요성에 비추어볼 때 연구의 위험이 합리적임을 보장하는 것, 그리고 이 문서에서 논의된 그 밖의 요구사항들에서 분명하게 나타난다. 또한 연구는 정의와 공정성에 관한 쟁점에도 민감해야만 한다. 이러한 배려는 누구의 보건요구(health needs)가 조사되는지를 선택함에 있어 분명하게 나타난다. 개별 연구의 위험, 부담 그리고 기대되는 이익(anticipated benefits, 기대되는 이득)이 어떻게 분배되는지, 그 결과로 생성되는 지식과 중재에 누가 접근할 것인지. 연구의 이러한 윤리적인 측면과 그 밖의 윤리적인 측면은 **가이드라인 2**부터 **가이드라인 25**까지와 그에 포함되어 있는 논평에서 논의된다. 윤리적인 측면에 대한 심의를 위해 제출된 연구계획서는 관련이 있는 경우 **부록 1**에 명시된 항목들을 포함하고 있어야만 하고, 연구를 수행함에 있어 신중하게 준수되어야만 한다.

연구결과의 보급 Dissemination of results of research

연구결과의 보급은 연구의 사회적 가치를 달성하는데 필수적이다. 과학적인 정보를 보급하는 일의 중요성은 부정적인 발견사항도 담고 있는 정보를 보급하는 일의 중요성을 포함한다. 과학적인 정보를 보급하는 일의 중요성은 **가이드라인 23**-연구윤리위원회 설치 요건 및 연구윤리위원회의 연구계획서 심의 요건에서 논의된다.

Part 2

연구를 통해 어떤 도움을 주고 받을 것인가?

연구자와 연구의뢰자가
연구가 수행될 지역사회나 인구집단에 하여야 할 기여

이 글에 포함되어 있는 내용 중 일부는 한국의료윤리학회 학술지 『한국의료윤리학회지』 제19권 제2호(2016.6)에 게재된 논문 "임상시험용의약품의 치료목적사용에 있어 환자로부터의 동의 획득 기준: 임상시험용의약품의 응급사용 및 임상시험과의 비교를 중심으로"를 통해 이미 발표된 바 있음을 밝힙니다.

인간대상연구의 당사자는 “연구를 수행하는 측”인 연구자와 연구의뢰자 그리고 “연구가 수행되는 측”인 연구대상자와 이들이 속해 있는 지역사회나 인구집단으로 구분될 수 있다. 만약 연구가 어떤 문제를 해결하기 위해 수행되는 경우라면 그 문제를 가지고 있는 사람이 연구대상자로 참여하여야만 한다. 경우에 따라서는 이러한 연구에 어떤 지역사회나 인구집단이 대상이 되어야 할 수도 있다. 그러면 이들은 연구를 통해 자신들의 문제를 해결할 수 있는 가능성을 가질 수 있으나, 이와 동시에 이러한 연구에 내재된 위험과 부담을 감당해야 할 수 있다. 연구대상자 보호를 위해 연구에서 준수되어야 할 기본적인 윤리원칙으로 〈벨몬트 보고서〉에 제시되어 있는 것 중 하나인 정의의 원칙은 연구의 위험과 이익이 공정하게 분배되어야 한다는 것을 말한다. 그렇다면 연구자와 연구의뢰자가 연구를 통해 그 문제에 대한 해법을 찾게 되면 그 해법은 연구대상자에게, 더 나아가 연구가 수행된 지역사회나 인구집단에게 제공될 수 있어야 한다.

연구는 통상적으로 위험과 부담을 내재하고 있는데, 의약품이나 의료기기에 대한 임상시험과 같이 건강과 생명에 직접적인 영향을 줄 수 있는 일에 대한 실험적인 유형의 연구에 있어서는 그 위험과 부담이 더 클 수 있다. 그렇기 때문에 상대적으로 고자원 상황에 있는 국가나 사회에 속해 있는 연구의뢰자가 자신들의 국가나 사회에서 연구대상자를 모집하여 수행하는 일이 현실적으로 어렵거나 비용이 더 많이 소요되는 등의 이유로 상대적으로 저자원 상황에 있는 국가나 사회에 속해 있는 연구대상자를 모집하여 수행할 수 있다. 그러나 만약 저자원 상황에 있는 국가나 사회도 해당 의약품이나 의료기기의 개발을 필요로 하는 건강 문제가 있고, 이곳에서 연구가 수행됨으로써 해당 국가나 사회가 의약품이나 의료기기의 개발을 위한 인프라를 구축할 수 있다거나 해당 연구를 직접 수행하는 연구자가 연구 수행의 노하우를 확보하는 데에 도움이 될 수 있다면 정당화될 수도 있다. 그렇기 때문에 연구의뢰자는 자신들의 연구를 위해 연구대상자에게서 사실상 도움을 받을 수 있는 만큼, 연구대상자나 연구가 수행되는 지역사회나 인구집단에게 어떠한 도움을 줄 수 있는지를 고려해야 한다.

예를 들면, 환자가 임상시험에 참여하면서 복용한 임상시험용 의약품으로 인해 건강이 회복되거나 더 악화될 수 있었던 건강상태가 더 악화되지 않거나 덜 악화되었음이 확인되어 이를 계속 사용하는 것이 도움이 될 것으로 판단되는 경우, 제약사인 연구의뢰자가 해당 임상시험용 의약품이 정식으로 허가를 받아 판매되기 전까지 환자가 이를 복용할 수 있도록 배려해준다면 이는 연구의 위험과 이익을 공정하게 분배하는 일이 될 수 있다. 〈헬싱키선언〉에도 이와 관련하여, 연구자와 연구의뢰자뿐만 아니라 연구가 수행되는 국가의 정부도 임상시험에서 이로운 것으로 확인된 시술을 연구에 참여하는 연구대상자들이 여전히 필요로하는 경우에는 이들이 임상시험 종료 후에도 이를 이용할 수 있는 지원책을 임상시험을 수행하기에 앞서 마련하고, 이에 대한 정보를 연구대상자로부터 동의를 획득하는 과정에서 연구대상자에게 공개해야 한다는 내용이 있다.

더 나아가 고자원 상황에 있는 국가나 사회는 물론 저자원 상황에 있는 국가나 사회에도 동일한 질병이 발생하고 있는 상황에서, 고자원 상황에 있는 국가나 사회에 속해 있는 연구의뢰자가 해당 질병을 예방하거나 치료하기 위한 방법을 찾기 위해 저자원 상황에 있는 국가나 사회에서 연구를 수행하면서 해당 질병에 사실상 함께 대응할 수 있도록 연구를 실제로 수행하는 연구자와 정보와 자료를 공유한다면 이 역시 연구의 위험과 이익을 공정하게 분배하는 일의 일환이 될 수 있다. 특히, 식품의약품안전처가 발표한 바에 따르면 우리나라의 임상시험 글로벌 순위는 2018년에 7위, 2019년에 8위, 2020년에 6위를 차지했다. 그만큼 우리나라의 임상시험에 대한 역량은 이제 상당한 수준에 이르렀다고 할 수 있다. 또한 우리나라에서 수행된 다국가 임상시험 중 제3상 임상시험의 비중이 2018년에 55.7%, 2019년에 55.2%, 2020년에 45.1%였던 것에 비해 제2상과 제1상 임상시험의 비중은 2018년에

43.9%, 2019년에 43.8%, 2020년에 53.5%로 초기임상시험의 비중이 약간씩 늘어나고 있다. 이는 항암제와 감염병치료제 분야 초기 임상시험이 늘어났기 때문으로 확인되고 있는데, 이는 이러한 분야 임상시험의 글로벌 성장세에 따른 영향이기도 하겠지만, 보다 근본적으로는 우리나라 임상시험 수행 역량이 전세계적으로 인정받고 있기 때문으로 풀이되고 있다. 따라서 우리나라의 강화된 임상시험 역량이 추후 상대적으로 낮은 역량을 가진 국가나 사회에 도움을 주는 일로 이어질 수 있게 하는 것이 바람직할 것이다.

임상시험이 끝난 후에도 임상시험용 의약품이 환자를 위해 계속 사용되는 것과 가장 유사한 것은 임상시험용 의약품이 치료목적으로 사용되는 것이라고 할 수 있다. 그러나 임상시험을 위하여 제조되거나 제조되어 수입된 임상시험용 의약품은 아직 안전성이 제대로 확인되지 않았기 때문에 임상시험이 아닌 다른 용도에 사용되는 일은 「약사법」에 의해 엄격하게 금지되어 있다. 그러므로 임상시험용 의약품이 임상시험이 아닌 다른 용도에 사용될 수 있으려면 이에 대한 명확한 법적 근거가 있어야 한다. 이와 관련하여, 우리나라에서도 긴 기간이 필요한 의약품 시판허가 과정을 기다리는 것이 현실적으로 매우 어려운 환자에게 사실상 치료기회를 부여한다는 인도주의적 차원에서의 필요성이 인정되었다. 이에 이미 몇 년 전에 환자가 임상시험용 의약품을 치료목적으로 사용하는 일을 예외적으로 인정할 수 있도록 하는 규정이 「약사법」에 마련되었다. 이 규정에 따르면, 말기암 또는 후천성면역결핍증 등의 생명을 위협하는 중대한 질환을 가진 환자를 치료하려는 경우와 생명이 위급하거나 대체치료수단이 없는 등 총리령으로 정하는 응급환자(심각하거나 긴박하게 생명이 위태로운 환자와 치료시기를 놓치면 치료효과를 기대하기 어려운 상황으로서 대체치료수단이 없는 환자)를 치료하려는 경우로서, 이 법에 정해져 있는 서류를 준비하여 식품의약품안전처장에게 제출하여 승인을 받으면 임상시험용 의약품을 환자의 치료목적으로 사용할 수 있다. 그러나 이러한 경우에 있어서도 환자가 보호될 수 있어야 한다. 이를 위해 임상시험용 의약품이 치료목적으로 사용될 수 있는지의 여부를 판단하는 기준을 대상 환자의 인원 규모별로, 즉 대상 환자가 1명인 경우와 2명 이상 25명 미만인 경우와 25명 이상인 경우로 나누고, 더 많은 환자를 대상으로 할수록 임상시험용 의약품의 안전성과 유효성에 관한 자료를 더 많이 제출하도록 하고 있다. 또한 대상 환자가 2명 이상인 경우에는 임상시험과 마찬가지로 임상시험심사위원회의 승인까지 받도록 하고 있다. 참고로, 식품의약품안전처는 2021년 1월에 코로나19 관련 임상시험 고려사항을 배포했는데, 이에는 코로나19 환자를 대상으로 임상시험용 의약품을 치료목적으로 사용하기 위해서는 개인별 환자를 대상으로 하는 경우에도 임상시험심사위원회의 승인을 받고 사용하도록 기준을 제시하면서, 임상시험심사위원회에게는 심각하거나 긴박하게 생명이 위태로운 코로나19 환자에 대하여 임상시험용 의약품의 치료목적 사용이 지체되지 않도록 신속심의 등을 진행해주기 바란다는 점을 함께 당부한 바 있다.

국제의과학기구협의회(CIOMS)의 2016년 〈건강 관련 인간대상연구에 대한 국제윤리가이드라인〉 중 **가이드라인 2**의 제목은 "저자원 상황에서 수행되는 연구"이다. 이 가이드라인에서는 저자원 상황에서 수행되는 연구는 해당 지역사회나 인구집단의 보건요구나 보건우선순위에 대응하는 것이어야 함을 강조하고 있다. 그리고 **가이드라인 2**에 대한 논평에는 저자원 상황에서의 연구 수행과 관련한 일반적인 고려사항 외에, 연구가 해당 지역사회나 인구집단의 보건요구나 보건우선순위에 어떻게 대응하여야 한다는 것이 어떻게 하는 것을 말하는지, 이를 위한 책임이 누구에게 있고 이를 위해 연구가 계획되는 단계에서 어떤 점들이 고려되어야 하는지, 특히 임상시험이 끝났지만 임상시험용 의약품이 정식 의약품으로 인정받기 전까지 이용될 수 있도록 함에 있어 어떤 사항을 고려하여야 하는지, 이 외에 인구집단이나 지역사회가 얻을 수 있는 추가적인 이익으로 어떤 사항들이 고려될 수 있는지, 지역사회가 연구에 어떻게 참여하여야 하고 그 참여에 어떤 의의가 있는지에 대한 내용이 포함되어 있다.

가이드라인

2

저자원 상황에서 수행되는 연구

RESEARCH CONDUCTED IN LOW-RESOURCE SETTINGS

저(低)자원 상황(low-resource settings)에 있는 인구집단이나 지역사회에서 연구를 수행하기 위한 계획을 수립하기 전에, 연구자, 연구의뢰자, 관련 공중보건당국은 연구가 수행될 지역사회나 인구집단의 보건요구(health needs)나 보건우선순위(health priorities)에 대해 연구가 대응한다는 것을 보장해야만 한다.

또한 연구자와 연구의뢰자는 자신들의 의무의 일환으로 다음과 같은 사항을 수행해야만 한다.

- 정부와 그 밖의 관련 이해관계자들과 협력하여 연구를 통해 개발되는 중재나 제품 그리고 생성된 지식이 연구가 수행되는 인구집단이나 지역사회를 위해 가능한 빨리 이용 가능해질 수 있도록, 해당 지역의 연구역량(research capacity) 구축을 도울 수 있도록 모든 노력을 기울여야만 한다. 어떤 경우에는 연구의 이익과 부담에 대한 전반적으로 공정한 분배를 보장하기 위해 해당 지역의 보건기반시설(health infrastructure)에 대한 투자와 같은 추가적인 이익이 해당 인구집단이나 지역사회에 제공되어야 한다.
- 모든 관련 이해관계자의 책임을 포함하여, 연구를 통해 개발될 수 있는 중재나 제품에 대한 계획을 수립함에 있어 해당 지역사회와 협의해야만 하고 해당 지역사회를 참여시켜야만 한다.

가이드라인 2에 대한 논평 Commentary on Guideline 2

일반적인 고려사항 General considerations

이 가이드라인은 자원이 매우 제한되어 있는 상황에 처해있는 인구집단이 부유한 국가와 지역사회에 속해있는 연구자와 연구의뢰자에 의한 착취에 취약할 수 있는 상황과 관련되어 있다. 자원이 매우 제한되어 있는 상황에서 수행되는 연구에 적용되는 윤리기준은 고(高)자원 상황(high–resource settings)에서 수행되는 연구에 적용되는 윤리기준 못지 않게 엄격해야 한다. 저(低)자원 상황(low–resource settings)에 있는 사람들이 건강 관련 연구에 참여함으로써 공정한 이익을 얻는다는 것을 보장하기 위해, 이 가이드라인은 연구를 통해 해당 지역에서 의미 있는 사회적 가치가 창출되어야 한다는 것을 요구한다. 저자원 상황이 저자원 국가로 좁게 해석되어서는 안 된다. 이러한 저자원 상황은 소득수준이 중간수준이거나 고수준인 국가에서도 존재할 수 있다. 또한 저자원 상황은 시간이 지남에 따라 변화될 수 있고, 변화된 후에는 더 이상 저자원 상황으로 여겨지지 않을 수 있다.

보건요구나 보건우선순위에 대한 연구의 대응성 Responsiveness of research to health needs or priorities

대응성(responsiveness)이라는 요건은 해당 지역사회나 지역에서 나타나는 건강상태(health condition)를 다루는 최선의 방법에 대한 새로운 지식을 제공하기 위해 연구가 필요하다는 것을 입증함으로써 충족될 수 있다. 지역사회나 정책입안자가 특정 보건요구(health needs)에 대한 연구가 공중보건우선순위(public health priority)를 구성한다고 판단한 경우, 이러한 보건요구를 다루는 연구는 해당 지역사회나 인구집단에 사회적 가치를 제공하며, 그들의 보건요구에 대응한다. 대응성에 대한 우려는 연구가 생성하도록 설계된 정보의 지역사회와의 관련성에 달려있다. 예를 들어, 만약 어떤 건강상태에 대해 이미 확립되어 있는 효과적인 중재가 그 지역에서 이용 가능하지 않고, 새로운 중재도 그 지역에서 시행되기 어려운 특징이 있는데, 이러한 지역사회를 위해 새로운 중재에 대한 연구가 계획된다면 대응성에 관한 의문이 제기될 수 있다. 이러한 경우, 연구자와 연구의뢰자는 그 연구가 해당 지역의 보건요구와 더 관련이 있는지 여부를 고려해야 한다. 만약 연구를 통해 생성되는 지식이 연구에 참여한 사람들이 아니라 연구에 참여하지 않은 사람들에게 주로 사용되기 위한 것이라면, 이는 대응성 요건에 위반된다. 그러한 경우, 연구는 연구의 이익과 부담에 대한 공정한 분배를 요구하는 정의(justice)에 대한 심각한 우려를 야기한다(**가이드라인 3**-연구참여자로 개인과 집단을 선정함에 있어 이익과 부담의 공정한 분배 참고).

일부 연구는 저자원 상황에 있는 사람들의 보건요구와 관련된 정보를 생성하기 위한 것이지만 연구의 수혜자로 의도된 인구집단에서 수행되지 않는다. 이 가이드라인에 명시되어 있는 일반적인 규칙의 예외로서, 저자원 상황에 있는 사람들의 중요한 보건요구와 관련된 정보를 생성하려는 노력은 보건문제 발생에 대한 부담을 가지고 있는 인구집단과의 연대를 보여주는 중요한 증거이기 때문에 그러한 연구는 정당화 될 수 있다. 예를 들어, 2014년에 에볼라가 창궐한 기간 동안, 에볼라 백신에 대한 제1상 임상시험이 에볼라 발생을 경험하지 않은 저자원 지역사회에서 수행되었다.

책임과 계획 Responsibilities and plans

연구가 인구집단 또는 지역사회에 대한 중요하고 잠재적이며 개인적인 이익을 가지고 있을 때, 해당 인구집단이나 지역사회가 이용 가능할 수 있는 중재나 제품을 개발하는 책임은 연구자, 연구의뢰자, 정부, 시민사회 사이에서 공유된다. 이러한 이유로, 이해관계자들 간의 협상에 지역사회나 국가의 대표자가 포함되어야만 한다. 적절한 경우에는, 연구참여자가 모집되는 지역사회의 구성원, 연구의뢰자가 아닌 특허권자(patent-holders), 건강옹호단체와 같은 비정부기구뿐만 아니라, 정부, 보건복지부, 해당 지역의 보건당국, 관련 과학단체와 윤리단체가 포함되어야만 한다. 협상은 개발된 중재나 제품의 안전하고 적절한 사용을 위해 요구되는 보건의료기반시설(health-care infra-structure)을 다루어야 한다. 가능하다면 협상은 개발된 중재나 제품의 분배에 대한 인가(authorization)의 가능성과 조건, 금전지급, 로열티, 보조금, 기술소유권과 지적재산권뿐만 아니라, 정보의 독점성이 없는 경우에는 분배 비용 또한 고려해야만 한다. 성공적인 제품의 이용 가능성과 분배를 보장하기 위한 계획은 국제기구, 공여국 정부(donor governments)와 양자기구(bilat-eral agencies, 연구의뢰자측과 연구참여자측), 시민사회조직, 민간부문과의 협력을 요구할 수 있다. 중재를 제공할 수 있기 위한 해당 지역의 보건의료 기반시설의 능력은 연구 초기부터 용이해져야만 하고, 연구가 완료됨에 따라 전달이 가능할 수 있어야 한다.

지역사회와 인구집단을 위한 임상시험 후 이용 가능성

Post-trial availability for communities and populations

비록 연구가 다루는 문제가 그 연구가 지역사회나 인구집단에 사회적 가치가 있는 문제이더라도, 성공적인 연구가 생성한 지식과 중재가 그 지역사회나 인구집단에게 이용 가능해지고 그 제품의 가격이 합리적으로 책정되지 않는 한, 해당 지역사회나 인구집단은 성공적인 연구로부터 이익을 얻지 못할 것이다. 임상시험 후 접근에 대한 계획은, 정부가 이러한 제품을 널리 이용 가능하게 만들 수 있는 수단이나 기반시설이 결여되어 있는 저자원 상황에서 수행되는 임상시험에 있어 특히 우려된다.

지역사회나 인구집단은 임상시험이 끝난 후에는 일반적으로 임상시험용 의약품을 이용할 수 없고, 임상시험이 진행되는 짧은 기간 동안에만 임상시험용 의약품이 공급될 것이다. 대부분의 경우 의약품 규제당국이 그 임상시험용 의약품을 시판 가능한 의약품으로 승인(approval)하기 전까지는 일반적으로 이용할 수 없다. 그러나 시판을 위해 규제당국에 의한 승인이 요구되지 않는 다른 성공적인 연구결과는 가능한 한 빨리 시행되어야 한다. 이러한 예로 HIV 질병에 대한 상당한 부담을 가지고 있는 국가에 남성 할례가 도입된 것을 들 수 있다. 연구는 남성 할례가 HIV 질병에 대해 중대한 예방 효과가 있음을 입증했고, 이에 따라 남성 할례를 제공하기 위한 프로그램이 여러 국가에 도입되었다.

연구의 결과가 상업적인 제품이 아니라 과학적인 지식인 경우, 관련 이해관계자들 사이에서 복잡한 계획이나 협상이 필요하지 않을 수 있다. 그러나 연구의 결과로 얻어진 과학적인 지식이 연구가 수행된 해당 인구집단의 이익을 위해 배포되고 이용 가능할 것이라는 확신이 있어야만 한다. 이를 위해서는 이러한 보급이 어떠한 형식으로 이루어져야 하는지에 대해서는 해당 지역사회와의 합의가 이루어져야만 한다. 신경관결함(neural tube defects)과 같은 건강상태가 왜 특정 인구집단에서 유행하는지를 학습하는 연구가 하나의 예가 될 수 있다. 또는 건강을 증진하거나 유지하기 위해 어떤 음식을 먹거나 피해야 하는지에 대해 인구집단을 교육하기 위한 지식을 얻는 연구도 또 다른 예가 될 수 있다.

임상시험이 끝난 후에도 임상시험용 의약품이 해당 지역사회와 인구집단을 위해 이용될 수 있도록 하는 요구사항이 새로운 치료적 개념을 평가하기 위해 설계된 임상시험을 배제하는 것으로 해석되어서는 안 된다. 이러한 예는 의약품이나 의약품의 일종이 오직 저자원 상황에서만 발생하는 질병을 치료하는데 유익하다는 예비적 증거를 획득하기 위해 설계된 연구로서, 더 발전된 지역사회에서는 합리적으로 잘 수행될 수 없는 연구이다. 이러한 예비적 연구는 비록 특정 제품 개발의 초기단계가 끝나는 시점에 해당 국가나 지역사회의 인구집단이 이용할 수 있는 특유한 제품이 없을지라도, 윤리적으로 정당화될 수 있다. 만약 개념이 타당한 것으로 판명되면, 결론적으로 연구의 후속단계는 해당 국가나 지역사회의 인구집단이 합리적으로 이용이 가능한 제품을 도출할 수 있다.

인구집단이나 지역사회에 대한 추가적인 이익
Additional benefits to the population or community

연구참여와 관련된 이익 이외의 이익은 지역사회나 인구집단, 특히 자원이 부족한 상황에 있는 지역사회나 인구집단에서 발생할 수 있다. 그러한 이익에는 보건기반시설을 개선하는 것, 실험실 인력을 훈련시키는 것, 연구의 성격과 특정 연구에서 초래되는 이익에 대해 대중을 교육시키는 것 등이 포함될 수 있다. 역량구축(capacity-building)은 저자원 상황에서 수행되는 연구의 일부분이어야 하지만, 다른 유형의 이익은 연구의 상황과 연구가 수행되는 환경의 상황에 달려있을 것이다. 이러한 추가적인 이익은 지역사회나 해당 지역의 인구집단과의 협의를 통해 결정되어야만 한다. 또한 추가적인 이익으로 연구나 연구파트너십이 해당 국가와 지역사회의 전반적인 과학적 환경에 기여하는 바가 포함될 수 있다.

지역사회의 참여 Community engagement

연구계획 수립의 초기부터 지역사회와 연구의 연관성에 대한 논의, 연구의 위험과 잠재적이고 개인적인 이익에 대한 논의 그리고 성공적인 제품과 가능한 재정적인 이익이 어떻게 분배될 것인가, 예를 들어 이익공유협약(benefit-sharing agreement)을 통해 분배될 것인가에 대한 논의를 포함하여 프로젝트의 모든 단계에 지역사회의 완전한 참여를 보장하는 것이 중요하다. 이러한 협의는 지역사회 자문위원회, 지역사회 대표자, 연구참여자가 모집될 인구집단의 구성원을 포함하여 폭넓고 다양한 참여자가 관여하는 공개적이고 협력적인 과정이어야 한다. 연구윤리위원회는 지역사회 구성원에게 이해상충(conflicts of interests, 이해충돌)을 공개하도록 요구해야 한다(**가이드라**

인 25-이해상충 참고). 지역사회의 적극적인 참여는 제안된 연구의 윤리적이고 과학적인 측면에 있어서 질과 성공적인 완료를 보장하는 데에 도움이 된다. 또한 연구팀이 연구 맥락을 이해하고 인식하는 것을 도와주고, 연구가 원활하게 작동하도록 촉진하며, 연구과정을 이해할 수 있는 지역사회의 역량에 기여하고, 구성원들이 질문이나 우려 사항을 제기할 수 있게 하며, 지역사회와 연구자 간의 신뢰를 구축하는 데 도움을 준다(**가이드라인 7-**지역사회의 참여 참고).

Part 3

연구대상자 선정은 왜 중요한가?

연구의 이익과 부담의 공정한 분배

연구가 잘 수행될 수 있으려면 연구에 참여하는 사람이 적절하게 선정되어야 한다. 연구참여자를 적절하게 선정한다는 것은 일단, 연구에 참여하기에 적절한 조건을 갖춘 사람이 연구대상자가 될 수 있도록 함으로써 연구의 과학적 타당성을 확보하는 데에 의미가 있다. 이와 동시에, 연구의 참여에 적절하지 않은 사람이 연구대상자로 참여하여 연구의 과학적 타당성에 부정적인 영향을 주는 일은 물론 연구대상자가 연구의 위험에 노출되어 피해를 보는 상황을 막을 수 있도록 하는 데에 의미가 있다. 그러므로 연구에 참여하는 사람을 적절하게 선정하기 위해 연구대상자 선정기준(selection criteria)이 연구계획서에 명확하게 제시되어 있어야 한다. 어떤 조건을 가진 사람이 연구대상자가 될 수 있는지를 알 수 있는 포함기준(inclusion criteria)과 어떤 조건을 가진 사람이 연구대상자가 되어서는 안 되는지를 알 수 있는 제외기준(exclusion criteria)이 구체적으로 제시되어 있어야 한다.

조건에 맞는 사람을 포함시키고 그렇지 않은 사람을 제외시키면서 연구대상자를 선정하는 일은 연구의 과학성과 윤리성을 위한 것이지만, 연구의 이익과 부담을 공정하게 분배하는 일과 관계가 있다. 연구대상자 보호를 위해 연구에서 준수되어야 할 기본적인 윤리원칙으로 〈벨몬트 보고서〉에 제시되어 있는 것 중 하나인 정의의 원칙은 자격이 있는 사람에게 어떤 이익이 정당한 이유 없이 부인되거나 또는 어떤 부담이 부당하게 지워질 때 불의가 발생한다고 말하고 있다. 특히 연구대상자가 선정됨에 있어 특정 계층의 사람들이 연구주제와 직접적으로 관련이 있어서가 아니라 시간이 많다거나 어려운 처지에 있다거나 조종하기 쉽다는 이유로 선택되지 않아야 한다는 점, 그리고 치료 기술이나 장치의 개발을 목적으로 공공 기금의 지원을 받아 수행되는 연구는 이를 활용할 여유가 있는 사람을 연구대상자로 하지 않아야 할 뿐만 아니라 이 연구결과의 적용을 받는 수혜자가 될 가능성이 없는 사람을 부당하게 연구대상자로 뽑지 않아야 한다는 점을 언급하고 있다. 이에 정의의 원칙은 연구대상자 선정이 공정해야 하고 그 결과가 공정해야 한다는 도덕적 요구사항을 제기하는 것이라고 설명하고 있다.

〈벨몬트 보고서〉에는 연구대상자 선정에 정의의 원칙이 적용되는 것이 개인적인 차원에서의 정의와 사회적인 차원에서의 정의 모두와 관계되는 것으로 설명되어 있다. 이에 따르면, 개인적인 차원의 정의를 위해서는 연구자가 자신이 선호하는 사람들을 연구대상자로 하여 잠재적인 이익이 예상되는 연구를 한다거나 탐탁하지 않은 사람들을 연구대상자로 하여 위험한 연구를 하지 않아야 한다. 그리고 사회적인 차원의 정의를 위해서는 특정 계층이 특정 종류의 연구에 참여해야만 한다거나 이와 반대로 특정 계층이 특정 종류의 연구에 참여해서는 안 된다는 식의 구분을 지어 사회정의의 문제가 발생하지 않도록 해야 한다. 물론, 사회 내에 제도화된 사회적 · 인종적 · 성적 · 문화적 편견으로 인해 연구대상자 선정에 있어 부정의가 발생하는 일을 연구자나 연구기관이 완전히 해결할 수는 없겠지만, 그렇다고 하더라도 연구자와 연구기관이 연구대상자 선정에 있어 분배적 정의가 고려될 수 있도록 하여야 한다는 점을 언급하고 있다. 특히 취약한 환경에 있는 개인이나 집단이 의존적인 지위에 있다거나, 동의에 있어 동의능력이나 자유가 제한적이라거나, 질병이나 사회경제적인 조건 상 조종하기 쉽다는 등의 이유로 불공정하게 연구대상자가 되지 않도록 주의하여야 함을 강조하고 있다.

〈헬싱키선언〉에는 의학연구에서 그 대표성이 부족할 수 있는 집단에게 연구에 참여할 수 있는 적절한 기회가 제공해야 한다는 것이 일반원칙 중 하나로 제시되어 있다. 그리고 연구를 수행하기에 앞서 연구대상이 되는 개인과 집단에게 발생할 것으로 예견할 수 있는 위험 및 부담은 이들과 더불어 그 연구로 영향을 받는 다른 개인이나 집단에게 예측되는 이익과 비교하여 신중하게 평가되어야 한다는 점이 강조되어 있다.

「생명윤리법」에는 인간대상연구의 연구대상자 선정과 관련한 기준을 직접적으로 제시하고 있는 규정이 포함되어 있지 않다. 하지만 기관생명윤리위원회가 연구계획서의 윤리적 · 과학적 타당성에 대해 심의하도록 규정되어 있으므로 이 과정에서 연구대상자 선정기준의 적절성이 확인될 것이고, 기관생명윤리위원회가 수행 중인 연구의 진행과정 및 결과를 조사 · 감독하도록 규정되어 있으므로 이를 통해 실제로 연구대상자 선정이 적절하게 이루어졌는지의 여부가 확인될 수 있을 것이다.

임상시험에 있어서는 관련 규정 상에 연구대상자 선정과 관련된 내용이 구체화되어 있다. 식품의약품안전처장의 승인과 임상시험심사위원회의 승인을 받기 위해 제출되어야 하는 서류 중 가장 핵심적인 것은 의약품 임상시험 계획서이다. 이에 해당 임상시험의 대상자 수와 더불어 대상자 선정기준과 제외기준뿐만 아니라 중도탈락기준 등이 시험모집단에 대한 사항으로 반드시 포함되어야 하는 것으로 법에 정해져 있다. 건강한 사람을 대상으로 임상시험을 실시하는 경우에는, 본인의 동의를 받아 임상시험일 전 6개월 이내에 다른 임상시험에 참여했는지 여부를 식품의약품안전처장이 운영하는 인터넷 홈페이지 등을 통해 확인하여 참여 이력이 있는 사람은 제외하고 참여 이력이 없는 사람만을 임상시험 대상자로 선정해야 한다. 그리고 임상시험 책임자가 선정기준에 적합한 대상자만을 임상시험에 참여시키고 있는지의 여부와 선정기준을 만족하는 대상자에게만 임상시험 계획서에서 정한 용량대로 임상시험용 의약품이 투여되고 있는지의 여부는 임상시험 의뢰자의 요구에 따라 임상시험 모니터요원이 모니터링 활동을 할 때 반드시 확인하여야 하는 사항 중 하나로 포함되어 있다.

국제의과학기구협의회(CIOMS)의 2016년 〈건강 관련 인간대상연구에 대한 국제윤리가이드라인〉 중 **가이드라인 3**의 제목은 "연구참여자로 개인과 집단을 선정함에 있어 이익과 부담의 공정한 분배"이다. 이 가이드라인에는 연구참여자 선정과 관련한 일반적인 고려사항 외에, 연구 이익과 연구 부담을 공정하게 분배하는 일의 중요성과 공정하게 분배되지 않을 경우 발생할 수 있는 문제점에 대한 내용이 포함되어 있다.

가이드라인

3

연구참여자로 개인과 집단을 선정함에 있어 이익과 부담의 공정한 분배

EQUITABLE DISTRIBUTION OF BENEFITS AND BURDENS IN THE SELECTION OF INDIVIDUALS AND GROUPS OF PARTICIPANTS IN RESEARCH

연구자, 연구의뢰자, 정부당국, 연구윤리위원회와 그 밖의 이해관계자들은 연구의 이익과 부담이 공정하게 분배된다는 것을 보장해야 한다. 연구에 참여하기 위해 초청된 집단, 지역사회, 개인은 과학적인 이유로 선택되어야만 한다. 이들 집단, 지역사회, 개인이 연구에 참여하도록 타협될 수밖에 없는 사회적 · 경제적 지위에 있다는 이유에서나 아니면 연구에 참여하도록 조종되기에 까다롭거나 힘들지 않아서 연구참여자로 모집되기 쉽다는 이유로 선택되어서는 안 된다. 연구에서의 범주적 배제(categorical exclusion)는 건강 불균형(health disparities)을 초래하거나 악화시킬 수 있다. 그러므로 특별한 보호를 필요로 하는 집단을 배제시키는 것은 정당화될 수 있을만한 이유가 있어야만 한다. 연구에서 얻어지는 어떠한 지식으로부터 이익을 얻을 개연성이 없는 집단은 연구참여로 인한 위험과 부담의 불균형적인 공유를 감내해서는 안 된다. 의학연구에서 대표성이 낮은 집단은 연구에 참여하기 위한 적절한 접근방법을 제공받아야 한다.

가이드라인 3에 대한 논평 Commentary on Guideline 3

일반적인 고려사항 General considerations

연구의 대상이 되는 인구집단을 선택할 때 이익(benefits, 이득)과 부담(burdens)의 공정한 분배는, 연구의 이익이 공정하게 분배되도록 할 것 그리고 어떤 집단이나 어떤 계층의 사람도 연구참여로 인한 위험이나 부담을 공정하게 분배되는 정도 이상으로 감당하지 않도록 할 것을 요구한다. 연구의 이익이나 부담이 개인이나 집단 사이에서 불평등하게 분배되는 경우, 불평등 분배의 기준은 임의로 선택되거나 편의에 따라 선택되는 것이 아니라 과학적 · 윤리적으로 정당화될 수 있어야 한다. 이익의 불평등한 분배는 특히 연구가 연구대상이 되는 인구집단에게 영향을 미치는 상황에서 고려될 수 있다. 일반적으로 공정한 분배는 연구의 결과가 적용될 수 있는 지리적 영역에 있는 인구집단이면서 연구의 대상이 될 수 있는 자격을 갖춘 인구집단에서 연구참여자가 모집되는 것을 요구한다(**가이드라인 2**-저자원 상황에서 수행되는 연구 참고). 연구참여자의 포함기준과 제외기준은 그렇게 해야 하는 타당한 윤리적이고 과학적인 이유가 있는 경우가 아니라면, 인종, 민족성, 경제적 지위, 연령 또는 성별과 같이 잠재적으로 차별적인 기준을 근거로 해서는 안 된다. 예를 들어, 특정 집단의 과소대표(under-representation)가 건강 불균형을 초래하거나 영속화하는 경우, 형평(equity)을 위해 연구에 이러한 집단의 구성원을 포함시키기 위한 특별한 노력이 요구될 수 있다(**가이드라인 17**-아동과 청소년을 대상으로 하는 연구, **가이드라인 18**-연구참여자로서의 여성, **가이드라인 19**-연구참여자로서의 임신부와 수유부 참고).

연구 이익의 공정한 분배 Fair distribution of research benefits

연구 이익의 분배에 있어 형평성(equity)은 연구가 제한된 계층의 사람들의 보건요구에 불균형적으로 초점을 맞추지 않는 것과, 그 대신에 다른 여러 계층이나 집단에 걸친 다양한 보건요구를 다루는 것에 목표를 두는 것을 요구한다. 예를 들어, 과거에는 아동, 가임연령의 여성, 임신부 등 취약할 수 있다고 여겨지는 집단은 연구에 참여하는 일에서 배제되었다. 왜냐하면 이렇게 하는 것이 이러한 집단을 보호하는 가장 간편한 방법으로 여겨졌기 때문이다. 취약할 수 있다고 여겨지는 집단을 연구에서 제외시킨 결과, 이러한 집단을 괴롭히는 질병의 진단, 예방, 치료에 관한 정보가 제한되었다. 이는 심각한 부정의를 초래했다. 질병의 관리에 관한 정보는 사회에 이익으로 여겨진다. 그렇기 때문에 특정한 집단에게서 이러한 이익을 의도적으로 박탈하는 것은 부당하다. 기초생명의학연구와 응용생명의학연구에서 이전에 제외된 집단의 참여를 장려함으로써 이러한 부정의를 시정할 필요성이 있음은 널리 인정되고 있다.

연구 부담의 공정한 분배 Fair distribution of research burdens

인간대상연구는 일반적으로 인간의 건강을 보호하고 증진시키는 데 필요한 지식을 생성하기 위해 (연구에 참여하는) 어떤 사람들이나 집단이 위험과 부담에 노출되는 것을 요구한다(**가이드라인 1**-연구의 과학적 · 사회적 가치 그리고 연구참여자의 권리에 대한 존중 참고). 연구 부담의 분배에 있어 형평성은 이미 불이익을 당했거나 소외되었던 개인들 혹은 지역사회나 인구집단이 연구에 과도하게 참여하지 않는다는 것을 보장하기 위한 특별한 배려를 요구한다. 사회적으로 혜택을 받지 못한 인구집단이나 연구대상으로 삼기 쉬운 인구집단을 과도하게 선택하는 것은 여러 가지 이유로 인해 도덕적으로 문제가 있다. 첫 번째, 가난하거나 소외된 개인이나 집단을 연구에 참여하도록 초대하는 것은 부당하다. 왜냐하면 이는 사회적 · 경제적으로 불리한 입장에 있기 때문에 이미 증가된 위험과 부담을 경험하고 있는 사람들에게 연구의 위험과 부담을 집중시키기 때문이다. 두 번째, 가난하거나 소외된 개인과 집단은 연구의 이익에서 가장 배제되기 쉬울 수 있거나, 또는 연구의 이익에 접근하기가 어려울 수 있다. 세 번째, 다른 여러 사회집단을 연구대상으로 광범위하게 포함하는 것은 연구가 사회적으로나 윤리적으로 받아들여질 수 있는 방식으로 수행되는 것을 보장하도록 돕는다. 연구가 불이익을 당한 집단이나 소외된 집단에 집중되는 경우, 이는 연구참여자를 불합리한 위험이나 품위 없는 처우(undignified treatment)에 더 쉽게 노출되게 만들 수 있다. 또한 사회적으로 혜택을 받지 못한 인구집단으로부터 획득된 연구결과는 일반적인 인구집단에 대해 적절하게 추론되지 않을 수도 있다.

과거에는 특정 집단이 연구대상으로 과도하게 사용되었다. 어떤 경우에, 이는 해당 집단이 쉽게 이용될 수 있는 가능성에 기반하고 있다. 예를 들어, 과거 미국에서는 수감자가 제1상 임상시험을 위한 이상적인 사람으로 여겨졌다. 쉽게 이용될 수 있는 가능성 때문에 연구에 과도하게 참여될 수 있는 다른 인구집단으로는 연구자의 수업을 수강하는 학생, 장기돌봄시설의 거주자, 계층적 조직의 하위구성원들이 포함된다. 다른 경우에는, 빈곤한 집단이 연구대상으로 과도하게 사용되었다. 왜냐하면 이러한 집단에 속한 사람들은 상대적으로 월급이 적거나 의학적 치료에 접근하려는 열망이 있어 연구참여자가 되고자 했기 때문이거나, 종종 연구가 수행되는 병원이 가장 낮은 사회-경제적 계층의 구성원들이 거주하는 지역에 위치하기 때문이다.

한 사회 내에서 특정 집단이 연구참여자로서 부적절하고 과도하게 사용될 수 있을 뿐만 아니라 전체 지역사회나 사회도 연구에 과도하게 사용될 수 있다. 이러한 과도한 사용은 해당 인구집단이나 지역사회가 연구참여의 부담을 감내할 수는 있으나 정작 연구의 결과로서 개발된 새로운 지식과 제품의 이익을 향유할 가능성이 없을 때 특히 문제가 된다.

Part 4

연구의 이익과 위험을 어떻게 평가하고 연구의 위험에 어떻게 대응할 것인가?

연구참여자에게 발생 가능한 이익과 위험을 중심으로

모든 연구는 연구가 수행되는 과정에서나 연구를 통해 얻어지는 결과로 인해 이익(benefits, 이득)이 발생할 것을 기대하고 수행된다. 〈벨몬트 보고서〉에는 연구의 맥락에서 이익이라는 것은 건강이나 복지와 긍정적으로 관련되는 무엇인가를 의미하는 것으로 설명되어 있다. 연구의 이익은 발생할 확률을 말하는 것이 아니라 발생할 것으로 예상되는 것으로서, 신체적 · 심리적 · 사회적 · 경제적 · 법적 측면에서 있을 수 있고, 연구에 참여하는 개인에게만이 아니라 그 가족, 그리고 사회 전반이나 사회 내의 특정 대상 집단에 영향을 줄 수 있다고 설명되어 있다.

동시에 모든 연구는 그 유형, 발생의 가능성과 정도에 차이가 있을 뿐 불편(inconvenience)과 부담(burden)을 포함하는 의미에서의 위험(risks)과 관계된다. 〈벨몬트 보고서〉에는 연구의 위험이란 해(harm, 해악)가 발생할 가능성/확률(chance/possibility)과 강도/정도(severity/magnitude)를 가리키는 것으로 설명되어 있다. 그리고 여기에서 말하는 해(해악)란 신체적 · 심리적 · 사회적 · 경제적 · 법적 측면에서 발생할 수 있는 것으로서, 연구에 참여하는 개인에게만 발생 가능한 것이 아니라 그 가족, 그리고 사회 전반이나 사회 내의 특정 대상 집단에까지 발생 가능한 것으로 설명되어 있다. 특히, 가장 흔한 유형의 해(해악)는 신체적이고 심리적인 부분에 있어서의 고통이나 부상이지만 다른 가능한 종류의 것들도 결코 간과되어서는 안 된다는 것을 분명히 하고 있다.

〈헬싱키선언〉에는 의학연구의 이익이 무엇인지에 대해 직접 언급되어 있지는 않다. 그러나 의학연구의 목적이 질병의 원인, 발생 과정, 경과를 이해하고, 예방법, 진단절차, 치료법을 향상시키는 데 있고, 입증된 최선의 시술일지라도 안전성, 효과, 효능, 접근성, 질에 대한 지속적인 연구로 재평가되어야 하며, 의학연구의 근본적인 목적은 새로운 지식의 창출이라는 내용이 있다. 그러므로 의학연구가 이러한 목적을 달성할 수 있다면 이를 의학연구의 이익으로 볼 수 있다.

물론 〈헬싱키선언〉에는 의학연구의 위험이 무엇인지에 대해서도 직접 언급되어 있지 않다. 그러나 의학연구를 수행하는 의사의 의무가 의학연구와 관련된 사람을 포함하여 환자의 건강, 안녕 및 권리를 증진시키고 보호하는 것에 있고, 의학연구는 모든 연구대상자에 대한 존중을 함양하고 보장하며 그들의 건강과 권리를 보호하는 윤리기준을 따라야 하고, 의학연구의 근본적인 목적도 결코 연구대상자 개인의 권리와 이익보다 우선할 수 없다는 내용이 있다. 특히 연구대상자의 생명, 건강, 존엄, 완전성, 자기결정권, 사생활 및 개인정보의 비밀을 보호할 연구자의 책임은 항상 연구자에게 있다는 점이 강조되어 있다. 그러므로 의학연구가 이러한 측면에 문제를 발생시키는 것을 의학연구의 위험으로 볼 수 있다.

인간대상연구에 있어 연구대상자의 안전이 충분히 고려되어야 하고 위험은 최소화되어야 한다는 것은 「생명윤리법」에 규정되어 있는 인간대상연구에 있어 준수되어야 하는 기본원칙 중 하나이다. 그리고 이 법에는 연구대상자의 안전에 관한 사항은 기관생명윤리위원회가 연구를 심의할 때 반드시 확인하여야 하는 사항으로 규정되어 있고, 연구대상자에게 예상되는 위험과 이득은 연구자가 연구의 목적 등과 함께 연구대상자에게 충분히 설명해 준 뒤 동의를 획득해야 하는 필수사항으로 규정되어 있다. 이는 연구대상자의 안전이 확보되고 안전 관련 문제 발생 시 대응방안이 준비된 상태인지가 기관생명윤리위원회에 의해 객관적으로 확인된 뒤에 연구가 수행될 수 있도록 하고, 연구대상자가 연구의 이익과 위험을 자신의 입장에서 생각해보고 이익과 위험을 형량하여 연구참여 여부를 결정할 수 있도록 한다는 데에 의의가 있다.

또한 「생명윤리법」에 규정되어 있는 바에 의하면, 인간대상연구는 기관생명윤리위원회로부터 심의를 받아야 하는 것이 원칙이나, 일부 인간대상연구는 기관생명윤리위원회로부터 심의를 받는 일이 예외적으로 면제될 수 있다. 하지만 심의가 면제될 수 있으려면 연구대상자 및 공공에 미치는 위험이 미미하지 않아야 한다는 기본적인 조건이 충족되어야 한다. 즉, 연구의 위험이 미미한 경우에는 연구와 관련된 우려점이 없거나 거의 없을터라 연구자가 심의를 받지 않고도 연구를 수행할 수 있도록 편의를 고려해 주더라도, 연구의 위험이 미미하지 않은 경우에는 그 어떤 연구라도 반드시 기관생명윤리위원회로부터 심의를 받도록 하고 있다. 이는 미미한 수준의 위험을 제외한 연구의 모든 위험으로부터 연구대상자는 물론 공공까지도 보호할 수 있도록 한다는 데에 의의가 있다. 참고로, 「생명윤리법」에 언급되어 있는 미미한 위험이 어느 정도의 위험을 의미하는지를 알 수 있는 규정은 없다. 다만, 보건복지부는 『생명윤리법 관련 기관 운영지침(2013.12)』에서 연구로 인해 연구대상자에게 미치는 신체적 · 심리적 피해가 통상적인 수준이면 심의가 면제될 수 있다고 한 바 있다. 그러면서 미국 45CFR46 상 최소위험(minimal risk)의 정의(연구로 인하여 예상되는 해악 또는 불편의 가능성 및 정도가 일상생활에서 또는 일상적인 신체적 · 심리적 검진 또는 검사를 행할 때 통상 나타나는 것보다 크지 않은 경우)를 함께 제시한 바 있다.

「임상시험 관리기준(KGCP)」 상 임상시험의 기본원칙에도 이익과 위험에 관계되는 내용이 있다. 일단, 임상시험이 실시될 수 있으려면 임상시험에서 예측되는 위험과 불편을 충분히 고려하여 임상시험에 참여하는 개인과 사회가 얻을 수 있는 이익이 그 위험과 불편보다 크거나 이를 정당화할 수 있다고 판단되는 경우여야만 한다는 것이 그 중 하나이다. 즉, 이익과 위험을 비교하여 그 비율을 따져보고 균형을 확인해 본 결과 설령 임상시험으로 인한 위험과 불편이 있을 것으로 예상되더라도 이보다 이익이 더 많을 수 있다거나 이익이 위험과 불편을 감내하도록 하는 것을 정당한 일로 만들 수 있어야만 한다는 것이다. 다음은 과학과 사회의 이익보다 대상자의 권리 · 안전 · 복지를 먼저 고려해야 한다는 것이다. 즉, 임상시험이 아무리 과학적으로나 사회적으로 가치가 있을 것으로 생각될지라도 이보다 임상시험에 참여하는 사람의 권리 · 안전 · 복지를 보호하는 일이 더 중요하므로 임상시험의 이익을 앞세우기 전에 임상시험에 참여하는 사람의 안전에 부정적인 영향을 미칠 수 있는 위험이 먼저 확인되어야 한다는 것이다.

또한 해당 임상시험용 의약품에 대한 임상 및 비임상 관련 정보는 실시하려는 임상시험에 적합한 것이어야 하고, 임상시험에 참여하는 사람에 대한 의학적 처치나 결정은 의사 · 치과의사 또는 한의사의 책임하에 이루어져야 하며, 임상시험 수행에 참여하는 모든 사람들은 각자의 업무 수행에 필요한 적절한 교육과 훈련을 받고 해당 업무 분야와 관련된 경험을 갖고 있어야 한다. 이러한 기본원칙이 연구의 이익과 위험에 관계되는 것은 연구가 기반으로 하고 있는 정보를 통해 연구의 이익과 위험을 어느 정도 확인할 수 있기 때문이며, 연구의 이익을 높이고 연구의 위험에 대비하며 연구에 참여하는 사람을 보호하기 위해서는 전문성과 능력을 갖춘 사람에 의해 연구가 수행되어야 하기 때문이다.

「임상시험 관리기준(KGCP)」에 따르면 여느 인간대상연구와 달리 임상시험은 식품의약품안전처장의 승인과 더불어 임상시험심사위원회의 승인을 받아야 한다. 그리고 임상시험을 심사하는 임상시험심사위원회에게는 위원회의 승인을 받아 실시 중인 임상시험에 대해 임상시험에 참여하는 사람에게 미칠 수 있는 위험의 정도에 따라 검토 주기를 정하여 1년에 1회 이상 검토를 수행해야 하는 책무가 있다. 이와 관련하여 임상시험책임자에게는 1년에 1회 이상 임상시험의 진행상황을 요약하여 서면으로 임상시험심사위원회에 제출해야 하는 책무가 있다. 이는 임상시험의 위험이 임상시험이 시작되기 전에 검토될 뿐만 아니라 임상시험이 시작된 이후에도 계속 검토될 수 있도록 하여 임상시험에 참여하는 사람이 보호될 수 있도록 한다는 데에 의의가 있다.

참고로, 임상시험은 임상시험심사위원회의 승인을 받은 임상시험계획서에 따라 실시되어야 하므로, 이를 바꾸어 실시하기 위해서는 변경된 임상시험계획서에 대해 사전에 임상시험심사위원회의 승인을 받아야 하는 것이 원칙이다. 그러나 임상시험에 참여하는 사람에게 발생한 즉각적 위험 요소의 제거가 필요한 경우에는 이러한 원칙에 대해서도 예외가 인정된다. 물론 이러한 이유로 임상시험계획서와 다르게 임상시험을 실시한 경우에는 임상시험책임자가 임상시험심사위원회에 그 사실과 사유를 신속하게 보고해야 한다. 이는 임상시험이 임의로 변경되어 실시됨으로써 임상시험에 참여하는 사람이 당초 예상했던 이익이나 위험 상황과는 다른 이익이나 위험 상황에 놓이게 되는 일을 방지하면서도, 갑작스러운 위험 발생에 대해서는 적극적으로 조치가 취해져 보호받을 수 있도록 하는 데에 의의가 있다.

그리고 임상시험심사위원회에게는 실시 중인 임상시험이 임상시험심사위원회의 요구나 결정사항과 다르게 실시되거나 임상시험에 참여하는 사람에게 예상하지 못한 중대한 위험이 발생했을 때에는 해당 임상시험의 조기종료나 일시중지를 결정할 수 있는 권한이 있다. 임상시험의 위험이 임상시험에 참여하는 사람에 대한 보호에 심각한 문제가 있다고 판단되는 경우라면 임상시험이 더 이상 진행되지 못하게 하거나 그 문제가 해결되고 다시 발생하지 않도록 정리될 때까지 당분간 더 이상 진행되지 못하게 하는 것은 임상시험에 참여하는 사람이 보호될 수 있도록 하기 위한 방안이기에 의의가 있다.

임상시험에 있어서도 이에 참여하는 사람의 동의가 전제되어야 하는 것은 당연하다. 「임상시험 관리기준(KGCP)」 상 동의를 받는 과정에서 임상시험에 참여하는 사람이나 그 대리인에게 제공되는 정보, 동의서 서식, 설명서, 그 밖의 문서화된 정보에 반드시 포함되어야만 하는 것으로 정해져 있는 사항 중에도 연구의 이익과 위험에 관련된 사항이 있다. 먼저, 임상시험이 연구를 목적으로 수행된다는 사실이 포함되어야 한다. 이는 임상시험이 아직 어떤 것을 알아보는 단계이므로 어떤 확실한 이익이 보장되지 않는다는 것을 명확히 하도록 요구하는 것이라고 할 수 있다. 다음으로 침습적 시술을 포함하여 임상시험에 참여하게 되면 받게 될 각종 검사나 절차에 관한 내용이 포함되어야 한다. 임상시험 참여에 따른 불편과 부담을 포함하는 위험의 대부분은 이러한 검사나 절차와 관계되므로 이에 대한 이해를 통해 위험을 판단해보도록 하기 위한 것이라고 할 수 있다.

그리고 검증되지 않은 임상시험이라는 사실도 포함되어야 한다. 이는 임상시험의 이익과 위험이 불확실한 것임을 정확하게 이해한 상태에서 참여 여부를 결정할 수 있게 해야 함을 의미한다. 또한 예상되는 위험이나 불편, 기대되는 이익이 있으면 그 이익, 기대되는 이익이 없을 경우 그렇다는 사실도 포함되어야 한다. 이는 보다 직접적으로 이익과 위험이 무엇인지를 파악하여 형량해볼 수 있도록 하기 위한 것이기에 가장 핵심적이다. 특히, 임부가 임상시험에 참여하는 경우에는 태아에게 그리고 아이에게 젖을 먹이는 여성이 임상시험에 참여하는 경우에는 그 아이에게 미칠 것으로 예상되는 위험이나 불편이 무엇인지를 알 수 있는 내용까지도 포함되어야 한다. 이러한 경우라면 실질적으로 태아와 젖을 먹는 아이 역시 임상시험의 위험에 노출될 수 있으므로 이를 반드시 확인한 후 임상시험 참여 여부를 결정할 수 있도록 하는 것이기에 중요하다.

이러한 사항들 외에 임상시험에 참여하는 대신 선택할 수 있는 다른 치료방법에 무엇이 있고, 그것의 잠재적 위험과 이익에 대한 내용도 반드시 포함되어야 한다. 이는 임상시험의 이익과 위험을 다른 치료방법의 이익과 위험에 비교해봄으로써 좀 더 현실감 있게 판단해볼 수 있도록 한다는 점에 가치가 있다. 그리고 임상시험과 관련된 손상이 발생했을 경우 보상이나 치료방법이 어떻게 준비되어 있는지도 포함되어야 한다. 이는 임상시험의 위험이 현실화되는 경우에 있어 어떠한 대응책이 마련되어 있는지까지도 확인한 후 임상시험 참여 여부를 결정할 수 있도록 하는 것이기에 도움이 될 수 있다. 또한 임상시험 계속 참여 여부에 영향을 줄 수 있는 새로운 정보를 취득하면 제때에 알려줄 것이라는 점을 약속하는 내용이 포함되어야 한다. 여기에서 말하는 임상시험 계속 참여 여부에 영향을 줄 수 있는 새로운 정보라면 그 핵심은 임상시험의 이익과 위험에 관계되는 것일 수밖에 없을 것이다. 따라서 이러한 정보의 제공을 약속하는 내용은 매우 중요하다. 실제로 임상시험에 참여하는 사람의 안전성에 부정적인 영향을 미칠 수 있는 새로운 정보에 관한 사항은 임상시험책임자가 임상시험심사위원회에 신속하게 보고해야 하는 것으로 정해져 있고, 실제로 이러한 보고가 이루어진다면 임상시험심사위원회가 해당 정보를 임상시험에 참여하는 사람에게 언제 어떻게 제공할 것인지에 대한 임상시험책임자의 계획이 적절한지 여부를 확인하게 된다.

동의를 받는 과정에서 임상시험에 참여하는 사람이나 그 대리인에게 제공되는 정보, 동의서 서식, 설명서, 그 밖의 문서화된 정보는 임상시험심사위원회의 승인을 받아 사용되어야 하는데, 임상시험심사위원회에게는 임상시험에 참여하는 사람의 권리 · 안전 · 복지를 보호하기 위하여 필요하다고 판단하는 경우에는 「임상시험 관리기준(KGCP)」에 정해져 있는 사항 외에 추가적인 정보를 제공하도록 임상시험의뢰자에게 요구할 수 있는 권한이 있다. 그러므로 임상시험심사위원회의 요구에 따라 연구의 이익과 위험에 관한 추가 정보가 동의 관련 문서에 포함되어 충분하게 제시될 수 있다.

국제의과학기구협의회(CIOMS)의 2016년 〈건강 관련 인간대상연구에 대한 국제윤리가이드라인〉 중 **가이드라인 4**의 제목은 "연구의 잠재적이고 개인적인 이익과 위험"이다. 이 가이드라인에는 연구의 이익과 위험이 어떻게 판단되어야 하는지와 연구의 위험이 관리되고 최소화될 수 있도록 하는 일이 중요한 이유와 이를 위한 방법이 제시되어 있다. 그리고 **가이드라인 4**의 논평에는 연구의 이익과 위험의 판단과 관련된 일반적인 고려사항 외에도 개별적인 연구용 중재와 연구절차에 있어 이익과 위험을 어떻게 평가해야 하는지, 잠재적이고 개인적인 이익이라는 것이 무엇인지, 연구참여자에 대한 위험을 적절하게 관리하고 줄이기 위해 어떤 일들이 이루어져야 하는지, 최소위험과 최소위험보다 사소하게 증가된 위험이란 어느 정도의 위험을 말하고 어떤 기준에 따라 판단하는지, 집단에 대한 위험이란 무엇이고 어떻게 최소화할 수 있는지, 연구자에 대한 위험으로는 어떤 위험에 주의해야 하는지에 대한 내용이 포함되어 있다.

가이드라인

4

연구의 잠재적이고 개인적인 이익과 위험

POTENTIAL INDIVIDUAL BENEFITS AND RISKS OF RESEARCH

건강 관련 연구에 있어 연구참여자들에게 연구의 위험을 부과하는 것을 정당화하기 위해서는 연구에 사회적 · 과학적 가치가 있어야 한다. 잠재적인 연구참여자를 연구에 참여하도록 초대하기 전에, 연구자, 연구의뢰자, 연구윤리위원회는 연구참여자에게 발생 가능한 위험을 최소화하고 이러한 위험이 연구의 잠재적이고 개인적인 이익(potential individual benefit)을 발생시킬 전망 그리고 연구의 사회적 · 과학적 가치와 관련하여 적절하게 균형을 이루도록 보장해야만 한다.

연구의 잠재적이고 개인적인 이익과 위험은 2단계의 과정으로 평가되어야 한다. 첫 번째, 연구에서의 연구용 중재나 연구절차 각각의 잠재적이고 개인적인 이익과 위험이 평가되어야만 한다.

▶ 연구참여자에게 이익을 줄 수 있는 잠재성을 가진 연구용 중재나 연구절차로 인한 위험이 받아들여질 수 있으려면, 그러한 위험은 최소화된 것이어야 하고, 잠재적이고 개인적인 이익을 발생시킬 전망에 의해 상쇄될 수 있는 것이어야 하며, 예견 가능한 위험과 이익의 관점에서 볼 때 연구용 중재가 최소한 이미 확립되어 있는 효과적이고 대체 가능한 중재만큼 이로울 것이라는 점을 제시하는 이용 가능한 증거가 있어야 한다. 따라서 임상시험에 있어 대조군에 속하는 연구참여자는 이미 확립되어 있는 효과적인 중재

를 받아야만 한다는 것이 일반적인 규칙이다. 위약이 사용될 수 있은 조건은 **가이드라인 5**-임상시험에서 대조군의 선택을 참조한다.

- 연구참여자에게 잠재적이고 개인적인 이익을 제공하지 않는 연구용 중재나 연구절차의 경우, 이로 인한 위험은 최소화되어야 한다. 또한 연구를 통해 얻어지는 지식의 사회적 · 과학적 가치, 즉 연구를 통해 얻어지는 일반화 가능한 지식이 사회에 가져다 줄 것으로 기대되는 이익과 관련하여 적절한 것이어야만 한다.
- 일반적으로 연구참여자에게서 충분한 정보에 의한 동의를 획득하는 것이 가능하지 않거나 실현 가능하지 않은 경우, 잠재적이고 개인적인 이익을 제공하지 않는 연구용 중재나 연구절차는 최소위험(minimal risks)을 넘지 않는 위험을 초래해야만 한다. 그러나 연구윤리위원회는 다른 인구집단에서 연구에 필수적인 데이터를 덜 위험하거나 덜 부담스러운 방식으로 수집하는 것이 가능하지 않고 연구의 사회적 · 과학적 가치가 주목할 만한 것인 경우, 잠재적이고 개인적인 이익을 제공하지 않는 연구용 중재나 연구절차로 인해 초래되는 위험이 최소위험보다 사소하게 증가된 위험(minor increase above minimal risk)인 경우를 허용할 수 있다(**가이드라인 16**-충분한 정보에 의한 동의를 할 능력이 없는 성인을 대상으로 하는 연구, **가이드라인 17**-아동과 청소년을 대상으로 하는 연구 참고).

두 번째, 전체 연구의 총 위험과 잠재적이고 개인적인 이익이 평가되어야만 하고 적절한지 고려되어야만 한다.

- 연구에서의 모든 연구용 중재나 연구절차의 총 위험은 연구참여자에게 발생 가능한 잠재적이고 개인적인 이익과 연구의 과학적 · 사회적 가치의 관점에서 적절한지 고려되어야만 한다.
- 연구자, 연구의뢰자, 연구윤리위원회는 이러한 위험을 최소화하기 위한 전략을 포함하여, 연구대상이 되는 집단과 인구집단에 대한 위험을 고려해야만 한다.
- 연구의 잠재적이고 개인적인 이익과 위험은 연구에 참여하는 지역사회와 협의하여 평가되어야만 한다(**가이드라인 7**-지역사회의 참여 참고).

가이드라인 4에 대한 논평 Commentary on Guideline 4

일반적인 고려사항 General considerations

건강 관련 연구에 있어 연구참여자는 종종 다양한 중재나 절차에 노출되고, 이러한 중재나 절차의 대부분은 어떠한 위험을 야기한다. 이 가이드라인에서 '중재(intervention)'라는 용어는 건강 관련 행동을 수정하는 데 사용될 수 있는 새로운 치료법이나 이미 확립되어 있는 치료법, 진단적 검사, 예방적 조치 그리고 다양한 기법(예를 들어, 재정적 인센티브)과 같은, 연구의 대상(objects)을 말한다. '절차(procedure)'라는 용어는 예를 들어 새로운 치료법의 안전성과 효능같이 연구대상에 대한 정보를 제공하는 연구활동을 말한다. 절차는 설문조사(surveys)와 면담(interviews), 임상시험, 예를 들어, 심전도(electrocardiogram)와 같은 모니터링(monitoring), 혈액 채취, 조직생검(biopsies), 영상촬영(imaging)뿐만 아니라 무작위배정(randomization)과 같이 연구의 수행에 사용되는 방법을 포함한다.

대다수의 연구용 중재와 연구절차는 연구참여자들에게 위험을 초래한다. 위험은 일반적으로 2가지 요소에 대한 추정으로 이해된다. 첫 번째는 연구참여자가 신체적, 심리적, 사회적 또는 그 밖의 해(harm)를 경험할 가능성이 어느 정도 되는지이다. 두 번째는 해의 정도(magnitude)나 중대성(significance)이다. 위험에 대한 이러한 이해는 신체적이고 심리적인 불편함(discomfort), 연구참여를 위한 시간 소요나 이동 등에 따른 불편함(inconvenience)이나 부담이 거의 확실하게 발생하는 매우 작은 정도의 해라는 것을 의미한다. 연구참여자를 위험에 노출시키는 것은 연구의 과학적 · 사회적 가치, 즉 사람들의 건강을 보호하고 증진시키기 위해 필요한 지식과 수단을 생성할 전망에 의해 윤리적으로 정당화된다(**가이드라인 1-**연구의 과학적 · 사회적 가치 그리고 연구참여자의 권리에 대한 존중 참고). 그러나 연구가 커다

란 사회적 · 경제적 가치를 가지고 있고 동의 능력이 있는 성인이 연구에 참여하기 위해 자발적으로 충분한 정보에 의한 동의를 하는 경우임에도 불구하고, 어떤 위험은 정당화될 수 없다. 예를 들어, 효과적인 치료법이 없어서 매우 높은 사망률을 야기하는 탄저병(anthrax)이나 에볼라(Ebola)를 건강한 개인에게 고의적으로 감염시키 것과 관계되는 연구는, 비록 이러한 질병에 대응하는 효과적인 백신의 개발을 이끌어낼 수 있을지라도 받아들여질 수 없을 것이다. 따라서 연구자, 연구의뢰자, 연구윤리위원회는 연구의 과학적 · 사회적 가치에 비추어 연구의 위험이 합리적일 수 있고, 연구가 연구참여자를 대상으로 연구를 하기 위해 위험의 상한선을 초과하지 않는다는 것을 보장해야만 한다.

무엇이 적절한 위험-이익 비율(risk-benefit ratio)을 구성하는지는 수학적 공식이나 알고리즘(algorithm)으로 표현될 수 없다. 오히려 위험-이익 비율에 대한 판단은 연구의 위험과 잠재적이고 개인적인 이익에 대한 신중한 평가와 합리적인 균형잡기 과정에서 도출된다. 이 가이드라인에 제시되어 있는 단계는 연구참여자의 권리와 복지의 보호를 보장하기 위해 의도된 것이다.

제안된 연구의 잠재적이고 개인적인 이익과 위험을 연구에 참여할 지역사회와 협의하여 평가하는 것이 중요하다(**가이드라인 7-**지역사회의 참여 참고). 이는 무엇이 이익과 수용 가능한 위험을 구성하는지를 결정함에 있어 연구에 참여할 해당 지역사회의 가치관과 선호가 관련되기 때문이다. 위험과 잠재적이고 개인적인 이익을 평가하는 것은 연구가 수행되는 맥락에 대한 충분한 이해를 요구한다. 이것은 연구에 참여할 해당 지역사회와의 협의에서 얻어지는 것이 가장 좋다. 그리고 연구의 위험-이익 비율은 연구가 진행됨에 따라 변할 수 있다. 그러므로 연구자, 연구의뢰자, 연구윤리위원회는 연구의 위험과 잠재적이고 개인적인 이익을 정기적으로 재평가해야 한다.

개별적인 연구용 중재와 연구절차에 대한 평가
Evaluation of individual research interventions and procedures

연구의 위험과 잠재적이고 개인적인 이익을 평가하기 위해 연구자, 연구의뢰자, 연구윤리위원회는 먼저 각각의 개별적인 연구용 중재와 연구절차의 위험과 잠재적이고 개인적인 이익을 평가한 다음, 전체적으로 총 위험과 잠재적이고 개인적인 이익을 판단해야만 한다. 전체로서 연구의 위험-이익 양상(risk-benefit profile)에 대한 전반적인 판단은 부정확할 가능성이 높아서 개별적인 중재에 의해 제기되는 우려점을 놓칠 수 있기 때문에 이러한 연속적인 단계를 거치는 것은 중요하다. 예를 들어, 연구가 중대한 위험을 초래하지 않는 연구절차를 포함할 수 있지만, 그 절차는 중요한 정보를 산출하는 데에 실패할 수 있다. 국제적인 차원에서의 위험-이익 판단은 이러한 우려점들을 놓치기 쉬울 수 있다. 반대로, 연구에서 각각의 개별적인 연구용 중재와 연구절차에 대한 면밀한 조사는 중복되는 절차를 제거할 것이고, 연구참여자들에 대한 위험을 최소화할 것이다.

잠재적이고 개인적인 이익 Potential individual benefits

연구에는 잠재적이고 개인적인 이익의 범위가 있다. 연구는 미래 환자의 건강을 보호하고 증진시키는데 필요한 지식을 생성한다(연구의 과학적 · 사회적 가치에 대해서는 **가이드라인 1**-연구의 과학적 · 사회적 가치 그리고 연구참여자의 권리에 대한 존중 참고). 연구용 중재는 이전 연구가 중재의 잠재적인 임상적 이익이 중재의 위험을 능가할 것이라고 신뢰할 수 있는 증거를 제공할 때, 임상적 이익을 발생시킬 전망을 제공한다. 예를 들어, 제3상 임상시험에서 대다수의 임상시험용 의약품은 잠재적이고 개인적인 이익을 발생시킬 전망이 있다. 연구자, 연구의뢰자, 연구윤리위원회는 미래의 환자와 연구참여자 모두에게 연구의 잠재적이고 개인적인 이익을 발생시킬 전망을 극대화해야만 한다. 예를 들어, 데이터(data)나 인체유래물(specimens)을 향후에 수행될 연구를 위해 이용 가능하게 만드는 것은 연구의 사회적 · 과학적 가치를 극대화할 수 있다(**가이드라인 24**-건강 관련 연구에 대한 공적 책임 참고). 연구에 참여하여 중재로부터 가장 많은 이익을 얻을 수 있는 인구집단을 표적으로 함으로써 연구참여자에 대한 잠재적인 임상적 이익이 극대화될 수 있다. 잠재적이고 개인적인 이익을 극대화 하기 위한 조치는 연구에서 경합하는 여러 가지 고려사항들과 신중하게 균형이 맞추어질 필요가 있다. 예를 들어, 향후에 수행될 연구를 위해 데이터나 인체유래물을 공유하는 것은, 특히 비밀을 보호하기 위한 적절한 안전조치가 마련되어 있지 않은 경우 연구참여자들에게 위험을 야기할 수 있다.

연구참여자에 대한 위험 Risks to research participants

주어진 연구에서 위험의 수용 가능성을 평가하기 위해 연구자, 연구의뢰자, 연구윤리위원회는 연구가 사회적으로 가치 있는 연구문제를 제기한다는 것과 이러한 문제를 다루기 위해 건실한 과학적인 방법을 사용한다는 것을 보장하는 것에서 시작해야 한다. 그 다음 연구자, 연구의뢰자, 연구윤리위원회는 연구에서의 각각의 중재와 절차에 있어 연구참여자에 대한 연구의 위험이 최소화되는지와 연구의 위험을 완화시키는 절차가 마련되어 있는지를 결정해야만 한다. 이는 다음과 같은 것들에 의해 위험을 적절하게 관리하고 줄이기 위한 연구계획과 연구절차가 마련되어있음을 보장하는 것을 포함할 수 있다.

- ▶ 연구를 모니터링(monitoring)하는 것과 이상사례(adverse events)에 대응하기 위한 메커니즘(mechanisms)을 제공하는 것
- ▶ 연구가 진행됨에 따라 연구의 해(harms)와 이익에 관한 데이터를 검토하고 결정하기 위해 데이터안전모니터링위원회(Data Safety and Monitoring Committee)를 설치하는 것
- ▶ 연구를 중지하는 것에 대한 명확한 기준을 마련하는 것
- ▶ 민감한 개인 데이터의 비밀을 보호하기 위해 안전조치를 취하는 것

- 가능한 경우, 연구참여자의 불법적인 활동(예를 들어, 성매매가 법으로 금지된 국가에서의 성노동)에 관한 정보를 신고해야 한다는 요구사항에 대해 면제를 요청하는 것
- 불필요한 절차를 피하는 것(예를 들어, 과학적으로 적절한 경우, 새로운 혈액을 채취하는 대신 이미 채취되어 있는 혈액샘플로 실험실 검사를 수행하는 것)
- 연구용 중재나 연구절차로 인해 해를 입을 위험이 상당히 높아진 연구참여자를 제외시키는 것

위험을 최소화하기 위한 조치는 연구의 과학적 가치와 관련하여 경합하는 여러 가지 고려사항들 그리고 공정한 연구참여자의 선택과 균형이 신중하게 맞추어질 필요가 있다. 예를 들어, 임상시험 초기에 중요한 발견사항들 때문에 임상시험을 중단하는 결정은 임상적 실제(관행)를 이끌기에 적합한 연구용 중재에서 강력한 데이터를 수집해야 하는 필요성과 균형이 맞추어져야 한다.

연구자, 연구의뢰자, 연구윤리위원회는 각각의 연구용 중재와 연구절차의 위험이 일단 최소화되면, 중재가 개별 연구참여자에게 이익을 발생시킬 전망 그리고 연구의 사회적 · 과학적 가치와 관련하여 적절하게 균형이 맞추어졌다는 것을 보장해야만 한다. 잠재적이고 개인적인 이익을 발생시킬 전망이 있는 중재로 인한 위험이 받아들여질 수 있으려면, 그러한 위험이 개별 연구참여자에 대한 잠재적이고 개인적인 이익에 의해 상쇄될 수 있는 것이어야 하고, 중재의 위험-이익 양상이 최소한 이미 확립되어 있는 효과적인 대체 가능한 중재만큼 유리한 것이어야 한다. 임상시험에서 대조군에 속하는 연구참여자들은 이미 확립되어 있는 효과적인 중재를 제공받아야만 한다. 이 일반적인 규칙에 대한 예외는 **가이드라인 5-**임상시험에서 대조군의 선택에 제시되어 있다.

연구용 중재의 위험-이익 양상에 대한 판단 그리고 이를 이미 확립되어 있는 대체 가능한 중재의 위험-이익 양상과 비교하는 방법은 이용 가능한 증

거에 근거해야만 한다. 따라서 연구자와 연구의뢰자는 연구윤리위원회에 제출된 연구계획서와 그 밖의 문서에 연구의 위험과 잠재적이고 개인적인 이익을 평가하는 것과 관련된 이용 가능한 증거에 대해 포괄적이고 균형이 맞추어진 개요를 제공해야 하는 의무를 갖는다. 연구자와 연구의뢰자는 임상시험을 위한 연구계획서에 전임상연구의 결과, 해당되는 경우에는 인간을 대상으로 하는 연구용 중재의 초기단계 또는 예비실험의 결과를 명확하게 기술해야 한다. 또한 연구자와 연구의뢰자는 충돌하는 의견에 영향을 미칠 수 있는 잠재적인 이해상충(conflicts of interests, 이해충돌)을 포함하여, 예견 가능한 위험과 잠재적이고 개인적인 이익에 대한 불일치(disagreement)뿐만 아니라 이용 가능한 데이터의 한계를 문서에 기록해야만 하고, 이를 연구윤리위원회에 보내야만 한다. 연구자는 임상시험용 의약품(investigational agent)이 유익한 위험–이익 비율을 가지고 있다는 것과 임상시험용 의약품의 위험–이익 양상이 적어도 이미 확립되어 있는 대안의 위험–이익 양상만큼 이로울 것이라는 자신의 판단을 뒷받침할 수 있는 이용 가능한 근거에 대한 신뢰할 수 있는 해석을 제공해야 한다. 그러나 연구용 중재의 위험과 잠재적이고 개인적인 이익은 대규모 임상시험이 수행되기 전에 예측되기 어려울 수 있다. 이는 연구자, 연구의뢰자, 연구윤리위원회가 상당한 불확실성이 있는 상황에서 그러한 중재의 위험–이익 양상을 판단할 필요가 있을 수 있음을 의미한다.

마지막으로, 연구자, 연구의뢰자, 연구윤리위원회는 연구에서 모든 연구용 중재나 연구절차의 총 위험이 받아들여질 수 있다는 것을 보장해야만 한다. 예를 들어, 연구는 각각 제한된 위험을 초래하는 수많은 중재나 절차를 포함할 수 있으나, 결국 이러한 위험은 연구의 사회적 · 과학적 가치와 관련하여 받아들여질 수 없는 전반적으로 상당한 수준의 위험이 될 수 있다. 이러한 가능성을 예방하기 위해 연구자, 연구의뢰자, 연구윤리위원회는 주어진 연구의 위험과 잠재적이고 개인적인 이익에 대한 전반적인 판단을 통해 위험–이익 평가를 완료해야만 한다.

최소위험의 기준 The minimal-risk standard

최소위험의 기준(minimal-risk standard)은 종종 발생할 것으로 예상되는 해(harms)의 가능성(probability)과 정도(magnitude)를 일상생활이나 통상적으로 이루어지는 신체적 혹은 정신적인 측면에 대한 검사가 이루어지는 동안 일상적으로 맞닥뜨리는 해의 가능성과 정도와 비교함으로써 정의된다. 이러한 비교의 목적은 삶의 다른 영역에서의 활동에 따른 위험에서 유추하여 받아들여질 수 있는 연구 위험의 수준을 결정하는 데에 있다. 삶의 다른 영역에서의 활동에 따른 위험이 연구대상이 되는 인구집단에게 받아들여질 수 있다고 여겨지고, 그 활동이 연구에 참여하는 것과 상대적으로 유사하다면, 그 활동에 따른 위험과 동일한 수준의 위험은 연구의 맥락에서 받아들여질 수 있다고 여겨져야 한다. 이러한 비교는 전형적으로 심각한 해의 위험이 거의 없고 일반적인 이상사례(adverse events)와 관련된 잠재적인 해가 적을 때 연구 위험이 최소위험이라는 것을 의미한다.

그러나 이러한 위험을 비교함에 있어 한 가지 어려움은 만약 서로 다른 인구집단이라면 일상생활에서나 통상적인 임상검사에서의 위험에 있어 큰 차이를 경험할 수 있다는 것이다. 이러한 배경위험(background risk)의 차이는 건강, 부유함, 사회적 지위, 건강과 관련한 사회적 결정요인에 있어서의 불평등에서 기인할 수 있다. 따라서 연구윤리위원회는 연구참여자나 연구참여자의 집단이 단지 그들이 가난하고 불이익을 당한 집단의 구성원이기 때문에 또는 그들의 환경이 그들의 일상적인 삶에서 더 큰 위험에 노출시키기 때문에(예를 들어, 열악한 도로 안전) 연구에서 더 큰 위험에 노출되는 것을 허용하는 방식으로 위험을 비교하지 않도록 주의해야만 한다. 그리고 연구윤리위원회는 통상적으로 위험한 치료나 진단적 절차를 겪는 환자들(예를 들어, 암환자들)이라는 인구집단에게 더 큰 연구 위험을 허용하지 않는 일도 경계해야만 한다. 오히려 연구에서의 위험은 평균적이고 일반적이며 건강한 개인이 일상생활에서나 통상적인 검사가 이루어지는 동안 경험하는 위험과 비교되어야만 한다. 그리고 위험에 대한 비교는 받아들여질 수 없는 위험을 초래하는 활동임에도 불구하고 사람들이 그로부터 얻을 수 있는 이익 때문에 참여하기로 선택하는 활동(예를 들어, 일부 스포츠 활동은 명확하게 높은 위험의 해를 포함하고 있기 때문에 간담을 서늘하게 하거나 마음을 졸이게 하는 느낌이 있다)에 대해 이루어져서는 안 된다.

연구절차의 위험성이 미미하다고 판단되는 경우, 특정 집단의 구성원을 대상으로 하는 모든 연구에는 일반적으로 요구되는 보호조치 외에 별도의 특별한 보호조치가 요구되지 않는다.

최소위험보다 사소하게 증가된 위험 Minor increase above minimal risk

최소위험을 넘는 "사소한 증가(minor increase)"에 대한 정확한 정의는 없지만, 위험에 있어 증가는 오직 최소위험의 한계점(threshold)을 약간 넘는 것이어야 하고, 합리적인 사람에 의해 받아들여질 수 있는 것으로 여겨져야 한다. 최소위험보다 사소하게 증가된 위험(minor increase above minimal risk, 최소위험을 약간 넘는 위험)에 대한 판단에 있어 맥락(context)에 주의를 기울여야 하는 것은 필수적이다. 따라서 연구윤리위원회는 심의 중인 연구의 특정 측면에 비추어 최소위험보다 사소하게 증가된 위험의 의미를 결정할 필요가 있다.

집단에 대한 위험 Risks to groups

연구의 사회적 · 과학적 가치를 달성하기 위해서는 연구결과가 공개되어야만 한다(**가이드라인 24**-건강 관련 연구에 대한 공적 책임 참고). 그러나 특정 분야(예를 들어, 역학, 유전학, 사회학)의 연구결과는 지역사회, 사회, 가족 또는 인종적으로나 민족적으로 정의된 집단의 이익에 위험을 초래할 수 있다. 예를 들어, 연구결과는 "그것이 옳건 그르건 간에" 한 집단이 알코올중독, 정신병, 성병에 대해 평균보다 높은 발병률을 가지고 있다거나 그 집단이 특정 유전질환에 특히 민감하다는 것을 나타낼 수 있다. 따라서 연구결과는 한 집단을 낙인찍거나 그 집단의 구성원들을 차별에 노출시킬 수 있다. 그러한 연구를 수행하기 위한 계획은 이러한 우려점들에 민감해야 하고, 특히 연구가 진행되는 동안과 연구가 끝난 후에도 비밀(confidentiality)을 유지하고 모든 관련자의 이익을 존중하는 방식으로 결과 데이터를 출판하여 연구의 대상이 된 집단에 대한 위험을 최소화해야 한다.

마찬가지로, 연구를 수행하는 것이 해당 지역사회에 보건의료를 제공하는 것을 방해하거나 간섭할 수 있고, 이로 인해 해당 지역사회에 위험을 초래할 수 있다. 따라서 연구윤리위원회는 연구의 위험과 잠재적이고 개인적인 이익을 평가하는 것의 일부로서, 영향을 받을 수 있는 모든 사람들의 이익이 충분하게 고려된다는 것을 보장해야만 한다. 예를 들어, 연구자와 연구의뢰자는 연구로 인한 모든 피해를 보상하는 차원에서 해당 지역의 보건기반시설(health infrastructure)에 기여할 수 있다.

연구가 그 대상이 되는 인구집단에 대해 나타내는 위험 및 잠재력을 평가할 때, 연구윤리위원회는 연구가 진행되지 않거나 연구결과가 게시되지 않아 발생할 수 있는 잠재적인 해를 고려해야 한다.

연구자에 대한 위험 Risks to researchers

연구참여자 외에도 연구자 자신도 연구활동으로 인해 초래되는 위험에 노출될 수 있다. 예를 들어, 방사선을 포함하는 연구에서는 연구자가 위험에 노출될 수 있고, 감염성 질환에 대한 연구는 인체유래물 샘플(samples)을 취급하는 실험실 직원에게 위험을 초래할 수도 있다. 연구의뢰자는 연구자에 대한 위험을 신중하게 평가하고 최소화해야 하고, 연구자와 그 밖의 직원에게 연구를 수행하는 것의 위험을 명시하고 설명해야 하며, 연구팀의 구성원이 연구를 수행한 결과로서 해를 입은 경우에는 적절한 보상을 제공해야 한다.

Part 5

대조군에게 위약을 사용해도 되는가?

시험군과 다른 조건에 놓이는 대조군에 대한 위험의 최소화

이 글에 포함되어 있는 내용 중 일부는 2019년 9월 27일에 개최된 대한기관윤리심의기구협의회(KAIRB) 17th Annual Meeting 비의학계위원 Session에서 "위약 포함 임상시험 및 속임연구에서 역할과 중요성"이라는 제목의 강의를 통해 이미 발표된 바 있음을 밝힙니다.

서로 다른 조건을 가지고 있는 사람을 비교해봄으로써 어떤 정보를 찾아내거나 사실을 확인하고자 하는 많은 수의 연구는 연구참여자를 시험군과 대조군에 나누어 배정하고 각각의 군에 속한 사람들에게 서로 다른 조치를 취한 후 그 차이를 확인한다. 특히, 임상시험의 경우 새로 개발하고자 하는 의약품이 이미 시판 중인 의약품만큼 또는 그보다 더 안전하고 유효한 것인지를 알아보기 위해 시험군과 대조군을 필요로 하기도 하고, 새로 개발하고자 하는 의약품을 사용하는 것이 아무 것도 사용하지 않는 경우보다 나은지를 알아보기 위해 시험군과 대조군을 필요로 하기도 한다. 또한 새로 개발하고자 하는 의약품을 추가로 사용하는 것이 그렇지 않은 경우보다 나은지를 알아보기 위해 시험군과 대조군을 필요로 하기도 한다. 이에 보통 시험군은 새로 개발하고자 하는 의약품을 시험약으로 사용하게 되고, 대조군은 이미 시판 중인 의약품이나 위약을 대조약으로 사용하게 된다.

임상시험에서 사용되는 위약(placebo)은 이것이 사용되는 사람에게 심리적인 효과를 얻도록 하려고 주는 가짜 약을 말한다. 대조약으로 위약이 필요한 이유는 시험군과 대조군을 비교하기 위해 서로 다른 조치를 취함에 있어 시험약과 대조약 중 어떤 임상시험용 의약품이 누구에게 사용되는지를 임상시험에 참여하는 사람이 알 수 없게 해야 하기 때문이다. 만약 임상시험에 참여하여 대조군에 속하게 되어 사실상 아무런 조치가 취해지지 않는 상황에 놓이게 되는 사람이 그렇다는 사실을 알게 되면 임상시험 참여를 그만두고자 할 수 있는데, 그렇게 되면 비교가 불가능한 상황이 발생할 수 있다. 물론 그렇다는 사실을 알고도 계속 참여할 수 있는데, 그렇게 되면 위약효과(placebo effect)를 완전히 배제할 수 없어 문제가 될 수 있다. 따라서 연구방법론적으로 어쩔 수 없이 속임과 거짓이 반드시 포함되어야만 연구목적을 달성하여 제대로 된 연구결과를 도출해낼 수 있는 경우에 위약이 불가피하게 사용되어야 할 수 있다.

그러나 문제는 위약의 사용이 일종의 속임과 거짓이라는 점에 있다. 더욱이 환자를 대상으로 하는 임상시험이라면 위약의 사용은 환자의 치료나 보호 관점에서 문제가 있는 일로 지적될 수밖에 없다. 그러므로 위약의 사용을 비롯하여 속임과 거짓이 관계되는 연구가 허용될 수 있으려면 이를 정당화할 수 있는 조건이 갖추어져야 한다. 일단, 이러한 연구방법을 사용하지 않는 다른 연구방법은 연구목적을 달성하기에 충분하지 않거나 부적절해야 하고, 이러한 연구로부터 중요한 발전이 있을 만한 결과가 도출될 수 있을 것으로 기대 가능해야 한다. 이보다 더 중요한 것은 연구에 참여하는 사람에 대한 보호이다. 그러므로 연구에 참여하여 속임과 거짓에 노출되는 사람이 이로인해 겪게 될 위험은 최소위험을 넘지 않아야 하고, 만약 정보가 공개되는 경우 합리적인 사람이라면 연구참여를 거절할 것으로 보인다면 그 정보는 감추어지지 않아야 한다. 그리고 가능하다면 연구에 참여한 사람이 추후 속임과 거짓에 대한 정보를 포함하여 연구에 대한 모든 정보를 제공받을 수 있어야 하고, 자신이 속임과 거짓에 노출됨으로 인해 획득된 정보와 자료가 연구를 위해 사용되도록 할 것인지 아니면 거절할 것인지를 선택할 수 있는 기회를 제공받을 수 있어야 한다.

〈헬싱키선언〉에는 새로운 시술의 이익, 위험, 부담 및 효과는 입증된 최선의 시술의 이익과 위험, 부담, 효과와 비교하여 검증해야 한다고 되어있다. 그러나 이와 동시에, 입증된 시술이 없는 경우에는 위약을 사용하는 것이 허용될 수 있다고 되어있다. 입증된 시술이 없는 상태에서 연구가 수행되면 위약을 사용하는 대조군에 속하게 되는 사람은 임상시험에 참여하지 않는 것과 사실상 동일한 상황에 놓이게 된다. 그렇기 때문에 임상시험 참여에 따른 이익에 대한 기대를 하지 못하게 되기는 하나 위험에 대한 우려도 하지 않아도 된다. 그러므로 임상시험이 시험군과 대조군을 두는 것으로 설계되어 있고 대조군에 속하게 되면, 위약이 사용된다는 정보를 임상시험에 참여하는 사람이 동의 과정에서 제공받아 알고 참여하는 경우에는 대조군에 대한 위약 사용이 문제되지 않을 수 있다.

설득력 있고 과학적으로 타당한 방법론적 이유로 위약을 사용하는 것이 시술의 효능과 안전성을 결정하는데 필요하며, 위약을 받는 환자가 입증된 최선의 시술을 받지 않은 결과로 중대하거나 돌이킬 수 없는 위해를 입을 추가적인 위험이 없는 경우에도 위약을 사용하는 것이 허용될 수 있다고 되어있다. 이미 입증된 시술이 있어 시험군과 대조군 모두에게 적용되는 상태에서 추가되는 의약품의 안전성과 유효성을 확인해보고자 연구가 수행되면 위약을 사용하는 대조군에 속하게 되는 사람 역시 임상시험에 참여하지 않는 것과 사실상 동일한 상황에 놓이게 된다. 그러므로 이러한 경우에도 임상시험이 시험군과 대조군을 두는 것으로 설계되어 있고, 임상시험에 참여하는 사람이 동의 과정에서 대조군에 속하게 되면 위약이 사용된다는 정보를 제공받아 알고 참여하는 경우에는 대조군에 대한 위약 사용이 문제되지 않을 수 있다.

문제가 될 수 있는 경우는 이미 입증된 시술이 있음에도 불구하고 시험군과 대조군 모두에게 이를 적용하지 않는 상태에서 시험군에게는 안전성과 유효성을 확인해보고자 하는 의약품을 사용하지만 대조군에게는 위약을 사용하면서 연구를 수행하고자 하는 경우이다. 시험군에 속하게 되는 경우 시험약이라도 사용하게 되지만 대조군에 속하게 되면 사실상 아무런 조치가 취해지지 않아 임상시험에 참여하지 않는 것보다 오히려 더 못한 상황에 처할 수 있다는 점이 우려되기 때문이다. 하지만 이미 입증된 시술이 경제적인 이유 등으로 인해 현실적으로 사용 불가능한 상황이거나 아니면 부작용과 같은 문제점이 심각한 경우에 있어서는 위약을 사용한 연구가 필요하고 타당할 수 있다. 이러한 경우라면 대조군에 속하게 되는 사람에게 최소위험을 약간 넘는 일시적이고 가역적인 위험이 초래될 수 있는 가능성이 있으나 효과적인 완화절차의 사용 등을 통해 위험이 최소화되거나 회복될 수 있는 경우에 한하여 예외적으로 위약 사용이 인정될 수 있어야 한다.

프리드만(Freedman B.)은 “Placebo-controlled trials and the logic of clinical purpose(1990, 『IRB: Ethics & Human Research』, Vol.12, No.6)”라는 논문을 통해 표준치료가 전혀 존재하지 않는 경우, 표준치료가 위약보다 별로 나을게 없다고 보여지는 경우, 표준치료가 위약을 사용하는 것인 경우, 표준치료의 최종적인 치료적 이익으로 여겨지는 것에 대해 의심의 여지가 있는 새로운 증거가 있어서 표준치료에 대한 의문이 제기되고 있는 경우, 검증된 최적의 치료가 있지만 환자가 비용 상의 제약 때문이든 다른 이유 때문이든, 자유롭게 이용 가능하지 않은 경우에 있어서는 위약 사용이 예외적으로 허용된다고 의견을 제시한 바 있다.

이매뉴얼(Emanuel E. J.)과 밀러(Miller F. G.)는 “The Ethics of Placebo-Controlled Trials - A Middle Ground(2001, 『The New England Journal of Medicine』, Vol.345, No.12)”라는 논문을 통해 위약을 사용하여 임상시험을 하려면 그래야 하는 방법론적 이유가 있어야 하는데, 이에 있어 건실한 과학적 근거의 예로는 위약에 대한 반응률이 높은 경우, 기존의 치료방법이 부분적으로만 효과가 있거나 매우 심각한 부작용이 있는 경우 등을 들었다. 그리고 연구의 위험이 평가되어야 하는데, 위약을 사용하는 대조군에 속하는 사람이 시험군에 속하는 사람과 비교할 때 사망할 가능성이 실질적으로 높지 않아야 하고, 돌이킬 수 없는 병적 상태에 이르거나 장애를 가지거나 그 외의 해악을 겪게 되어서는 안 되며, 가역적이더라도 중대한 해악은 겪어서는 안 될 뿐만 아니라, 극심한 불편을 경험해서도 안 된다고 한 바 있다.

「생명윤리법」에는 인간대상연구에 있어 여러 군을 두어 수행하는 연구나 속임이나 거짓이 관계되는 연구와 관련한 기준을 직접적으로 제시하고 있는 규정이 포함되어 있지 않다. 하지만 기관생명윤리위원회가 연구계획서의 윤리적 · 과학적 타당성에 대해 심의하도록 규정되어 있으므로 이 과정에서 여러 군을 두어 수행하는 것이나 속임 혹은 거짓이 관계되는 것의 적절성이 확인될 것이고, 기관생명윤리위원회가 수행 중인 연구의 진행과정 및 결과를 조사 · 감독하도록 규정되어 있으므로 이를 통해 실제로 연구대상자 보호에 문제가 없었는지 여부가 확인될 수 있을 것이다.

임상시험에 있어서는 관련 규정 상에도 시험군과 대조군을 두는 일이나 대조약으로 위약을 사용하는 일에 대한 언급 정도만 있을 뿐 이에 관련한 기준을 직접적으로 제시하고 있는 규정이 포함되어 있지는 않다. 하지만 식품의약품안전처장의 승인과 임상시험심사위원회의 승인을 받기 위해 제출되어야 하는 서류 중 가장 핵심적인 것인 의약품 임상시험계획서에 시험설계의 내용으로 시험군과 대조군에 관한 사항과 임상시험용 의약품의 정보는 반드시 포함되어야 하는 것으로 정해져 있다. 그리고 시험군 또는 대조군을 추가하는 임상시험계획의 변경은 식품의약품안전처장에게 보고해도 되지만, 시험설계의 변경으로서 시험군 또는 대조군이 제외되는 일이 임상시험에 참여하는 사람의 안전에 중대한 영향을 미치는 경우에는 사전에 식품의약품안전처장으로부터 임상시험계획의 변경승인을 받아야 하는 것으로 정해져 있다. 즉, 시험군과 대조군을 두어 수행하는 것이 타당한지, 이들 각 군에 속하게 되는 사람에게 어떤 임상시험용 의약품이 사용되는지에 대해 식품의약품안전처와 임상시험심사위원회가 검토하여 타당성을 확인함으로써 임상시험에 참여하는 사람이 보호될 수 있는지 확인되도록 하고 있는 것이다.

임상시험용 의약품에 관한 정보 및 시험군 또는 대조군에 무작위배정될 확률은 동의를 받는 과정에서 임상시험에 참여하는 사람이나 그 대리인에게 제공되는 정보, 동의서 서식, 설명서, 그 밖의 문서화된 정보에 반드시 포함되어야만 하는 것으로 정해져 있다. 그러므로 대조군에게 위약이 사용되는 임상시험이라면 이에 참여하는 사람이 관련 정보를 반드시 확인한 후 임상시험 참여 여부를 결정할 수 있도록 하고 있다.

국제의과학기구협의회(CIOMS)의 2016년 〈건강 관련 인간대상연구에 대한 국제윤리가이드라인〉 중 **가이드라인 5**의 제목은 "임상시험에서 대조군의 선택"이다. 이 가이드라인에서는 대조군에 대한 보호와 위약 사용 시 고려사항에 대해 제시하고 있다. 그리고 **가이드라인 5**의 논평에는 대조군을 두는 임상시험에 있어서의 일반적인 고려사항 외에, 이미 확립되어 있는 효과적인 중재, 위약, 위약 대조, 설득력 있는 과학적인 이유, 연구참여자에 대한 위험의 최소화, 위약을 받는 것의 최소위험, 최소위험보다 사소하게 증가된 위험, 이미 확립되어 있는 효과적인 중재가 경제적인 이유에서나 물류 측면에서 이용 가능하지 않은 저자원 상황에서의 위약 대조, 치료임상시험의 비교효과와 표준에 대한 내용이 포함되어 있다.

가이드라인

5

임상시험에서 대조군의 선택

CHOICE OF CONTROL IN CLINICAL TRIALS

일반적인 규칙으로, 연구윤리위원회는 진단적 · 치료적 · 예방적 중재를 하는 임상시험에서 대조군에 속한 연구참여자들이 이미 확립되어 있는 효과적인 중재를 받는다는 것을 보장해야만 한다.

위약(placebo)은 연구 중인 상태(condition)에 대해 이미 확립되어 있는 효과적인 중재가 없거나 위약이 이미 확립되어 있는 효과적인 중재에 추가될 때 대조약으로 사용될 수 있다.

이미 확립되어 있는 효과적인 중재가 있는 경우, 위약은 오직 다음의 경우에만 연구참여자에게 이미 확립되어 있는 효과적인 중재를 제공하지 않으면서 대조약으로 사용될 수 있다.

- 위약을 사용하는 것에 대한 설득력 있는 과학적인 이유가 있다.
- 이미 확립되어 있는 효과적인 중재의 사용을 지연시키거나 보류하는 것이 연구참여자에게 최소위험보다 사소하게 증가된 위험(a minor increase above minimal risk, 최소위험을 약간 넘는 위험)을 넘지 않는 위험만 초래하고, 효과적인 완화절차(mitigation procedures)의 사용을 통해 위험이 최소화된다.

다른 연구용 중재와 연구절차의 위험과 이익은 **가이드라인 4**-연구의 잠재적이고 개인적인 이익과 위험에 제시되어 있는 기준에 따라 평가되어야 한다.

가이드라인 5에 대한 논평 Commentary on Guideline 5

대조임상시험에 대한 일반적인 고려사항
General considerations for controlled clinical trials

대조임상시험(controlled clinical trials, 비교임상시험)의 수행은 연구용 중재의 상대적 장점을 테스트하기 위해 방법론적으로 필수적이다. 연구자는 대조임상시험에서 타당한 결과를 얻기 위해 임상시험의 시험군(또는 시험군들)에 배정된 연구참여자들에게 사용되는 연구용 중재의 효과를 동일한 인구집단에서 모집된 사람들에게 사용되는 대조적 중재의 효과와 비교해보아야만 한다. 무작위배정(randomization)은 대조임상시험의 군들(시험군과 대조군)에 연구참여자를 배정하기 위해 선호되는 방법이다. 무작위배정을 통해 연구참여자를 처치군들(treatment arms, 시험군과 대조군)에 배정하는 것은 연구결과에 영향을 미칠 수 있는 요인들에 대해 비교 가능한 연구집단을 생성하는 경향이 있다. 그리고 연구참여자 배정에 있어 연구자의 편견을 제거하고, 연구결과가 관리된 중재의 효과를 반영하면서 관계 없는 요인들의 영향은 반영하지 않았음을 보장하는 것을 돕는다.

임상시험에서 대조군에게 위약을 사용하는 것은 연구가 과학적으로 건실해야 한다는 요구와 연구참여자의 건강과 복지를 보호할 의무 사이에서 갈등을 일으킬 잠재성이 있다. 일반적으로 연구는 연구참여자들에 대해 이미 확립되어 있는 효과적인 중재의 사용을 지연시키거나 보류하지 않고, 정확하고 과학적인 정보를 생성하도록 설계되어야만 한다. 연구자와 연구의뢰자는 이러한 중재의 사용을 보류하는 것이 방법론적으로 필수적이고, 중재의 보류로 인해 연구참여자들이 최소위험보다 사소하게 증가된 위험에 노출되는 경우에만 이 규칙을 벗어날 수 있다.

종종 평범한 무작위배정 대조임상시험이 가장 표준적인 것으로 여겨지지만, 반응-적응적 임상시험 설계(response-adaptive trial designs), 관찰연구, 역사적 비교와 같은 다른 연구설계도 타당한 연구결과를 산출할 수 있다. 연구자와 연구의뢰자는 무작위배정 대조임상시험을 대체할 수 있는 다른 연구설계를 통해 연구질문(research question)에 대한 답을 찾을 수 있는지의 여부와 대체 가능한 연구설계의 위험-이익 양상(risk-benefit profile)이 기존의 무작위배정 대조임상시험과 비교할 때 더 유리한지를 신중하게 고려해야만 한다.

이미 확립되어 있는 효과적인 중재 Established effective intervention

연구 중인 상태에 대해 이미 확립되어 있는 효과적인 중재가 의학적이고 전문적인 표준치료방법의 일부인 경우가 있다. 전문적인 표준치료방법은 이에 국한되지 않고, 주어진 상태를 치료, 진단, 예방하기 위해 가장 잘 입증된 중재를 포함한다. 또한 전문적인 표준치료방법은 이용 가능한 대체방법과 비교할 때 최상일 수는 없을지라도 합리적인 선택지로 전문적으로 인정되는 중재를 포함한다(예를 들어, 치료 가이드라인에 입증되어 있는 중재).

그러나 이미 확립되어 있는 효과적인 중재가 추가적인 테스트를 요구할 수 있다. 특히 이러한 중재의 장점에 대한 의료전문가의 의견과 그 밖의 지식이 있는 사람들의 의견이 합리적으로 불일치할 때 그러할 수 있다. 이러한 경우, 특히 중재나 절차의 유효성이 엄격한 임상시험을 통해 결정되지 않았다면, 이러한 유효성을 결정하기 위한 임상시험의 수행이 보장되어야 할 것이다. 또한 임상시험은 치료의 위험-이익 양상이 명확하게 유리하지 않은 경우이면서 환자가 그 상태에 대한 일반적인 중재를 합리적으로 포기할 수 있는 경우(예를 들어, 소아의 중이염에 대한 항생제 치료 또는 관절경 무릎 수술)에 유용할 수 있다. 여러 가지의 치료 선택지(treatment options)가 있지만 어느 치료법이 어떤 사람에게 가장 적합한지 알려지지 않은 경우, 비교효과

연구(comparative effectiveness research)는 특정한 집단에 대한 중재나 절차의 효과를 결정하는 데 도움을 줄 수 있다. 비교효과연구가 이 가이드라인에 제시된 조건을 충족하는 경우, 이미 확립되어 있는 효과적인 중재를 위약과 비교하여 테스트하는 것을 포함할 수 있다.

어떤 사람들은 이미 확립되어 있는 효과적인 중재의 사용을 보류하거나 철회하는 것이 연구자에게 절대로 받아들여질 수 없다고 주장한다. 그러나 다른 사람들은 이미 확립되어 있는 효과적인 중재의 사용을 보류하는 것에 따른 위험이 받아들여질 수 있고, 이러한 보류의 결과가 해석될 수 있고 타당하다는 것을 보장하기 위해 보류가 필요하다면, 보류가 받아들여질 수 있다고 주장한다. 그러한 경우에는 열등한 것으로 알려진 중재를 사용하는 것, 위약을 사용하는 것(다음의 내용 참고), 중재를 하지 않는 것이 이미 확립되어 있는 효과적인 중재의 사용을 대체할 수 있다. 이 가이드라인은 이러한 쟁점에 대해 중간 입장을 취하고 있다. 선호되는 선택은 잠재적인 새로운 중재를 이미 확립되어 있는 효과적인 중재와 비교하여 테스트하는 것이다. 연구자가 이러한 선택지에서 벗어나는 제안을 한다면, 연구자는 설득력 있는 방법론적 정당성과 이미 확립되어 있는 효과적인 중재의 사용을 보류하거나 지연시킴으로 인한 위험이 최소위험보다 사소하게 증가된 위험(minor increase above minimal risk, 최소위험을 약간 넘는 위험)보다 더 크지 않다는 증거를 제시해야 한다.

또한 위약 사용에 있어 이러한 원칙은 치료를 받지 않는 대조군이나 이미 확립되어 있는 효과적인 치료보다 열등한 것으로 알려진 치료를 받는 대조군의 사용에 적용된다. 치료를 제공하지 않거나(그리고 위약도 사용하지 않음) 이미 확립되어 있는 효과적인 치료보다 열등한 것으로 알려진 치료를 제공하는 것과 관련하여 연구자, 연구의뢰자, 연구윤리위원회는 그로 인한 위험을, 이미 확립되어 있는 치료를 제공하는 것에 따른 위험뿐만 아니라 이에 따른 잠재적이고 개인적인 이익과도 비교하여 평가해야 한다. 그리고 이 가이드라인에 있는 위약 사용에 대한 기준을 적용해야 한다. 요컨대, 이미 확립되어 있는 효과적인 중재가 존재하는데 이 중재가 보류되거나 보다 열등한 중재로 대체되는 것은 이에 대해 설득력 있는 과학적 이유가 있고, 이로 인해 연구참여자에게 발생 가능한 위험이 최소위험보다 사소하게 증가된 위험을 넘지 않을 것이며, 연구참여자에 대한 위험이 최소화되는 경우에만 허용될 수 있다.

위약 Placebo

불활성물질(inert substance) 또는 가짜절차(sham procedure, 허위절차)는 연구참여자 및 일반적으로 연구자 자신이 연구참여자 중 누가 활성중재(active intervention)를 받고 누가 비활성중재(inactive intervention)를 받는지 알 수 없도록 하기 위해 연구참여자에게 제공된다. 위약 중재(placebo interventions)는 연구용 약물이나 연구용 중재의 임상적 효과를 분리시키는 것을 목적으로 사용되는 방법론적 도구이다. 이것은 시험군이 활성물질을 받았고 대조군이 비활성물질을 받았다는 것을 제외하고, 연구자가 시험군에 속한 연구참여자와 대조군에 속한 연구참여자를 정확하고 동일한 방식으로 치료할 수 있게 해준다. 위약 중재 자체로 인한 위험은 전형적으로 매우 낮거나 존재하지 않는다(예를 들어, 불활성물질의 섭취).

수술과 마취 같은 일부 분야에서는, 중재의 효과를 테스트하기 위해 가짜중재(sham interventions, 허위중재)의 사용을 요구할 수 있다. 예를 들어, 수술 시험의 활성군에 속하는 연구참여자는 무릎에 관절경 수술을 받고, 반면 대조군에 속하는 연구참여자는 단지 경미한 피부 절개만 받을 수 있다. 또 다른 경우로, 활성군과 대조군에 속하는 연구참여자 모두에 대해 동맥에 카테터(catheter)를 삽입하는 것과 같은 침습적인 절차가 이루어질 수 있다. 그러나 활성군에 속한 연구참여자의 심장에는 카테터가 끼워지지만, 대조군에 속한 연구참여자의 심장에는 카테터가 끼워지지 않는다. 가짜절차로 인한 위험은 상당할 수 있으므로(예를 들어, 전신마취 하에 수술 절개) 연구윤리위원회에 의해 신중하게 고려되어야만 한다.

위약 대조 Placebo controls

이미 확립되어 있는 효과적인 중재가 없는 경우, 일반적으로 위약을 사용하는 것에 대해서는 논쟁의 여지가 없다. 일반적인 규칙으로서 연구 중인 상태에 대해 이미 확립되어 있는 효과적인 중재가 있을 때, 연구참여자는 임상시험 내에서 그 중재를 받아야만 한다. 이러한 일반적인 규칙이 모든 연구참여자가 이미 확립되어 있는 효과적인 중재를 받으면서 이에 추가로 연구용 중재나 위약에 무작위배정된 상태에서 잠재적인 새로운 중재(연구용 중재)의 효과를 위약과 비교하는 것을 못하게 막지는 않는다. 이러한 추가설계(add-on designs)는 모든 연구참여자가 이미 확립되어 있는 효과적인 치료를 받으면서 위약이나 연구용 중재에 무작위배정되는 종양학연구에서 흔히 볼 수 있다.

대안으로, 임상시험용 의약품에 비해 이미 확립되어 있는 효과적인 중재가 우수하다는 것에 대해 신뢰할 수 있는 불확실성이 있을 때[이는 '임상적 등가상태(clinical equipoise)'라고 알려져 있다], 이미 확립되어 있는 효과적인 중재와 연구용 물질(임상시험용 의약품)의 효과를 직접적으로 비교하는 것이 허용될 수 있다. 이 경우, 연구설계는 연구참여자가 그들의 보건요구(health needs)에 대해 효과적인 대응이 될 수 있다고 믿어지는 치료나 예방을 박탈당하지 않도록 보장함으로써 연구참여자의 복지를 보호한다.

마지막으로, 이미 확립되어 있는 효과적인 중재가 특정한 지역적인 맥락에서 안전하고 효과적인 것으로 알려져 있지 않은 경우에 위약을 사용하는 것에 대해서도 일반적으로 논쟁의 여지가 없다. 예를 들어, 바이러스에는 종종 지리학적으로 다양하게 발생하는 여러 변종들(strains)이 있다. 이미 확립되어 있는 백신은 특정 변종에 대해 안전하고 효과적일 수 있지만, 다른 지리학적 맥락에서는 다른 변종에 대한 백신의 효과에 대해 신뢰할 수 있는 불확실성이 있을 수 있다. 이러한 상황에서 이미 확립되어 있는 백신은 지역적인 맥락에서 효과적인지의 여부가 불확실하기 때문에 위약 대조군을 사용하는 것이 받아들여질 수 있다.

설득력 있는 과학적인 이유 Compelling scientific reasons

위약 대조(placebo controls)에 대한 설득력 있는 과학적 이유는 임상시험에서 위약 대조군 없이 효과 없는 중재와 효과 있는 중재를 구분할 수 없을 때 [때로는 이를 '분석 민감도(assay sensitivity)'라고 한다] 존재한다. "설득력 있는 과학적인 이유"의 예는 다음과 같은 것들을 포함한다. 이미 확립되어 있는 효과적인 중재에 대한 임상적 반응이 매우 다양하거나, 상태의 증상이 변동하고 자발적 회복(spontaneous remission)의 비율이 높다거나, 또는 연구 중인 상태가 위약에 대해 높은 반응을 나타내는 것으로 알려져 있다는 것. 이러한 상황에서 건강상태는 자체적으로 개선될 수 있거나(자발적 회복) 관찰된 임상적 반응이 위약 효과로 인한 것일 수 있기 때문에, 위약 대조 없이 연구용 중재가 효과적인지의 여부를 결정하는 것이 어려울 수 있다.

어떤 경우에는 이미 확립되어 있는 효과적인 중재가 이용 가능하지만, 이러한 중재에 대한 기존의 데이터는 해당 지역의 보건의료 실제(관행)와는 실질적으로 다른 조건(예를 들어, 약물에 대한 다른 투여 경로) 하에서 얻어진 것일 수 있다. 이러한 상황에서 위약-대조임상시험(placebo-controlled trial)이 **가이드라인 2-**저자원 상황에서 수행되는 연구에 제시되어 있는 대로 해당 지역의 보건요구에 대응하는 것이고, 이 가이드라인에 있는 그 밖의 모든 요구사항이 충족되는 한, 위약-대조임상시험은 중재를 평가하는 최선의 방법이 될 수 있다.

연구자가 위약의 사용을 정당화할 수 있는 설득력 있는 과학적인 이유를 제시할 때, 만약 연구윤리위원회 위원들 가운데 위약 사용에 대한 전문성이 있지 않다면, 연구윤리위원회는 전문가에게서 대조군에 대해 이미 확립되어 있는 효과적인 중재를 사용하는 것이 연구의 결과를 입증하지 못하게 만들 것인지 여부에 대해 조언을 구해야 한다.

연구참여자에 대한 위험의 최소화 Minimizing risks to participants

위약이 이 가이드라인에 있는 조건들 중 하나에 의해 정당화될지라도, 위약인 대조약을 받을 때 발생할 수 있는 해로운 영향은 연구용 중재의 위험을 최소화하기 위한 일반적인 요구사항에 따라 최소화되어야만 한다(**가이드라인 4**-연구의 잠재적이고 개인적인 이익과 위험 참고). 다음과 같은 조건들이 위약-대조임상시험에 적용된다.

첫 번째, 연구자는 연구의 과학적 목표 달성과 조화를 이루면서 가능한한 최단시간으로 위약의 사용기간을 줄여야만 한다. 위약군에 대한 위험은 필요 시 위약 대신 활성치료(active treatment)[이를 '구제치료(escape treatment)'라 한다]로의 변경을 허용함으로써 더 줄어들 수 있다. 연구계획서에는 연구참여자가 활성치료를 제공받아야 하는 기준점(threshold)이 설정되어 있어야 한다.

두 번째, **가이드라인 4**의 논평에서 논의된 바와 같이, 연구자는 임상시험이 진행되는 동안 연구 데이터의 안전 모니터링(safety monitoring)을 제공함으로써 위약-대조임상시험의 해로운 영향을 최소화해야만 한다.

위약을 받는 것의 최소위험 Minimal risks of receiving placebo

가이드라인 4-연구의 잠재적이고 개인적인 이익과 위험에 서술되어 있는 것처럼, 심각한 해(harm)의 위험이 거의 없고 보다 일반적인 이상사례(adverse events)와 관련된 잠재적인 해가 적을 때, 위약 투여에 따른 위험은 미미하다고 간주된다. 예를 들어, 연구용 중재가 건강한 사람의 감기나 탈모와 같은 비교적 사소한 조건을 겨냥할 때, 그리고 임상시험 기간 동안 위약을 사용하는 것이 대조군에게서 사소한 이익만을 박탈하게 될 때 위약-대조설계(placebo-control design)를 사용하는 것의 위험은 최소화된다. 이미 확립되어 있는 효과적인 중재가 있을 때 위약을 제공받는 것의 위험은 평균적이고 일반적이며 건강한 개인이 일상생활에서나 통상적인 검사가 이루어지는 동안 경험하는 위험과 비교되어야만 한다.

최소위험보다 사소하게 증가된 위험 Minor increase above minimal risk

가이드라인 4-연구의 잠재적이고 개인적인 이익과 위험에 명시되어 있는 바와 일치되게, 최소위험보다 사소하게 증가된 위험 기준 또한 위약-대조임상시험에 적용된다.

이미 확립되어 있는 효과적인 중재가 경제적인 이유에서나 물류 측면에서 이용 가능하지 않은 저자원 상황에서의 위약 대조

Placebo control in a low-resource setting when an established effective intervention cannot be made available for economic or logistic reasons

어떤 경우 연구 중인 상태에 대해 이미 확립되어 있는 효과적인 중재가 존재하지만, 경제적인 이유에서나 물류 측면에서 이러한 중재는 연구가 수행되는 국가에서 시행되거나 이용 가능하지 않을 수 있다. 이러한 상황에서 임상시험은 해당 국가의 재정과 기반시설(infrastructure)을 고려할 때 이용 가능해질 수 있는 중재를 개발하고자 할 수 있다(예를 들어, 질병 치료를 위한 더 짧거나 덜 복잡한 과정). 여기에는 이미 확립되어 있는 효과적인 중재에 비해 열등한 것으로 예상되거나 이미 열등하다고 알려진 중재를 테스트하는 것이 포함될 수 있다. 그럼에도 불구하고 열등한 것으로 예상되거나 이미 열등하다고 알려진 중재가 이 상황에서 유일하게 실현 가능하거나 비용-효율적이어서 유익한 선택지일 수 있다. 이러한 상황에서 어떤 설계의 임상시험이 윤리적으로 받아들여질 수 있는지와 연구문제를 다루기 위해 필요한지에 대해 상당한 논쟁이 존재한다. 일부의 사람들은 그러한 임상시험이 연구용 중재와 이미 확립되어 있는 효과적인 방법을 비교하는 비열등성설계(non-inferiority design)로 수행되어야 한다고 주장한다. 반면 다른 사람들은 위약을 사용하는 우월성설계(superiority design)가 받아들여질 수 있다고 주장한다.

이러한 상황에서 위약 대조군의 사용은 여러 가지 이유로 인해 윤리적으로 논쟁의 여지가 있다.

1. 연구자와 연구의뢰자는 대조군에 속하는 사람들에게 이미 확립된 효과적인 중재의 사용을 의도적으로 보류한다. 그러나 연구자와 연구의뢰자가 중대한 질병을 예방하거나 치료할 수 있는 중재를 제공할 수 있는 위치에 있는 경우, 왜 그들이 그러한 중재를 제공할 수 있음에도 불구하고 제공할 의무가 없는지 알기가 어렵다. 연구자와 연구의뢰자는 연구용 중재가 이미 확립되어 있는 효과적인 중재만큼 좋거나 거의 그러한지 여부를 결정하기 위해 동등성평가 임상시험(equivalency trial)으로 임상시험을 설계할 수 있다.
2. 일부 사람들은 다른 나라에서 이용 가능한 중재와 비교할 때 표준 이하라서 저렴한 중재를 개발하기 위해 저자원 상황에 있는 인구집단에서 임상시험을 실시할 필요가 없다고 주장한다. 대신, 이 일부의 사람들은 이미 확립되어 있는 치료를 위한 의약품 가격에 대해 협상이 이루어져야 하고, 이 의약품을 구입하기 위해 국제기구로부터의 자금 조달을 늘릴 수 있는 방안을 모색해야 한다고 주장한다.

논쟁의 여지가 있는 상황에서 위약-대조임상시험이 계획되면, 해당 국가의 연구윤리위원회는 다음과 같은 일을 수행해야만 한다.

1. 위약의 사용이 해당 국가의 보건요구나 보건우선순위에 부합하는 결과를 이끌어낼 수 있는지 여부에 대해, 만약 연구윤리위원회 내에서 전문가의 의견을 구하는 일이 가능하지 않다면, 연구윤리위원회 외부에서 전문가의 의견을 구한다(**가이드라인 2-**저자원 상황에서 수행되는 연구 참고).
2. 해당 국가의 규정과 보건의료정책의 틀(health care policy framework)을 고려하여, 어떤 긍정적인 임상시험 결과를 시행하는 방식에 대한 것을 포함하여 임상시험이 끝난 후 연구참여자를 위해 치료로 전환 시켜주기 위한 준비가 되어 있는지 여부를 확인한다(**가이드라인 6-**연구참여자의 보건요구에 대한 배려 참고).

치료임상시험의 비교효과와 표준

Comparative effectiveness and standard of care trials

대다수의 건강상태와 질병에 대해, 하나 또는 그 이상의 이미 확립되어 있는 효과적인 치료법이 존재한다. 의사와 병원은 동일한 건강상태에 대해 서로 다른 치료법을 사용할 수 있다. 그러나 이러한 치료법들의 상대적 장점은 잘 알려져 있지 않다. 지난 몇 년 동안 이미 확립되어 있는 효과적인 치료법에 대한 체계적인 문헌고찰(systematic reviews)뿐만 아니라 비교효과연구(comparative effectiveness research)도 주목을 받아왔다. 비교효과연구에서 표준치료방법으로 간주되는 2가지는 그 이상의 중재가 직접 비교된다. 비교효과연구는 어떤 치료의 표준이 더 나은 결과를 도출하는지 또는 더 받아들여질 수 있는 위험을 갖고 있는지 결정하는 것을 도울 수 있다. 연구윤리위원회는 제품 배치를 목표로 하는 마케팅 연구(marketing studies)[때로는 이를 파종시험(seeding trials)이라고 한다]와 과학적인 관점과 공중보건 관점이 주요 목표인 비교효과연구를 신중하게 구분해야 한다. 연구윤리위원회는 첫 번째 유형의 연구(마케팅 연구, 파종시험)를 승인해서는 안 된다.

비교효과연구에서는 연구참여자를 대상으로 이미 확립되어 있는 효과적인 중재를 사용하는 것을 일반적으로 지연시키거나 보류하지 않음에도 불구하고, 예를 들어 외과적 치료 선택지나 의료적 치료 선택지와 비교할 때, 서로 다른 군들과 관련된 위험은 크게 다를 수 있다. 표준치료절차(standard of care procedures)의 위험성은 단지 그 치료법이 표준실제(standard practice, 표준관행)가 되었다는 이유만으로 반드시 최소위험으로 간주되는 것은 아니다. 연구참여자에 대한 위험은 최소화 되어야만 하며 잠재적이고 개인적인 이익이나 연구의 사회적 가치와 관련하여 적절하게 균형을 이루어야만 한다(**가이드라인 4**-연구의 잠재적이고 개인적인 이익과 위험성 참고).

Part 6

연구대상자는 어떤 연구를 원하는가?

연구대상자의 요구에 적절하게 대응하는 연구

연구가 성공적으로 수행될 수 있으려면 연구참여자를 모집하는 단계에서부터 연구 절차가 모두 완료되기까지 연구참여자의 적극적인 호응이 필수적이다. 이를 위해 연구는 근본적으로 연구참여자의 요구에 부합하는 것이어야 한다. 그리고 연구가 진정 성공적이려면 연구결과가 사회적으로나 과학적으로 받아들여져 영향력이 발휘될 수 있어야 할 것인데, 이의 성패도 연구참여자나 이와 동일하거나 유사한 조건을 가지고 있거나 그러한 상황에 놓여 있는 사람들의 적극적인 호응에 의해 좌우될 수밖에 없다.

특히 질병과 관련된 임상시험에 있어서는 환자의 보건요구가 고려되어야 한다. 환자의 입장에서는 자신의 질병을 치료할 수 있는 의약품과 의료기기를 개발하기 위한 임상시험 참여에 가장 관심이 있을 것이고, 이러한 임상시험이 가능한 빨리 시행되어 자신들이 참여할 수 있기를 바랄 것이다. 특히 희귀질환이나 난치질환을 앓고 있는 환자의 경우에는 이러한 관심과 바람이 더 클 것이다. 그리고 임상시험에 참여한 결과 자신의 질병에 긍정적인 도움을 받은 환자는 시판허가가 나기 전까지 이를 계속 사용하기를 원할 것이며, 임상시험에 참여하는 도중 다른 질병이 있음을 확인하게 되면 이에 대한 정보를 제공받아 해당 질병도 치료할 수 있기를 기대할 것이다.

이와 관련하여 「생명윤리법」 상에는 인간대상연구자는 질병의 진단이나 치료, 예방과 관련된 연구에서 연구대상자에게 의학적으로 필요한 치료를 지연하거나 진단 및 예방의 기회를 박탈해서는 안 된다는 규정이 있다. 그리고 시판허가 전인 임상시험용 의약품을 치료목적으로 사용하는 일에 대해서는 이미 「약사법」 상에 이를 예외적으로 허용하는 규정이 마련되어 있다. 또한 「의약품 임상시험 관리기준(KGCP)」에는 임상시험에 참여하는 환자에게 주치의가 있는 경우에는 시험책임자가 그 사람의 동의를 받아 해당 주치의에게 그 사람의 임상시험 참여 사실을 알릴 수 있다는 내용이 있다. 이는 임상시험용 의약품의 사용도 환자의 질병에 영향을 줄 수 있는 사항이므로 임상시험

책임자가 환자의 주치의가 아닌 경우라면 환자의 주치의가 알 수 있도록 하는 것이기에 의의가 있다.

식품의약품안전처가 우리나라 의약품 임상시험 승인 현황에 대해 발표한 자료에 의하면 2020년 국내 개발 제약사 임상시험은 당뇨와 고혈압 등 만성질환 치료제 개발을 위한 합성의약품 중심의 국내1상 임상시험에 집중한 것으로 나타났고, 전체 임상시험을 효능군별로 분류하면 항암제 임상시험이 거의 절반을 차지한 것으로 나타났다. 물론 전세계 인구가 고령화되고 있는 추세이므로 만성질환 치료제 개발이 중요하고, 암의 경우 다른 질병에 비해 치료가 어렵고 치료비도 많이 소요되는 경향이 있으므로 항암제 개발 역시 중요하다. 그러나 이에 대한 연구는 이미 많은 관심 속에 상당히 잘 수행되고 있으므로, 이제는 그동안 그러하지 못했거나 그러하기 어려웠던 심각한 중증질환, 희귀질환, 난치질환, 선천성 장기 결함 등의 치료를 위한 연구에 관심을 보여야 할 것이다. 그렇다면 제도적으로는 이러한 분야의 연구가 빨리 그리고 많이 실시될 수 있도록 뒷받침되어야 한다. 이와 관련하여 최근 법 규정이 추가로 마련되거나 관련 법이 제정되었다.

먼저, 「국민건강보험 요양급여의 기준에 관한 규칙」과 「임상연구의 요양급여 적용에 관한 기준」에 따라 연구자 주도로 공익적 목적을 위하여 실시하는 임상연구는 요양급여 적용 대상이 되고, 의뢰자 주도 임상연구 중 공중 보건위기 대응 등 긴급히 요양급여를 적용해야 할 필요성이 있거나 희귀난치성 질환 관련 연구 등 공익적 목적이 큰 경우에도 요양급여 적용 대상이 될 수 있다. 요양급여 적용 대상 임상연구를 실시하는 자가 임상연구에 참여하는 환자의 질병이나 부상 등을 위한 진료 및 치료 등의 통상적 요양급여를 적용하고자 하는 경우에는 임상연구 시작일 이전에 보건복지부장관에게 해당 임상연구에 대한 요양급여 적용 결정신청을 해야 하는데, 2개 이상의 기관이 참여하는 임상연구의 경우에는 각 연구 수행기관 연구자가 개별적으로 신청해도 되지만 대표기관 연구자가 모든 연구 수행기관을 대표하여 신청할 수 있도록 하는 규정이 마련되어 있다.

요양급여 적용 결정 절차와 관련된 규정에 최근 일부 내용이 추가되었다. 「첨단재생의료 및 첨단바이오의약품에 관한 법률(이하 '첨단재생바이오법'이라 한다)」에 따른 첨단재생의료 임상연구의 경우에는 임상연구에 관한 실시계획의 심의를 신청하면서 해당 연구에 대한 요양급여 적용 결정신청을 함께 할 수 있도록 하는 규정이 마련되었다. 이를 통해 결정신청에 있어 연구자의 편의가 도모될 수 있도록 개선되었다. 그리고 결정신청을 한 임상연구가 「감염병의 예방 및 관리에 관한 법률」에 따른 법정감염병의 발생 · 위해의 방지, 예방 및 관리와 관련된 임상연구에 해당되는 등 그 요양급여 적용 여부에 대한 긴급한 결정이 필요한 경우에는 임상연구급여평가전문위원회의 심의를 거쳐 요양급여 적용 여부를 결정할 수 있도록 하는 규정도 마련되었다. 이러한 별도의 방법을 통해 요양급여 적용 여부가 신속하게 결정될 수 있도록 함으로써 연구가 지체되지 않고 실시될 수 있도록 하는 데에 도움을 줄 수 있도록 한 것이다.

다음으로, 최근 「약사법」 상 우선심사에 관한 규정이 마련되었다. 해당 규정은 심각한 중증질환 또는 「희귀질환관리법」에 따른 희귀질환을 치료하기 위한 목적으로 사용되는 의약품으로서 동법 하위법령으로 정하는 의약품이나 「제약산업 육성 및 지원에 관한 특별법」에 따른 혁신형 제약기업이 개발한 신약 중 보건복지부장관의 지정 요청이 있는 의약품을 개발하는 자는 식품의약품안전처장에게 개발 중인 의약품을 우선심사 대상으로 지정하여 줄 것을 신청할 수 있고, 식품의약품안전처장은 우선심사 대상 지정이 신청된 의약품이 그러한 의약품에 해당하는 경우 우선심사 대상으로 지정할 수 있도록 하는 내용을 담고 있다. 우선심사 대상으로 지정된 의약품의 품목허가 신청에 대하여는 식품의약품안전처장이 우선심사 대상으로 지정되지 아니한 의약품의 품목허가 신청에 우선하여 심사하게 된다.

이와 관련하여 식품의약품안전처가 식품의약품안전평가원 신속심사과가 공개한 『의료제품의 신속심사에 대한 업무 절차[공무원 지침서](2021.5)』에 따르면 신속심사는 감염병의 대유행 예방 또는 치료, 기존 치료법이 없는 생명을 위협하거나 중대한 질환의 치료 등을 위한 의료제품의 신속한 제품화를 도모하고자 수행되는 일이다. 신속심사란 그 대상으로 지정된 의약품의 품질, 안전성 · 유효성 및 의료기기의 기술문서, 임상시험자료를 우선적으로 신속하게 심사하는 것을 말한다. 이렇게 되면 해당제품의 허가에 소요되는 기간이 법정처리기간보다 단축될 수 있다.

이에 설명되어 있는 바에 의하면, 「희귀질환법」에 따른 희귀질환을 진단하거나 치료하기 위한 목적으로 사용되거나, 적용 대상이 드문 의약품으로서 대체 가능한 의약품이 없거나 대체 가능한 의약품보다 현저히 안전성 또는 유효성이 개선된 의약품인 희귀의약품, 「제약산업 육성 및 지원에 관한 특별법」에 따른 제약기업으로, 신약 연구개발 등에 대통령령으로 정하는 규모 이상의 투자를 하는 제약기업이거나, 국내에서 동법 하위법령으로 정하는 규모 이상의 신약 연구개발 투자실적이 있거나 신약 연구개발을 수행하고 있는 외국계 제약기업으로서 보건복지부장관으로부터 인증을 받은 제약기업인 혁신형 제약기업이 개발한 신약, 「첨단재생바이오법」에 따른 의약품으로 세포치료제, 유전자치료제, 조직공학제제, 첨단바이오융복합제제, 그 밖에 세포나 조직 또는 유전물질 등을 함유하는 의약품으로서 동법 하위법령으로 정하는 의약품인 첨단바이오의약품은 신속심사 대상으로 지정되면 신속심사를 받을 수 있다. 그리고 「의료기기법」에 따른 의료기기로, 국내에 대상 질환 환자 수가 적고 용도상 특별한 효용가치를 갖는 의료기기로서 식품의약품안전처장이 지정하는 의료기기인 희소의료기기, 「의료기기법」에 따른 의료기기 중 융복합의료기기를 포함하여 바이오기술, 정보기술, 나노기술, 로봇기술, 의료기술 등 혁신적 과학기술을 기반으로 한 새로운 의료기기인 첨단의료기기, 「의료기기법」에 따른 의료기기 중 정보통신기술, 생명공학기술, 로봇기술 등

기술집약도가 높고 혁신 속도가 빠른 분야의 첨단 기술의 적용이나 사용방법의 개선 등을 통하여 기존의 의료기기나 치료법에 비하여 안전성 · 유효성을 현저히 개선하였거나 개선할 것으로 예상되는 의료기기로서 「의료기기산업법」에 따라 식품의약품안전처장으로부터 지정을 받은 의료기기인 혁신의료기기, 「의료기기 허가 · 신의료기술평가 등 통합운영에 관한 규정」에 따라 식품의약품안전처(허가), 보건복지부(신의료기술평가) 및 건강보험심사평가원(요양급여 · 비급여 대상검토)이 협업을 통해 통합하여 심사하도록 신청한 의료기기인 허가 · 신의료기술평가 통합운영 대상 의료기기도 신속심사를 받을 수 있다. 물론 생물테러감염병 또는 감염병의 대유행 등에 사용하는 의약품과 같이 신속한 도입이 필요한 경우에는 지정 신청이 없는 경우라도 신속심사 대상 의약품으로 지정할 수 있다.

마지막으로, 첨단재생의료 임상연구에 관한 규정을 포함하고 있는 「첨단재생의료 및 첨단바이오의약품 안전 및 지원에 관한 법률(이하 '첨단재생바이오법'이라 한다)」이 제정되었다. 첨단재생의료는 사람의 신체 구조 또는 기능을 재생, 회복 또는 형성하거나 질병을 치료 또는 예방하기 위하여 인체에서 유래한 줄기세포 · 조혈모세포 · 체세포 · 면역세포, 이종세포 등의 세포, 조직 및 장기를 이용하여 실시하는 세포치료, 유전자치료, 조직공학치료, 융복합치료 등을 말한다. 그리고 첨단재생의료 임상연구는 환자의 삶의 질 향상 및 질병 치료 기회 확대를 목적으로 사람을 대상으로 첨단재생의료에 관하여 실시하는 연구를 말한다. 이러한 첨단재생의료 임상연구가 보건복지부장관과 식품의약품안전처장 공동 소속인 첨단재생의료 및 첨단바이오의약품 심의위원회로부터 연구계획에 대한 승인을 받고, 희귀질환이나 난치질환을 가진 환자로서 연구대상자가 되는 사람과 임상연구에 사용될 인체세포 등을 기증하는 사람의 동의를 받아, 이를 실시할 수 있는 기관으로 지정을 받은 기관에서 실시될 수 있도록 하는 규정이 마련되었다.

국제의과학기구협의회(CIOMS)의 2016년 〈건강 관련 인간대상연구에 대한 국제윤리가이드라인〉 중 **가이드라인 6**의 제목은 “연구참여자의 보건요구에 대한 배려”이다. 이 가이드라인에서는 연구자와 연구의뢰자가 연구 계획 시 연구참여자의 보건요구를 배려하기 위한 고려사항에 대해 제시하고 있다. 그리고 **가이드라인 6**의 논평에는 연구참여자의 보건요구 배려에 있어서의 일반적인 고려사항 외에, 보건요구 배려 차원에서의 보조치료의 제공, 연구가 끝난 후 치료나 예방조치로의 전환, 이익이 되는 중재에 대한 계속적인 접근에 대한 내용과 이를 위해 관련 이해관계자들과 협의를 함에 있어 결정하여야 할 사항, 연구참여자에게 제공해주어야 하는 정보, 지역사회를 위한 연구용 중재에 대한 접근에 관한 내용이 포함되어 있다.

가이드라인

6

연구참여자의 보건요구에 대한 배려

CARING FOR PARTICIPANTS' HEALTH NEEDS

연구자와 연구의뢰자는 특히 임상시험의 맥락에서 연구가 진행되는 동안 연구참여자의 보건요구(health needs)를 다루기 위한 적절한 준비를 해야 하고, 필요한 경우에는 연구가 끝날 때 연구참여자가 치료를 받기 위해 이전될 수 있도록 적절한 준비를 해야만 한다. 연구참여자의 보건요구에 대한 연구자와 연구의뢰자 배려의 의무는 여러 가지 중에서도 연구참여자가 도움을 필요로 하는 정도와 이미 확립되어 있는 효과적인 치료가 해당 지역에서 이용 가능한 정도에 의해 영향을 받는다.

연구가 진행되는 동안과 끝난 후에 연구참여자의 보건요구가 해당 지역의 보건기반시설(health infrastructure)이나 연구참여자가 가입하고 있는 기존의 건강보험에 의해 충족될 수 없는 경우, 연구자와 연구의뢰자는 해당 지역의 보건당국, 연구참여자가 선정된 지역사회의 구성원, 보건옹호단체와 같은 비정부기구들과 함께 연구참여자에 대한 적절한 치료를 위해 사전에 협의를 해야만 한다.

연구참여자의 보건요구를 다루는 것은 연구자와 연구의뢰자가 최소한 다음을 위한 계획을 마련할 것을 요구한다.

- 연구 중인 건강상태에 대해 치료가 어떻게 적절하게 제공될 것인가?
- 연구자가 연구 중인 건강상태 이외의 건강상태를 발견했을 때 치료, 즉 보조치료(ancillary care)가 어떻게 제공될 것인가?

- ▶ 연구가 끝난 후에도 치료나 예방적 조치가 계속 필요한 연구참여자를 적절한 보건서비스를 제공하는 곳으로 이전시켜주는 것
- ▶ 중대한 이익을 입증해온 연구용 중재를 연구참여자에게 계속적으로 제공하는 것
- ▶ 만약 연구에서 상당한 이익을 입증해온 임상시험용 의약품과 같은 연구용 중재를 연구참여자가 계속적으로 제공받을 수 있도록 하는 것에 대한 연구자와 연구의뢰자의 책임을 결정해야 하고 연구참여자가 어떤 조건에서 계속적으로 제공받을 수 있는지를 결정해야 한다면, 다른 관련 이해관계자들과 협의하는 것

연구참여자에게 상당한 이익을 입증해온 연구용 중재가 연구가 끝난 후에도 연구참여자에게 계속 제공되는 경우, 그러한 제공은 해당 지역의 공공보건의료시스템을 통해 그 연구용 중재가 이용 가능해지자 마자 끝나거나, 아니면 연구자, 연구의뢰자, 지역사회 구성원이 임상시험 시작 전에 미리 합의한 기간이 지나면 더 이상 연구용 중재가 제공되지 않아 끝날 것이다.

연구가 진행되는 동안과 끝난 후에 연구참여자의 보건요구를 어떻게 배려해줄 것인지에 관한 정보는 충분한 정보에 의한 동의 과정에 포함되어야만 한다.

가이드라인 6에 대한 논평 Commentary on Guideline 6

일반적인 고려사항 General considerations

일반적으로 연구자나 연구의뢰자에게 국가의 보건시스템의 역할을 맡도록 요구하는 것은 부적절하다. 그럼에도 불구하고, 인간대상연구는 종종 연구자가 연구대상자를 모집하고, 연구를 수행하는 동안 건강문제를 감지하거나 진단할 수 있는 상호작용을 수반한다. 마찬가지로 임상연구는 종종 연구용 중재 외에도 치료와 예방적 조치를 포함한다. 어떤 경우에는 연구참여가 끝난 후에도 연구참여자는 연구참여 중에 제공된 치료나 예방법을 계속 필요로 할 수 있다. 이는 중대한 이익을 입증해온 연구용 중재에 대한 접근을 포함할 수 있다. 이 모든 상황에서, 연구자와 연구의뢰자는 연구참여자의 건강과 복지를 배려하고 이에 대해 관심을 보여야만 한다. 연구자와 연구의뢰자가 연구참여자의 건강을 보호할 수 있는 권한이 있을 때 이들에게 이를 요구하는 것은 선행의 원칙(principle of beneficence)에 의해 정당화된다. 또한 상호성/호혜주의의 원칙(principle of reciprocity)에 의해서도 지지된다. 연구참여자는 연구자가 가치 있는 데이터를 생성하도록 돕고, 대신 연구자는 연구참여자가 그들의 건강을 지키기 위해 필요한 치료나 예방적 조치를 받도록 해야 한다. 중요하게는, 연구참여자의 보건요구를 돌보아야 하는 의무는 제한된 자원을 가진 국가에서의 연구에만 국한되는 것이 아니다(**가이드라인 2**-저자원 상황에서 수행되는 연구 참고). 이는 연구에 있어 보편적이고 윤리적인 요구사항이다. 게다가 연구가 진행되는 동안과 연구가 끝난 후에 치료가 제공될 것이라는 점이 저자원 상황에 있는 사람들을 연구참여자로 등록하기 위한 인센티브(incentive)가 될 수 있는데, 이것이 부당한 영향으로 여겨져서는 안 된다.

보조치료 Ancillary care

일반적으로 연구의뢰자는 연구의 안전하고 윤리적인 수행을 위해 필요 이상으로 중재를 재정적으로 지원하거나 보건의료서비스(health-care services)를 제공할 의무가 없다. 그럼에도 불구하고, 연구참여자가 되고자 하는 사람(prospective participants, 잠재적인 연구참여자)이 포함기준(inclusion criteria)을 충족시키지 않기 때문에 연구에 등록될 수 없거나 등록된 연구참여자가 연구와 무관한 질병을 가지고 있는 것으로 밝혀지면, 연구자는 연구에 참여할 수 없게 된 연구참여자에게 의학적 치료를 받도록 조언해주거나 의학적 치료법을 추천해주어야 한다. 어떤 경우에는 그 상태를 직접 치료해주거나 치료가 제공될 수 있는 병원에 (잠재적인) 연구참여자를 맡기는 것이 연구자에게 상대적으로 쉽다. 또 다른 경우로는 연구자가 그 상태를 효과적으로 치료할 전문성을 가지고 있지 않을 수 있고, 적절한 치료법이 해당 지역에서 공중보건시스템의 일부로서 이용 가능하지 않을 수도 있다. 이러한 상황에서 보조치료(ancillary care)를 어떻게 제공할 것인지는 복잡한 문제이고, 이에 대한 결정은 연구윤리위원회, 임상의, 연구자 그리고 해당 국가의 정부와 보건당국의 대표와 논의한 후에 사례별로 내려져야 할 필요가 있다. 따라서 연구가 시작되기 전에 연구될 대상이 아닌 질병이나 다른 건강상태를 이미 가지고 있거나 가지게 될 연구참여자에게 치료를 어떻게 제공할 것인지에 대해 합의가 되어야만 한다(예를 들어, 해당 지역의 보건의료시스템을 통해 이미 치료되고 있는 건강상태를 위해 치료가 제공될 것인지 여부).

연구가 끝난 후 치료나 예방조치로의 전환

Transition to care or preventive measures after research

치료와 예방에 있어서의 격차는 연구참여자의 복지에 중대한 영향을 미칠 수 있기 때문에 연구자와 연구의뢰자는 연구가 끝난 후, 연구참여자를 보건의료로 이전시킬 준비를 해야만 한다. 최소한 연구자는 계속적인 치료를 필요로 하는 연구참여자가 연구참여를 끝낸 시점에 적절한 의료서비스에 연결시켜 주어야만 하고, 이러한 의료서비스를 제공하는 곳에 연구참여자 관련 정보를 전달해주어야만 한다. 연구자는 가능하다면 연구목적을 위해 자체적으로 특정 기간 동안 추적관찰(follow-up)을 계속 제공할 수 있고, 그 다음 적절한 의료서비스 제공자에게 연구참여자의 치료를 이전할 수 있다. 연구참여가 끝난 이후 치료로의 이전을 제공할 연구자의 의무는 대조군과 중재군에 속한 연구참여자 모두에게 적용된다.

이익이 되는 중재에 대한 계속적인 접근
Continued access to beneficial interventions

연구자와 연구의뢰자에게는 연구가 끝난 후 연구참여자가 치료를 받을 수 있도록 이전시켜줄 의무가 있다. 이러한 의무의 일부로 연구자와 연구의뢰자는 연구에서 연구참여자에게 중대한 이익을 입증해온 중재나 연구가 진행되는 동안 모든 연구참여자에게 표준치료방법의 일부나 예방의 일환으로 제공된 이미 확립되어 있는 효과적인 중재를 제공함으로써 연구참여자가 이러한 중재에 계속 접근하여 사용할 수 있게 해야 할 수도 있다. 또한 적절한 경우라면, 이러한 계속적인 접근(continued access)은 개개인 연구참여자의 연구참여가 끝나는 시점부터 연구가 끝나는 시점까지의 기간 동안에 제공되어야 한다. 이러한 상황에서 계속적인 접근은 확장연구(extension study)에 의해서나 동정적 사용(compassionate use)에 의해 준비될 수 있다. 이러한 의무는 몇 가지 요인에 달려있다. 예를 들어, 중재를 중단하는 것이 연구참여자에게서 의사소통하는 능력이나 독립적으로 기능하는 것과 같은 기본적인 능력을 빼앗게 되거나 연구가 진행되는 동안 연구참여자가 얻은 삶의 질을 상당히 떨어뜨리게 된다면, 이러한 의무의 이행은 그 중재를 통해 사소하거나 일시적인 상태를 위한 구제책(relief)을 제공하는 것 이상일 것이다. 이와 유사하게, 연구용 중재에 대한 계속적인 접근을 제공해야 하는 의무는 연구참여자가 해당 지역의 보건시스템 내에서 그들이 필요로 하는 의료나 예방에 이미 접근 가능한 경우가 아니라 접근할 수 없을 때 훨씬 더 중요할 것이다. 또한 이러한 의무는 연구를 통해 상당한 이익을 입증해온 중재와 유사한 임상적 효과를 가지고 있는 것이면서 이용 가능한 대체 가능한 중재가 존재하는 경우가 아니라 존재하지 않는 경우에 훨씬 더 중요할 것이다. 그러나 만약 연구참여자였기에 이러한 의무가 적용될 자격을 갖는 사람들의 총 수가 상당히 많다면 이러한 의무가 완전히 충족될 수는 없을 것이다. 상당한 이익을 입증해온 중재이지만 규제당국의 승인을 기다리고 있는 중재에 대한 계속적인 접근은 시판허가 전 접근(pre-licensure access)에 대한 관련 규제 요구사항과 일치해야 하며 규제승인(regulatory approval)을 획득하는 과정을 지연시키지 않아야 한다.

유익한 연구용 중재에 대한 계속적인 접근을 제공하는 것은 몇 가지 딜레마(dilemmas)를 만들 수 있다.

- ▶ 맹검-대조임상시험(blinded controlled trials)의 경우, 결과에 대한 눈가림을 해제하고 누가 어떤 중재를 받았는지 알아내는 데에는 시간이 걸릴 수 있다. 만약 연구참여자들이 연구용 중재가 정식으로 투여되기 전에 현재의 표준치료(standard of care)를 일시적으로 받을 것이라면, 연구자와 연구의뢰자는 이러한 과도기에 대해 적절한 준비를 해야 하고, 이를 연구참여자에게 알려야 한다.
- ▶ 연구윤리위원회는 연구자와 연구의뢰자가 비열등성 임상시험(non-inferiority trial)에서 연구용 중재에 대한 계속적인 접근을 연구참여자에게 제공할 의무가 있는지 여부를 논의할 수 있다. 테스트된 중재가 표준치료보다 열등하지 않은 경우, 연구참여자에게 테스트된 중재를 제공할 의무는 없다.

이 가이드라인에 명시된 바와 같이 상당한 이익을 입증해온 연구용 중재가 공중보건시스템에서 사용 가능해지는 경우, 연구자와 연구의뢰자는 연구참여자였던 사람들에게 이러한 중재에 대한 계속적인 접근을 제공할 의무를 더 이상 갖지 않을 수 있다. 또한 연구자, 연구의뢰자, 지역사회 구성원은 임상시험이 시작되기 전에 상당한 이익이 있음을 알리는 중재가 일정기간 동안만 제공될 것이라는 점에 합의할 수 있다.

관련 이해관계자들과의 협의 Consultation with relevant stakeholders

연구참여자의 보건요구에 대해 치료를 제공해주어야 하는 의무는 연구자와 연구의뢰자에게 있다. 그러나 치료의 제공은 예를 들어 해당 지역의 보건당국, 보험회사, 연구참여자가 모집되는 지역사회의 구성원, 보건옹호단체와 같은 비정부기구 등 다른 당사자들이 관계될 수 있다. 연구자와 연구의뢰자는 연구참여자에게 제공될 계속적인 치료에 대한 준비사항을 연구계획서에 기술해야만 하고, 이러한 계속적인 치료에 관계되는 다른 당사자들이 이러한 계획에 동의했음을 보여주어야만 한다. 연구윤리위원회는 계속적인 치료를 위한 준비가 적절한지 여부를 결정해야만 한다.

치료로의 전환을 제공해야 하는 의무를 이행하는 방법에 대한 결정은 연구가 시작되기 전에 모든 관련 이해관계자들이 함께하는 투명하고 참여적인 과정을 통해 각각의 연구에 대해 가장 적합하게 내려진다(**가이드라인 7-지역사회의 참여 참고**). 모든 관련 이해관계자들은 이러한 과정에서 선택지를 탐색해야만 하고, 임상시험 후 돌봄과 치료 전체의 수준, 범위, 기간, 이러한 서비스에 대한 공정한 접근 그리고 이러한 서비스의 제공에 대한 책임과 관련하여, 특정한 상황에서의 핵심적인 의무를 결정해야만 한다. 돌봄과 치료에 대해 재정적인 부담을 누가 할 것이고, 돌봄과 치료를 누가 제공해줄 것이며, 돌봄과 치료를 누가 감독할 것인지에 대한 합의는 문서화되어야만 한다.

연구참여자를 위한 정보 Information to participants

연구참여자는 임상시험에 참여하기 전에, 임상시험 참여가 끝난 후 치료로의 전환이 어떻게 준비되어 있는지 그리고 임상시험이 끝난 후에 유익한 연구용 중재를 어느 정도 받을 수 있는지에 대한 정보를 제공받아야만 한다. 규제당국의 승인 이전에 계속적인 접근을 제공받는 연구참여자는 등록되지 않은 중재(unregistered interventions, 아직 시판허가를 받지 않은 중재)를 받는 것에 따른 위험에 대한 정보를 제공받아야만 한다. 만약 연구참여자에게 제공될 보조치료가 있다면, 연구참여자는 보조치료의 정도에 대한 정보를 제공받아야 하고, 이 정보는 연구용 중재 및 연구절차에 대한 정보와 명확하게 구분되어야 한다.

지역사회를 위한 연구용 중재에 대한 접근
Access to study interventions for communities

임상시험 후 유익한 중재를 지역사회에 제공할 의무에 대해서는 **가이드라인 2**-저자원 상황에서 수행되는 연구에서 논의된다.

Part 7

연구에 있어 지역사회의 참여가 왜 중요한가?

필요로 하는 연구의 성공적 수행

어떤 연구자든 연구가 성공적으로 수행되고 진정 유의미한 결과를 도출할 수 있기를 바랄 것이다. 이를 위해서는 연구를 계획하는 단계에서부터 연구를 통해 확인될 수 있는 결과의 현실적인 필요성이 반영될 수 있어야 하고, 연구대상자가 적극적으로 참여할 수 있어야 한다. 이를 위해서는 연구에 참여하는 사람이 단순히 연구의 대상이 되는 존재가 아니라 연구에 협력하는 중요한 주체로 인정될 수 있어야 하며, 연구문제와 관계되는 사람들과의 소통을 통해 연구의 필요성을 확인할 수 있어야 한다. 특히 지역사회와 관계되는 연구에 있어서는 해당 지역사회에서 연구대상자가 모집되어야 할 수밖에 없다. 그러므로 연구문제를 파악하고 연구를 설계하는 단계에서부터 지역사회 구성원과의 의사소통을 통해 협력할 수 있어야만 연구문제를 보다 깊이 있게 제대로 알아내서 실제로 수행 가능한 연구계획을 마련할 수 있을 것이고, 연구가 수행되는 과정에서 지역사회 구성원들이 적극적으로 참여할 수 있도록 하는 일까지가 가능할 것이다. 그래야만 결과적으로 연구가 성공적으로 수행될 수 있을 것이다. 이와 유사한 맥락에서, 특히 희귀질환에 대한 의약품을 개발하기 위한 임상시험의 경우에는 사전에 이들과의 적극적인 의사소통을 통해 이들의 현황을 파악하고 임상시험에 대한 이들의 의견을 수렴하며 맞춤형 정보를 제공하는 등의 선제적인 대응이 중요하다. 이러한 일이 가능하다면 임상시험 계획이 수립되는 데에도 훨씬 도움이 될 것이고 실제로 임상시험이 수행 가능해진 상황에서 이들의 적극적인 참여도 기대할 수 있을 것이기 때문이다.

국제의과학기구협의회(CIOMS)의 2016년 〈건강 관련 인간대상연구에 대한 국제윤리가이드라인〉 중 **가이드라인 7**의 제목은 "지역사회의 참여"이다. 이 가이드라인에서는 연구의 시작인 개발 단계부터 지역사회가 참여하여야 연구가 협력적으로 수행될 수 있음을 언급하고 있다. 그리고 **가이드라인 7**의 논평에는 일반적인 고려사항 외에, 가장 이른 기회에 참여, 비밀보장과 신뢰, 역할과 책임, 지역사회나 집단에 의한 참여에 대한 내용이 포함되어 있다.

가이드라인

7

지역사회의 참여

COMMUNITY ENGAGEMENT

연구의 설계, 개발, 시행, 충분한 정보에 의한 동의의 설계, 연구에 대한 모니터링, 연구결과의 보급에 있어 초기부터 그리고 지속적인 방식으로 잠재적인 연구참여자와 지역사회를 개입시키는 것은 의미 있는 참여 과정이다. 그러므로 연구자, 연구의뢰자, 보건당국, 관련 기관은 잠재적인 연구참여자와 지역사회를 이러한 과정에 참여시켜야 한다.

가이드라인 7에 대한 논평 Commentary on Guideline 7

일반적인 고려사항 General considerations

연구참여자가 연구에 참여하도록 초대받는 지역사회와 적극적이고 지속적으로 관계를 맺는 것은 해당 지역사회 자체와 그 지역사회가 공유하는 전통과 규범에 대한 존경심을 나타내는 방법이다. 또한 지역사회의 참여는 성공적인 연구 수행에 기여할 수 있다는 가치가 있다. 특히, 지역사회의 참여는 공동체에 의해 이러한 연구가 받아들여지는 것뿐만 아니라 제안된 연구와 이의 영향을 받는 지역사회와의 연관성을 보장하는 수단이다. 또한 지역사회의 적극적인 참여는 제안된 연구의 윤리적이고 사회적인 가치와 결과를 보장하는 것을 돕는다. 지역사회의 참여는 연구가 잠재적인 차별을 다루기 위해 HIV와 같이 낙인을 찍는 질병(stigmatizing diseases)이 있는 사람을 포함하여 소수 집단이나 소외된 집단을 대상으로 할 때 특히 중요하다.

지역사회는 연구가 수행될 지역에 살고 있는 사람들만으로 구성되지 않는다. 또한 지역사회는 제안된 연구와 이해관계가 있는 사회의 여러 다른 부문을 구성한다. 뿐만 아니라, 지역사회는 연구참여자가 모집될 하위인구집단을 구성한다. 이해관계자들은 연구프로젝트의 수행이나 결과에 영향을 주거나 이에 의해 영향을 받을 수 있는 개인, 집단, 조직, 정부기관 또는 그 밖의 사람들이다. 지역사회의 참여 과정은 환자와 소비자단체, 해당 지역사회의 지도자와 대표자, 관련 비정부기구와 옹호단체, 규제당국, 정부기관, 지역사회자문위원회를 비롯하여 폭넓은 연구참여자를 포함시켜 완전히 협력적이고 투명해야만 한다. 또한 지역사회와 협의하는 과정에서 관점의 다양성을 보장하는 것이 중요하다. 예를 들어, 지역사회 지도자가 남성일 경우 연구자는 여성의 관점 역시 적극적으로 반영해야 한다. 이전에 비교 가능한 연구에 참여해본 적이 있는 개인과 협의하는 것 또한 가치가 있을 것이다.

연구윤리위원회에 제출된 연구계획서나 그 밖의 문서들은 지역사회의 참여 계획에 대한 설명을 포함해야 하고, 지역사회의 참여를 위해 제안된 활동들을 위해 할당된 자원을 확인해야 한다. 이 문서에는 연구가 지역사회와 관계되고 해당 지역사회에서 받아들여진다는 것을 보장하기 위해 그리고 지역사회가 명확하게 정의되고 연구가 수행되는 내내 능동적으로 참여할 수 있다는 것을 보장하기 위해 언제 누구에 의해 무엇이 되었고 될 것인지가 명시되어야만 한다. 실현 가능한 경우, 지역사회는 실제 논의에 참여하고, 연구계획서와 그 밖의 문서들의 준비에 참여해야 한다.

연구자, 연구의뢰자, 보건당국, 관련 기관은 지역사회의 참여가 해당 지역사회의 구성원 개개인에게 연구에 참여하도록 압력을 가하거나 부당한 영향을 초래하지 않도록 주의해야 한다(**가이드라인 9-**충분한 정보에 의한 동의를 할 능력이 있는 개인 중 의존적인 관계 부분 참고). 이러한 압력을 피하기 위해 개인별 충분한 정보에 의한 동의는 항상 연구자에 의해 획득되어야만 한다.

연구자와 연구윤리위원회는 지역사회의 참여 과정이 그 자체로 윤리적인 측면에 대한 심의를 요구하는 형성연구(formative research)의 단계가 되는 시점을 인식해야 한다. 윤리적인 측면에 대한 심의를 요구할 수 있는 지역사회의 참여 과정의 예는 연구참여자에 대해 사회적 위험을 초래할 수 있는 데이터의 생성뿐만 아니라 연구가 시행된 지역사회 외부에서의 포럼에서 일반화되고 보급될 수 있는 체계적인 데이터 수집을 포함한다.

가장 이른 기회에 참여 Engagement at the earliest opportunity

실현 가능한 경우, 연구참여자들의 연구 우선순위, 선호되는 임상시험 설계, 연구의 준비와 수행에 참여할 의지에 대해서는 연구가 시작되기 전에 연구참여자가 모집될 지역사회와 협의되어야 한다. 초기단계부터 지역사회를 참여시키는 것은 연구가 원활하게 작동하도록 촉진하고, 연구과정을 이해할 수 있는 지역사회의 역량에 기여한다. 지역사회의 구성원들은 연구가 시작될 때부터 연구가 진행되는 과정에서 그들이 가질 수 있는 우려를 제기할 수 있도록 독려받아야 한다. 지역사회를 참여시키는 것에 실패하면 연구참여자의 모집과 유지가 위협받을 수 있을 뿐만 아니라 연구의 사회적 가치가 손상될 수 있다.

지역사회의 참여는 연구자와 지역사회의 구성원들 사이의 의사소통을 위해 마련된 포럼(forum)과 함께 계속 진행되는 과정(ongoing process)이어야 한다. 이 포럼은 교육자료의 마련, 연구의 수행을 위한 필수적인 물류 처리방식(logistical arrangements)을 계획하는 것 그리고 지역사회의 건강신념, 문화적 규범, 실제(관행)에 관한 정보를 제공하는 것을 용이하게 할 수 있다. 지역사회 구성원들의 적극적인 참여는 연구자가 해당 지역사회의 문화와 연구 관련 개념에 대한 이해에 대해 배울 수 있도록 해주는 동시에, 연구의 목적과 절차를 이해함에 있어 중요한 핵심 개념들을 해당 지역사회에 가르쳐줌으로써 연구에 대한 문해력(research literacy)에 기여하는 상호 간의 교육 과정이다. 지역사회의 양질(good-quality)의 참여는 지역사회에 이미 존재하는 역학관계(dynamics)와 권력불평등(power inequities)이 지역사회의 모든 관련 이해관계자들의 포괄적인 참여를 보장하는 과정을 탈선하게 만드는 일이 허용되지 않게 하는 것을 보장하도록 도와준다. 지역사회의 모든 이해관계자들의 견해를 적극적이면서도 민감하게 얻기 위해서는 배려가 있어야 한다. 충분한 정보에 의한 동의 과정과 문서들(예를 들어, 동의서와 설명문)이 잠재적인 연구참여자에게 이해 가능하고 적절하다는 것을 보장하기 위해 그리고 충분한 정보에 의한 동의 과정과 문서들의 개발에 있어 도움을 줄 수 있도록 하기 위해 지역사회 구성원들이 초대되어야 한다.

비밀보장과 신뢰 Confidence and trust

지역사회의 참여는 연구에 대한 해당 지역사회의 소유권을 강화한다. 그리고 연구참여자 모집 전략, 연구참여자의 보건요구에 대한 배려, 연구기관 선정, 데이터 수집과 공유, 인구집단과 지역사회를 위한 보조치료, 임상시험이 끝난 후에 개발된 중재의 이용 가능성과 같은 연구의 다양한 측면에 대해 협상할 수 있는 지도자의 능력에 대한 신뢰를 구축한다(**가이드라인 2**-저자원 상황에서 수행되는 연구, **가이드라인 6**-연구참여자의 보건요구에 대한 배려 참고). 지역사회의 공개적이고 성공적인 참여 과정은 연구자, 연구참여자, 해당 지역사회의 다른 구성원들 사이에서 신뢰를 구축하고 유지하기 위해 중요하다. 지역사회의 성공적인 개입 사례는 호주 퀸즐랜드(Queensland)에서 수행된 뎅기열 제거 프로그램(Eliminate Dengue Program)에서의 연구였다. 뎅기열매개체(dengue vector)를 제어하기 위해 유전자조작전략을 도입했던 이전의 연구들은 그 연구가 이루어졌던 지역사회를 부적절하게 참여시킴으로써 국제적인 논쟁을 불러 일으켰다. 그러나 퀸즐랜드의 성공적인 사례는 지역사회의 우려사항을 이해하고 임상시험을 수행하는 것에 대한 지역사회의 지지를 얻기 위해 사회과학 분야에서의 잘 확립된 기술(well-established techniques)을 사용했다.

역할과 책임 Roles and responsibilities

연구의 설계나 수행과 관련하여 발생할 수 있는 의견 불일치는 지역사회 지도자와 연구자 사이에서 협상의 대상이 되어야만 한다. 이러한 협상과정은 지역사회 지도자의 모든 목소리가 경청된다는 것과 더 큰 권력이나 권한을 가진 지역사회 구성원이나 집단에 의해 압력이 가해지지 않는다는 것을 보장해야만 한다. 지역사회와 연구자 사이에 타협 불가능한 차이점이 있는 경우, 누가 최종 결정권을 갖는지를 미리 명시해 두는 것이 중요하다. 연구의 과학적인 타당성을 위협할 수 있는 특정 절차를 포함하거나 생략하는 것을 지역사회가 주장하는 것은 허용되어서는 안된다. 동시에 연구팀은 협력적인 파트너십(partnerships)을 지원하고 신뢰를 지키며 연관성을 보장하기 위해 지역사회의 문화적 규범에 민감해야만 한다. 가장 이른 기회에 지역사회의 개입을 시작하는 것의 가치는 어떠한 의견 불일치라도 반영될 수 있다는 것이고, 만약 해결이 불가능한 경우라면 연구는 취소되어야만 할 것이다(**가이드라인 8-**연구와 연구심의에 대한 협력적인 파트너십 및 역량구축 참고). 만약 연구윤리위원회가 제안된 연구의 설계나 수행에 대한 지역사회에서의 심각한 분열에 직면하면, 연구윤리위원회는 연구자들에게 다른 지역사회에서 연구를 수행할 것을 촉구해야 한다.

지역사회나 집단에 의한 참여 Engagement by communities or groups

어떤 경우에는 지역사회나 집단이 자체적으로 연구를 시작하고 수행한다. 예를 들어, 희소질환을 앓고 있는 환자는 온라인 플랫폼(online platforms)에서 연결될 수 있고, 결과적으로 나타나는 임상적 효과를 기록하면서 자신들에 대한 치료법을 변경하기로 집단적으로 결정할 수 있다. 연구자는 자신의 연구에 대한 가치 있는 통찰력을 제공할 수 있는 이러한 계획에 참여해야 한다.

Part 8

연구와 연구심의에 있어 협력이 왜 중요한가?

연구역량구축에 대한 기여와 장기적인 협력

임상시험에 있어서는 이를 부탁하는 의뢰자 측과 이를 담당하여 수행하는 시험자 측이 있다. 이 경우 의뢰자가 속해 있는 국가와 시험자가 속해 있는 국가가 다를 수 있고, 이들 국가의 경제적 · 사회적 · 문화적 상황이 다를 수도 있다. 특히 이는 임상시험에 대한 역량과 관계될 수 있는데, 여기에서 말하는 역량은 임상시험의 과학적 · 윤리적 측면에 대해 평가할 수 있는 능력과 임상시험이 과학적 · 윤리적으로 수행될 수 있음을 보장할 수 있는 능력이다. 그런데 이러한 역량에는 차이가 있을 수도 있다. 의뢰자 측 국가는 이미 이러한 임상시험 역량이 상당히 발달해 있어 임상시험을 계획하고 준비하여 부탁할 수 있는 정도의 수준에 이르렀을 수 있다. 하지만 이와 다르게 시험자 측 국가는 임상시험과 관련한 경제적 · 사회적 · 문화적 상황이 상대적으로 열악하여 기반시설이 제대로 마련되어 있지 않을 수 있다. 그리고 이러한 이유 때문에 임상시험을 담당하여 수행한 경험과 전문성이 부족하여 연구에 대한 심의를 통해 임상시험의 과학성과 윤리성을 보장하는 일을 적절하게 감당하기 어려울 수도 있다. 그러나 장기적으로 임상시험은 서로 간의 협력을 통해 수행될 수밖에 없다. 그렇기에 의뢰자 측이 시험자 측과 협력하여 시험자 측에서 임상시험을 적절하게 이해하고 자신들의 상황에 맞출 수 있거나 맞추어야 하는 부분들을 조정한 후에 임상시험이 수행될 수 있도록 하는 일이 중요하다.

〈헬싱키선언〉에는 연구윤리위원회가 관련된 국제 규범과 기준뿐만 아니라, 연구가 수행되는 국가의 법률과 규정을 고려하여야 한다는 내용이 있다. 법률과 규정은 그 나라의 경제적 · 사회적 · 문화적 상황을 반영한 것이거나 그와 밀접한 상관성이 있기 때문에 각 나라마다 다를 수 있다. 그러므로 임상시험에 있어 의뢰자 측이 시험자 측 국가의 법률과 규정을 준수하는 일은 시험자 측 국가에서 임상시험에 참여하는 사람들을 존중하는 일이자 적절하게 보호하는 일의 기본이다. 그 다음으로는 임상시험이 수행되는 국가가 임상시험의 과학적 · 윤리적 측면에 대해 심의할 수 있는 역량을 강화시켜 주어야 한다. 예를 들어, 임상시험에 있어 임상시험심사위원회가 시험대상자의 권리 · 안전 · 복지를 보호하기 위하여 필요하다고 판단하는 경우에는 「의약품 임상시험 관리기준(KGCP)」 상에 시험자가 시험대상자로부터 동의를 획득함에 있어 필수적으로 제공하도록 정해져 있는 정보 외에 추가적인 정보를 시험대상자에게 제공하도록 의뢰자에게 요구할 수 있다는 내용이 있는데, 이는 우리나라가 시험자 측이 되는 경우에 있어 스스로의 권리를 지키고 존중받을 수 있도록 할 수 있는 좋은 장치들 중 하나라고 할 수 있다. 그러므로 이러한 일까지가 시험자 측에서 적극적으로 실현될 수 있도록 의뢰자 측에서 도움을 주는 것이 중요하고 필요하다. 그래야만 해당 국가들 간의 장기적인 협력이 결과적으로 의뢰자 측 국가만이 아니라 시험자 측 국가에도 긍정적이고 의미 있는 기여를 할 수 있을 것이기 때문이다.

참고로, 식품의약품안전처가 매년 파악하여 발표해오고 있는 임상시험 현황에 대한 발표자료에 의하면, 우리나라에서 수행되는 임상시험의 규모는 수년간 상승세를 보이고 있고, 최근에는 제약사의 초기단계 임상시험이 늘어나고 있는 것으로 나타나고 있으며, 우리나라의 임상시험 글로벌 순위도 몇 년째 10위권 안에 안착하고 있다. 그렇다면 이제 우리나라는 시험자 측 입장에 있는 것만이 아니라 의뢰자 측 입장에도 있을 수 있을 것으로 생각할 수 있고, 동시에 그 간의 임상시험을 수행한 경험이 이미 상당한 수준의 전문성으로 이어져 있을 가능성이 매우 높다. 따라서 향후 임상시험 역량이 부족한 국가에 우리나라 소속 의뢰자가 임상시험 수행을 부탁하는 경우라면, 해당 시험자 측이 임상시험의 과학적 · 윤리적 측면에 대해 적절하게 심의할 수 있도록 도움을 주는 등의 방법을 통해 시험자 측이 자신들의 요구와 필요를 판단하여 임상시험을 수행할 수 있도록 역량을 구축하는 데에 기여할 수 있어야 할 것이다.

국제의과학기구협의회(CIOMS)의 2016년 〈건강 관련 인간대상연구에 대한 국제윤리가이드라인〉 중 **가이드라인 8**의 제목은 "연구와 연구심의에 대한 협력적인 파트너십 및 역량구축"이다. 이 가이드라인에서는 연구의 과학적인 측면에서의 질이나 윤리적인 측면에서의 수용 가능성을 평가하거나 보장할 능력이 결여되어 있는 지역사회에서 연구를 수행하려고 계획하는 연구자와 연구의뢰자가 연구와 연구심의에 대한 해당 지역사회의 역량구축에 기여하여야 한다는 점을 제시하고 있다. 그리고 **가이드라인 8**의 논평에는 일반적인 고려사항 외에, 협력적인 파트너십, 연구역량 강화, 역량구축과 이해상충, 윤리적인 측면에 대한 심의의 강화, 연구인력의 교육, 공동출판과 데이터 공유에 대한 내용이 포함되어 있다.

가이드라인

8

연구와 연구심의에 대한 협력적인 파트너십 및 역량구축

COLLABORATIVE PARTNERSHIP AND CAPACITY-BUILDING FOR RESEARCH AND RESEARCH REVIEW

건강 관련 인간대상연구를 담당하는 정부당국의 책임은 그러한 연구가 역량 있고 독립적인 연구윤리위원회에 의해 윤리적 · 과학적으로 심의된다는 것과 역량 있는 연구팀에 의해 수행된다는 것을 보장하는 것이다. 연구의 과학적 · 윤리적인 측면에 대한 독립적인 심의는 연구를 위한 지역사회의 신뢰를 창출함에 있어 중요하다(**가이드라인 23-**연구윤리위원회 설치 요건 및 연구윤리위원회의 연구계획서 심의 요건 참고). 건강 관련 연구는 종종 국제협력을 요구하는데, 일부 지역사회는 그들의 사법권이 미치는 영역에서 제안되거나 수행되는 건강 관련 연구의 과학적인 측면에서의 질 또는 윤리적인 측면에서의 수용 가능성을 평가하거나 보장할 능력이 결여되어 있다. 이러한 지역사회에서 연구를 수행하려고 계획하는 연구자와 연구의뢰자는 연구와 연구심의에 대한 해당 지역사회의 역량구축(capacity-building)에 기여해야 한다.

역량구축은 다음과 같은 활동들을 포함할 수 있으나, 이에 국한되지 않는다.

- ▶ 연구기반시설(research infrastructure)을 구축하고 연구역량을 강화하는 것
- ▶ 해당 지역사회에서 연구의 윤리적인 측면에 대한 심의를 강화하고 연구에 대한 감독 역량을 강화하는 것(**가이드라인 23**-연구윤리위원회 설치 요건 및 연구윤리위원회의 연구계획서 심의 요건 참고)
- ▶ 보건의료 및 건강 관련 연구에 적절한 기술을 개발하는 것
- ▶ 연구인력과 보건의료인력을 교육하고 보건의료인력의 과도한 이탈을 방지하기 위한 조치를 취하는 것
- ▶ 연구참여자가 선발될 지역사회와 협력하는 것(**가이드라인 7**-지역사회의 참여 참고)
- ▶ 공인된 저작권의 요건에 맞는 공동출판(joint publication)과 데이터 공유(data sharing)를 준비하는 것(**가이드라인 24**-건강 관련 연구에 대한 공적 책임 참고)
- ▶ 연구로부터 얻어지는 최종적인 경제적 이익을 분배하기 위해 이익공유협약(benefit-sharing agreement)을 준비하는 것

가이드라인 8에 대한 논평 Commentary on Guideline 8

일반적인 고려사항 General considerations

건강 관련 인간대상연구를 담당하는 정부당국은 이러한 연구가 역량 있고 독립적인 연구윤리위원회에 의해 윤리적 · 과학적으로 심의된다는 것과 역량 있는 연구팀에 의해 수행된다는 것을 보장해야 한다(**가이드라인 23**-연구윤리위원회 설치 요건 및 연구윤리위원회의 연구계획서 심의 요건 참고). 연구역량이 결여되어 있거나 저개발된 경우, 연구자와 연구의뢰자는 건강 관련 연구와 이러한 연구의 윤리적인 측면에 대한 심의를 위해 해당 국가의 지속 가능한 역량에 기여할 윤리적인 의무가 있다. 연구자와 연구의뢰자는 그러한 역량이 거의 없거나 전혀 없는 지역사회에서 연구를 수행하기 전에 해당 연구가 해당 지역의 역량에 어떻게 기여할 수 있는지를 서술하는 계획을 수립해야 한다. 합리적으로 요구되는 역량구축의 종류와 양은 연구프로젝트의 규모에 비례적이어야 한다. 예를 들어, 단지 의무기록을 검토하는 것만 관계되는 간단한 역학연구(epidemiological study)는 역량구축을 위해 개발해줄 만한 것이 있다면 이를 상대적으로 적게 요구받을 것이지만, 반면 수년 동안 지속될 대규모 백신 임상시험(large-scale vaccine trial)의 연구의뢰자에게는 상당한 기여가 기대될 것이다. 연구의 수행이 해당 지역의 보건의료시스템을 불안정하게 만들어서는 안 되고, 이상적으로는 보건의료시스템에 기여해야만 한다.

협력적인 파트너십 Collaborative partnership

생명의학적 중재의 개발과 테스트는 종종 국제적인 협력 연구를 요구한다. 권력이나 전문성에 있어 실제적이거나 인지된 불공정한 차이는 의사결정과 행동에 있어 형평성을 보장하는 방식으로 해결되어야 한다. 바람직한 관계는 해당 지역의 연구역량을 유지하는 남-남협력(South-South cooperation, 다소 남쪽에 위치하고 있는 개발도상국 사이에서의 협력)과 남-북협력(North-South cooperation, 다소 남쪽에 위치하고 있는 개발도상국과 주로 북쪽에 위치하고 있는 부유한 국가와의 사이에서의 협력)을 통해 장기적인 협력을 개발하는 것이 공통 목표인 동등한 파트너들 중 하나일 때이다. 권력의 차이에 대응하여 (다소 남쪽에 위치하고 있는 개발도상국을) 보호하기 위해, 혁신적인 형태의 협력이 고려되어야 한다. 예를 들어, 다음과 같은 세 단계는 포함, 상호학습 및 사회정의를 촉진할 수 있다. 협력의 시작 시점에 그리고 특정한 연구프로젝트 시작 전에 (1) 해당 지역의 연구 의제를 결정하고, (2) 국제적으로 수행되는 보건연구의 파트너들 사이에서 역량요구(capacity needs)나 우선순위 평가를 결정하며, (3) 양해각서(Memorandum of Understanding)를 작성한다.

또한 협력적인 파트너십은 지역사회를 참여시키는 것에 의해 그리고 지역사회가 가치 있게 여기는 연구에 중점을 두는 것에 의해 연구의 사회적 가치가 보장되는 것을 돕는다(**가이드라인 1**-연구의 과학적 · 사회적 가치 그리고 연구참여자의 권리에 대한 존중, **가이드라인 7**-지역사회의 참여 참고).

연구역량 강화 Strengthening research capacity

역량강화의 구체적인 목표는 연구자, 연구의뢰자, 연구가 수행되는 곳의 지역사회위원회와 국가당국과 같은 그 밖의 관련 이해관계자들 사이에서의 대화와 협상을 통해 결정되고 달성되어야 한다. 이러한 이해관계자들은 해당 국가의 보건시스템의 구성 요소로서의 연구역량을 강화하기 위한 공동노력에 동의해야 하고, 새로운 지식을 추가로 생성하기 위한 연구역량의 지속 가능성을 최적화해야 한다. 또한 해당 지역의 연구책임자가 연구프로젝트에 참여해야 한다.

역량구축과 이해상충 Capacity-building and conflicts of interest

역량구축은 이해상충(conflicts of interests, 이해충돌)을 야기할 수 있다. 다음과 같은 이해관계가 상충할 수 있다. 연구를 수행하고자 하는 연구의뢰자의 바람, 자신들이 연구에 연구참여자로 등록될 것으로 여기는 잠재적인 연구참여자들의 바람, 자신들의 연구에 등록되는 연구참여자를 위해 최신의 치료법에 접근하고자 하고 지식에 기여하고자 하는 연구자의 바람, 기반시설을 구축하기 위해서 의뢰된 연구에서 자금을 가져감으로써 불충분해진 연구자금을 보상하기로 한 해당 지역사회 지도자의 약속. 연구윤리위원회는 역량구축을 위한 노력이 그러한 이해상충과 관계될 수 있는지 여부를 평가해야 하고, 그러한 이해상충을 완화하기 위한 방법을 모색해야 한다(**가이드라인 25-**이해상충 참고).

윤리적인 측면에 대한 심의의 강화 Strengthening ethical review

연구윤리위원회가 없거나 위원에 대한 적절한 훈련이 결여되어 있는 상황에서 연구를 수행하려고 계획하는 연구자와 연구의뢰자는 연구가 시작되기 전에 합리적으로 가능한 범위 내에서 연구윤리위원회를 설치하는 것을 도와주어야 하고 위원 대상 연구윤리 교육을 위한 준비를 해야 한다. 이해상충을 피하고 연구윤리위원회의 독립성을 보장하기 위해, 연구자와 연구의뢰자에 의한 재정적 지원은 직접적으로 제공되어서는 절대로 안 되며 특정한 연구계획서에 대한 위원회의 결정과 관련되어서도 절대로 안 된다(**가이드라인 25-**이해상충 참고). 오히려 자금은 연구윤리 역량구축을 위해 특별히 사용 가능해야만 한다. 진정 독립적으로 과학적 · 윤리적인 측면에 대한 심의가 이루어지는 것은 모든 사람의 관심사이다.

연구인력의 교육 Education of research personnel

연구의뢰자는 예를 들어 연구자, 연구조교, 코디네이터, 데이터관리자로 역할을 할 사람을 고용하고, 만약 필요하다면 이들을 교육할 것을 기대받으며, 필요에 따라 역량구축을 위한 합리적인 금액의 재정적 지원, 교육적 지원, 그 밖의 지원을 제공할 것으로 기대받는다.

공동출판과 데이터 공유 Joint publication and data sharing

협력연구(collaborative research)는 (외부와 국내에서) 공동으로 저작되어 공개적으로 접근 가능한 출판물을 이끌어내야 한다(**가이드라인 24-**건강 관련 연구에 대한 공적 책임 참고). 연구자와 연구의뢰자는 국제의학저널편집인위원회(International Committee of Medical Journal Editors)의 공인된 저작권에 대한 요건과 같이, 공인된 저작권의 요건에 맞게 공동저자로 등재될 수 있는 공정한 기회를 제공해야만 한다.

Part 9

어떤 동의가 제대로 된 동의인가?

윤리적 · 법적으로 인정받을 수 있는 동의의 기준

이 글에 포함되어 있는 내용 중 일부는 홍익대학교 법학연구소 학술지 『홍익법학』 제15권 제2호(2014.6)에 게재된 논문 "인간대상연구에 있어 동의 관련 규범적 문제: 『생명윤리 및 안전에 관한 법률』 상의 동의 관련 규정을 중심으로", 한국생명윤리학회 학술지 『생명윤리』 제15권 제2호(2014.12)에 게재된 논문 "전부개정 된 「생명윤리 및 안전에 관한 법률」의 연구대상자 보호 측면에서의 의의와 한계", 한국의료윤리학회 학술지 『한국의료윤리학회지』 제18권 제2호(2015.6)에 게재된 논문 "임상시험에 있어 전자동의(Electronic Informed Consent) 획득: 미국 지침에 따른 고려사항을 중심으로"를 통해 이미 발표된 바 있음을 밝힙니다.

연구에 있어 가장 중요한 점은 연구대상자의 자율성을 존중하고 연구대상자를 연구참여로 인한 위험으로부터 보호하는 것이다. 연구는 그 자체의 특성 상 아직 명확하게 확인되지 않은 사실을 확인하기 위한 조사이고, 이러한 불확실성으로 인해 그 절차 상 포함되어 있는 연구대상자에 대한 물리적 개입(intervention)이나 연구대상자와의 상호작용(interaction)이 연구대상자의 신체적 · 정신적 건강에 부정적인 영향을 초래할 수 있다. 그리고 연구를 통해 연구대상자의 개인식별정보나 건강에 관한 정보 등 개인정보를 획득하는 경우가 대부분이므로 어떠한 정보가 획득되어 사용되고 보관되는지 등에 따라 연구침여자에게 사회적 · 경제적 · 법적 측면에서의 문제를 발생시킬 수 있다. 무엇보다 기본적인 것은 대부분의 연구에 있어 연구대상자는 연구참여를 위해 최소한 그에 필요한 시간을 할애하여야 하고 노력을 기울여야 한다는 점이다. 그러므로 연구에 따라 불편과 부담의 정도에 차이가 있을지라도 이를 감수해야 할 수밖에 없다는 점에서는 마찬가지이다. 이에 연구참여는 연구대상자의 판단에 따른 자발적 결정에 근거한 선택이어야만 한다. 그렇다면 연구대상자는 연구에 참여하기 전에 이 연구가 왜 수행되어야 하고 자신이 왜 참여하여야 하는지, 자신이 참여하면 무슨 일을 하게 되는지, 그리고 자신에게 좋은 점과 나쁜 점은 무엇인지 등에 대해 충분한 정보와 설명을 제공받아 이해할 수 있어야 한다. 이에 충분한 정보에 의한 동의는 연구대상자 보호에 있어 가장 강조되는 것이다.

〈뉘른베르크 강령〉에 제시되어 있는 10가지 기본원칙 중 가장 먼저 제시되어 있는 것은 연구대상자로부터 자발적인 동의를 획득하는 일이 절대 필수적이라는 것이다. 그리고 동의가 제대로 획득될 수 있기 위한 전제조건으로 동의를 하는 사람에게 동의를 할 수 있는 법적 능력이 있어야 한다는 점, 동의를 하는 사람이 강제나 강압이 개입되지 않은 상태에서 자유롭게 선택권을 행사할 수 있어야 한다는 점, 결정을 하기에 앞서 충분한 정보를 갖고 있어야 한다는 점을 들고 있다.

〈헬싱키선언〉에는 연구대상자로부터 동의를 획득하는 일과 관련된 내용이 상당히 많은 비중을 차지하고 있다. 특히, 동의가 제대로 획득될 수 있기 위한 전제조건으로는 〈뉘른베르크 강령〉에 제시된 조건에 더하여, 정보의 전달 방법과 동의권자 개개인이 특정 정보를 요구하는 일에 주의를 기울일 것과 적절한 자격을 갖춘 사람이 동의권자가 정보를 이해한 것을 확인한 후에 가급적이면 동의를 서면으로 받아야 한다는 내용까지 있다.

〈벨몬트 보고서〉에도 연구대상자로부터 충분한 정보에 의한 동의를 획득하는 일은 인간존중, 선행, 정의의 원칙이 연구 수행 과정에 적용됨에 있어 고려되어야 하는 사항 중 하나로 제시되어 있다. 물론 동의가 제대로 획득될 수 있기 위한 전제조건으로 〈뉘른베르크 강령〉과 〈헬싱키선언〉에 제시된 조건이 〈벨몬트 보고서〉에도 동일하게 제시되어 있다. 추가로, 대부분의 연구지침이 동의권자에게 충분한 정보가 제공된다는 것을 확인하기 위해 제공되어야 하는 정보의 항목을 가지고 있으나 어떤 종류의 정보가 얼마나 제공되어야 하는지 판단하기 위한 기준을 설정해 두는 것은 매우 어려운 일이라는 점, 연구에 있어 동의권자에게 공통된 이해(common understanding)가 존재한다고 하기 어려우므로 표준적으로 보통 제공하는 정보 정도로는 부족하여 더 많이 제공되어야 한다는 점, 정보가 전달되는 방식과 맥락을 정보 자체만큼이나 중요하게 여기고 동의권자의 이해능력도 서로 다를 수 있으므로 그에 따라 정보 제공 방식을 조절하는 것이 필수적이라는 점, 부적절한 영향은 지나치거나 부당하거나 부적절하거나 어울리지 않는 보상이나 대가를 제공하는 경우에도 발생한다는 점까지 제시되어 있다.

「생명윤리법」에는 인간대상연구에 있어 연구대상자의 자발적인 동의가 충분한 정보에 근거해야 한다는 것이 연구대상자의 자율성이 존중되어야 한다는 것과 함께 이 법에서 제시하고 있는 여러 가지 기본원칙 중 하나로 제시되어 있다. 그리고 「약사법」에는 임상시험대상자에게 임상시험의 내용을 비롯하여 임상시험 관련 사항에 대해 사전에 설명해주고 동의를 획득하여야 하는 것이 임상시험실시기관의 의무로 규정되어 있으며, 「의약품 임상시험 관리기준(KGCP)」에는 임상시험 참여 전에 모든 임상시험대상자로부터 자발적인 임상시험 참가 동의를 받아야 한다는 것이 임상시험의 기본원칙 중 하나로 제시되어 있다. 즉, 현행법 상 연구대상자로부터의 동의 획득은 연구에 있어 반드시 지켜져야 할 최우선적이고 필수적인 기본원칙으로 규정되어 있다.

현행법 상 동의는 연구자에 의해 획득되어야 한다. 「생명윤리법」에는 인간대상연구를 하기 전에 연구대상자에게 이 법에 정해져 있는 사항에 대해 충분한 설명을 제공해주고 서면동의를 받아야 하는 의무가 인간대상연구자에게 있다는 점이 규정되어 있다. 그리고 「의약품 등의 안전에 관한 규칙」에는 임상시험대상자로부터 동의를 획득하여야 하는 것이 임상시험책임자의 의무로 규정되어 있다. 또한 「의약품 임상시험 관리기준(KGCP)」에는 임상시험에 있어서는 임상시험책임자와 이의 위임을 받은 의사, 치과의사, 한의사가 동의를 획득하여야 하는 것으로 규정되어 있다. 이는 임상시험대상자가 임상시험의 세부 사항에 대해 질문하는 경우 성실한 답변이 이루어져야 한다는 점과 관련이 있다. 이와 관련하여 식품의약품안전처는 『2015년 임상시험 관련 자주묻는 질의 · 응답집(2015.12)』을 통해 동의 획득이 의사, 치과의사, 한의사 외의 사람에게 위임되어서는 안된다는 점을 명확히 한 바 있다. 또한 「첨단재생바이오법」에는 재생의료기관이 첨단재생의료 임상연구 대상자에게 이 법에 정해져 있는 사항에 대하여 충분한 설명을 제공해주고 서면동의를 받아야 한다고 규정되어 있다. 비록 연구자는 아니지만 연구와 관련하여 실질적인 책임을 갖는 상위주체가 동의를 획득하여야 하는 것으로 규정되어 있는 것이다.

현행법 상 동의는 연구대상자로부터 획득되어야 한다. 물론 이때 연구대상자는 동의 능력이 없거나 불완전한 사람이어서는 안 되고, 이해능력이나 의사표현능력이 결여된 사람이어서도 안 된다. 이는 「생명윤리법」에 동의 능력이 없거나 불완전한 연구대상자가 참여하는 연구의 경우에는 대리인의 동의를 받아야 하는 것으로 규정되어 있는 점과 「약사법」에 임상시험대상자의 이해능력이나 의사표현능력의 결여 등의 사유로 동의를 받을 수 없는 경우 대리인의 동의를 받아야 하는 것으로 규정되어 있는 점에 비추어 판단할 수 있다. 또한 「첨단재생바이오법」에도 첨단재생의료 임상연구 대상자가 미성년자인 경우 부모나 법정대리인의 동의를 함께 받아야 하고 동의능력이 없거나 불완전한 사람인 경우 대리인의 동의를 받아야 한다고 규정되어 있다.

현행법 상 동의는 연구에 대한 정보와 설명의 충분한 제공이 전제된 상태에서 획득되어야 한다. 이와 관련하여 현행법에는 연구대상자에게 제공되어야 하는 사항이 각각의 연구유형별로 구분되어 규정되어 있다.

먼저, 「생명윤리법」에는 인간대상연구에 있어 설명되고 동의가 획득되어야 하는 사항으로 다음과 같은 사항이 제시되어 있다.

1. 인간대상연구의 목적
2. 연구대상자의 참여 기간, 절차 및 방법
3. 연구대상자에게 예상되는 위험 및 이득
4. 개인정보 보호에 관한 사항
5. 연구참여에 따른 손실에 대한 보상
6. 개인정보 제공에 관한 사항
7. 동의의 철회에 관한 사항
8. 그 밖에 기관생명윤리위원회가 필요하다고 인정하는 사항

다음으로, 「생명윤리법」에는 인체유래물연구에 있어 설명되고 동의가 획득 되어야 하는 사항으로 다음과 같은 사항이 제시되어 있고, 법정서식을 사용하여 동의가 획득되어야 한다는 점이 규정되어 있다.

1. 인체유래물연구의 목적
2. 개인정보의 보호 및 처리에 관한 사항
3. 인체유래물의 보존 및 폐기 등에 관한 사항
4. 인체유래물과 그로부터 얻은 유전정보(이하 '인체유래물 등'이라 한다)

의 제공에 관한 사항

5. 동의의 철회, 동의 철회 시 인체유래물 등의 처리, 인체유래물 기증자의 권리, 연구목적의 변경
6. 인체유래물연구를 비정상적으로 종료할 경우 인체유래물 등의 폐기 또는 이관에 관한 사항
7. 인체유래물연구 결과의 보존기간 및 정보 공개에 관한 사항

또한, 「의약품 임상시험 관리기준(KGCP)」에는 임상시험에 있어 임상시험자가 임상시험대상자로부터 동의를 획득하는 과정에서 대상자에게 제공되는 정보, 동의서 서식, 임상시험대상자설명서, 그 밖의 문서화된 정보에 다음과 같은 사항을 적어야 한다고 규정되어 있다.

1. 임상시험이 연구를 목적으로 수행된다는 사실
2. 임상시험의 목적
3. 임상시험용 의약품에 관한 정보 및 시험군 또는 대조군에 무작위배정될 확률
4. 침습적 시술을 포함하여 임상시험에서 임상시험대상자가 받게 될 각종 검사나 절차
5. 임상시험대상자가 준수하여야 할 사항
6. 검증되지 않은 임상시험이라는 사실
7. 임상시험대상자(임부를 대상으로 하는 경우에는 태아를 포함하며, 젖을 먹이는 여성을 대상으로 하는 경우에는 영유아를 포함한다)에게 미칠 것으로 예상되는 위험이나 불편
8. 임상시험을 통하여 임상시험대상자에게 기대되는 이익이 있거나 임상시험대상자에게 기대되는 이익이 없을 경우에는 그 사실
9. 임상시험대상자가 선택할 수 있는 다른 치료방법이나 종류 및 그 치료방법의 잠재적 위험과 이익
10. 임상시험과 관련한 손상이 발생하였을 경우 임상시험대상자에게 주어

질 보상이나 치료방법

11. 임상시험대상자가 임상시험에 참여함으로써 받게 될 금전적 보상이 있는 경우 예상 금액 및 이 금액이 임상시험 참여의 정도나 기간에 따라 조정될 것이라고 하는 것
12. 임상시험에 참여함으로써 임상시험대상자에게 예상되는 비용
13. 임상시험대상자의 임상시험 참여 여부 결정은 자발적이어야 하며, 임상시험대상자가 원래 받을 수 있는 이익에 대한 손실 없이 임상시험의 참여를 거부하거나 임상시험 도중 언제라도 참여를 포기할 수 있다는 사실
14. 「의약품 임상시험 관리기준(KGCP)」 제8호 머목 2)에 따른 모니터요원, 제8호 버목에 따른 점검을 실시하는 사람, 임상시험심사위원회 및 식품의약품안전처장이 관계 법령에 따라 임상시험의 실시절차와 자료의 품질을 검증하기 위하여 임상시험대상자의 신상에 관한 비밀이 보호되는 범위에서 임상시험대상자의 의무기록을 열람할 수 있다는 사실과 임상시험대상자가 서명한 동의서에 의하여 이러한 자료의 열람이 허용된다는 사실
15. 임상시험대상자의 신상을 파악할 수 있는 기록은 비밀로 보호될 것이며, 임상시험의 결과가 출판될 경우 임상시험대상자의 신상은 비밀로 보호될 것이라는 사실
16. 임상시험대상자의 임상시험 계속 참여 여부에 영향을 줄 수 있는 새로운 정보를 취득하면 제때에 임상시험대상자에게 알릴 것이라는 사실
17. 임상시험과 임상시험대상자의 권익에 관하여 추가적인 정보가 필요한 경우 또는 임상시험과 관련된 손상이 발생한 경우에 연락해야 하는 사람
18. 임상시험 도중 임상시험대상자의 임상시험 참여가 중지되는 경우 및 그 사유
19. 임상시험대상자의 임상시험 예상 참여 기간

20. 임상시험에 참여하는 대략의 대상자 수

마지막으로, 「첨단재생바이오법」에는 첨단재생의료 임상연구에 있어 설명되고 동의가 획득 되어야 하는 사항으로 다음과 같은 사항이 제시되어 있다.

1. 첨단재생의료 임상연구의 목적 및 내용
2. 첨단재생의료 임상연구 후 예측되는 결과 및 이상반응
3. 첨단재생의료 임상연구참여에 따른 손실에 대한 보상
4. 개인정보 보호 및 제공에 관한 사항
5. 동의의 철회에 관한 사항
6. 이상반응 신고, 장기추적조사 등 사후조치에 관한 사항
7. 연구대상자가 선택할 수 있는 다른 치료법이 있을 경우 그 치료법의 종류 및 방법
8. 안전관리기관의 연구대상자에 대한 개인정보 관리에 관한 사항
9. 첨단재생의료 임상연구의 안전성을 확보하기 위한 연구대상자의 행동지침 및 제약에 관한 사항

참고로, 「의약품 임상시험 관리기준(KGCP)」에는 임상시험자가 임상시험대상자로부터 동의를 획득함에 있어 준수하여야 하는 사항들이 다음과 같이 보다 구체적으로 제시되어 있다. 이러한 바는 「의료기기 임상시험 관리기준」에 있는 내용과 크게 다르지 않다.

1. 임상시험대상자의 동의는 「의약품 등의 안전에 관한 규칙」 제30조 제1항 제4호, 〈헬싱키선언〉에 근거한 윤리적 원칙 및 이 기준에 따라 이루어져야 하며, 임상시험을 시작하기 전에 임상시험책임자는 동의서 서식, 시험대상자설명서, 그 밖에 임상시험대상자에게 제공하는 문서화된 정보에 대해 임상시험심사위원회의 승인을 받아야 한다.
2. 임상시험대상자의 동의에 영향을 줄 수 있는 새로운 임상시험 관련 정보를 취득한 경우에는 동의서 서식, 시험대상자설명서, 그 밖의 문서화된 정보를 이에 따라 수정하고, 임상시험대상자에게 해당 서식 및 문서

를 제공하기 전에 임상시험심사위원회의 승인을 받아야 한다. 이 경우 임상시험책임자는 제때 임상시험대상자에게 이를 알리고, 고지 대상자, 고지 일시 및 고지 내용을 기록하여야 한다.

3. 시험책임자나 시험담당자는 임상시험대상자의 임상시험 참여를 강요하거나 부당한 영향을 미쳐서는 아니 된다.
4. 동의서 서식 및 임상시험과 관련한 정보(말 또는 서면에 의한 정보를 모두 포함한다)에는 임상시험대상자의 권리를 제한하거나 또는 이를 암시하는 내용 및 임상시험자, 임상시험실시기관, 임상시험의뢰자 또는 그의 대리인의 책임을 면제하거나 이를 암시하는 내용이 포함되어서는 아니 된다.
5. 임상시험책임자 또는 그의 위임을 받은 사람은 임상시험심사위원회의 승인을 받은 서면 정보와 그 밖에 임상시험의 모든 측면에 대한 정보를 임상시험대상자에게 충분히 알려야 한다.
6. 동의서 서식 및 임상시험과 관련한 정보(말 또는 서면에 의한 정보를 포함한다)에는 임상시험대상자가 이해할 수 있는 쉬운 용어를 사용하여야 한다.
7. 임상시험대상자의 동의를 받기 전에 시험책임자 또는 시험책임자의 위임을 받은 의사, 치과의사, 한의사는 임상시험대상자가 임상시험의 세부 사항에 대해 질문하고 해당 임상시험에의 참여 여부를 결정할 수 있도록 충분한 시간과 기회를 주어야 하며, 임상시험과 관련한 모든 질문에 대하여 임상시험대상자에게 성실하게 답변하여야 한다.
8. 임상시험대상자의 임상시험 참여 전에 임상시험대상자의 동의를 받은 시험책임자 또는 시험책임자의 위임을 받은 의사, 치과의사, 한의사는 동의서에 서명하고, 해당 날짜를 자필로 적어야 한다.
9. 임상시험책임자 및 시험담당자는 임상시험에 참여하기 전에 동의서의 사본 및 임상시험대상자에게 제공된 그 밖의 문서화된 정보의 사본을

임상시험대상자에게 주어야 하며, 임상시험 도중에 동의서 서식이 변경된 경우에는 임상시험대상자에게 변경동의서의 사본을 주어야 하고, 이미 임상시험대상자에게 제공된 문서의 정보가 변경된 경우에는 그 변경된 문서의 사본을 주어야 한다.

이렇듯 연구에 있어 연구대상자의 자율성을 존중하고 연구의 위험으로부터 연구대상자를 보호하기 위해 연구자가 동의능력이 있는 연구대상자에게 연구참여 전에 연구에 대한 충분한 정보와 설명을 제공해주고 이를 바탕으로 연구대상자로부터 서면으로 동의를 획득하는 것은 국제적인 차원에서 준수가 요구되는 원칙인 동시에 국내법에 따른 의무이기도 하다.

현행법 상 동의는 동의서를 작성하는 방식으로 획득되어야 한다. 이러한 바는「생명윤리법」과「약사법」에 "서면동의"라는 표현이 있는 것을 보면 알 수 있다. 특히「의약품 임상시험 관리기준(KGCP)」에는 동의가 "대상자가 임상시험 참여 유무를 결정하기 전에 시험대상자설명서(시험책임자가 임상시험 참여에 대한 대상자의 동의를 받기 위하여 대상자에게 해당 임상시험과 관련한 모든 정보를 담아 제공하는 문서)를 통해 해당 임상시험과 관련된 모든 정보를 제공받고, 서명과 서명 날짜가 포함된 문서(동의서)를 통해 본인이 자발적으로 임상시험에 참여함을 확인하는 절차"로 정의되어 있고, 임상시험대상자와 동의를 받은 시험책임자 또는 그의 위임을 받아 동의를 획득한 사람이 동의서에 서명하고 해당 날짜를 자필로 적는 방식으로 동의가 이루어져야 하는 것으로 규정되어 있다.

그런데 이러한 서면동의는 전자동의 방식, 즉「전자서명법」에 따른 전자서명이 기재된 전자문서를 포함하는 것으로 규정되어 있다. 과학기술의 발달을 기반으로 하여 보다 편리해진 전자매체(electronic media)나 전자과정(electronic process)을 이용하는 일은 현대인들에게 매우 일상화되어 있다. 전자적인 방법은 기본적으로 접근이나 활용면에서 쉽고 간편하며, 관련 자료와 정보의 보관이 장소나 시간에 구애를 받지 않을 수 있을 뿐만 아니라 재

확인도 용이하다는 점에서 기존의 방법과는 확연한 차이를 보여 보다 선호될 수 있다. 특히 동의를 전자적인 방법으로 획득한다면 상호작용이 가능한 소프트웨어를 도입하는 시스템을 이용함으로써 연구대상자가 이러한 시스템을 통해 제공되는 설명과 정보를 충분히 이해할 때까지는 동의를 할 수 없도록 막을 수 있다. 그리고 전자매체나 전자화된 과정을 이용함으로써 연구 관련 설명과 정보를 제공함에 있어 더 많은 설명과 정보를 제공해줄 수 있고, 연구대상자가 더 많은 시간 동안 연구 관련 설명과 정보에 노출되도록 할 수 있다. 또한 전자매체나 전자화된 과정의 이용이 연구대상자의 관심을 좀 더 끌 수 있다. 이에 전자동의는 연구에 대해 이해하거나 관련 설명과 정보 전체나 중요한 일부를 보다 장기간 기억하는 데에 도움을 줄 수 있어 결과적으로는 연구에 대한 충분한 설명과 정보에 근거한 동의가 이루어지는 데에 기여할 수 있다.

이와 관련하여 식품의약품안전처는 『임상시험 전자동의 사용 질의 · 응답집(2019.11)』을 통해 전자동의에서 임상시험대상자에게 제공되는 정보는 서면동의 시 요구되는 사항과 동일하다는 점, 전자동의와 서면동의를 혼용할 수 있다는 점, 전자동의는 임상시험대상자의 나이, 언어, 이해수준 등을 고려하여 임상시험대상자에게 적합한 것이어야 한다는 점, 전자서명된 전자동의서가 경우에 따라서는 종이문서로 만들어져 검토 가능할 수 있어야 한다는 점, 임상시험대상자에게 제공되는 전자동의서 사본은 종이문서여도 되지만 전자형식으로 된 것도 가능하다는 점, 전자동의 획득을 위한 모든 양식과 임상시험대상자에게 제공되는 모든 자료는 임상시험심사위원회에 제출되어 승인된 것이어야 한다는 점, 임상시험심사위원회는 전자동의 과정에서 임상시험대상자에게 제공되는 연구 관련 정보뿐만 아니라 그 제공 방식이 임상시험대상자가 이해하기에 적절한지를 확인하여야 한다는 점, 식품의약품안전처에 의한 실태조사 시 모든 버전별 전자동의서 등과 획득된 전자동의서가 전자형태나 서면형태로 제출될 수 있어야 한다는 점을 명확히 했다.

동의를 획득하는 과정에 이르기 위해서는 연구대상자 모집이 선행되어야 한다. 연구대상자 모집은 여러 가지 방법으로 이루어질 수 있는데, 대표적인 방법이 모집문건을 이용하는 것이다. 「생명윤리법」에는 관련 규정이 없으나 「약사법」에는 임상시험을 하려는 자가 지켜야 하는 사항 중 하나로 임상시험을 실시하기 위한 임상시험대상자의 모집공고 시 임상시험의 명칭, 목적, 방법, 임상시험대상자 자격과 선정기준, 의뢰자와 책임자의 성명(법인명) · 주소 · 연락처 및 예측 가능한 부작용에 관한 사항을 알려야 한다는 것이 명시되어 있다.

이와 관련하여 식품의약품안전처는 공문(임상시험 대상자 모집공고 관련 안내, 2019.2.13)과 붙임자료(임상시험 대상자 모집공고문 작성 기준 및 임상시험 대상자 모집 관련 유의사항)를 통해 모집공고문은 임상시험대상자의 합리적인 참여 결정을 위해 필요한 정보를 이해하기 쉽고 정확하게 전달할 수 있도록 작성되어야 한다는 점, 의학적 효능 · 효과 등이 있는 것으로 오인될 우려가 있는 내용과 같이 임상시험 참여에 부당한 영향을 미치는 사항을 포함하지 말아야 한다는 점, 글자 크기나 여백 등에 대한 제한은 없으나 충분히 가독성이 있어야 한다는 점 등을 모집공고문 작성 시 유의하여야 할 사항으로 안내한 바 있다. 그리고 식품의약품안전처는 최근 임상시험(생동성시험 포함)대상자 모집 시 부작용 등 위험성에 관한 정보 없이 참여보상금액 등으로 참여를 유도하는 부적절한 광고로 인해 임상시험이 고수익 아르바이트로 왜곡되고 대상자 안전 등 사회적 우려가 지속되고 있음을 언급하면서, 모집공고 시 특히 예상하지 못한 부작용도 발생할 수 있다는 내용을 포함하여 기재하고, '알바비용'이나 '식약처 인증'과 같은 용어를 비롯하여 임상시험대상자가 임상시험에 참여하는데 부당한 영향을 미치는 내용은 기재하지 않아야 하며, 임상시험대상자를 추천하는 경우에 선물을 제공한다는 내용이나 이러한 바를 알리는 내용을 포함시켜서는 안 된다는 것을 명확히 했다. 뿐만 아니라, 온라인 매체를 사용한 모집공고가 가능하지만, 이는 부적절한 모집공고의 삭제 · 차단 등 적절한 관리시스템이 마련된 상태에서, 모집공고에 포함되어 있는 정보에 대한 편집이 통제된 형태로, 온라인 매체를 활용하는 사람의 개인정보가 철저히 보호될 수 있도록 하는 것을 전제로 허용되는 일이라는 점도 명확히 했다. 또한 식품의약품안전처는 질의 · 응답 내용을 통해 모집공고문에 포함되어야 하는 것으로 법에 정해져 있는 사항 이외의 사항은 임상시험심사위원회의 철저한 심의 · 검토 과정을 거쳐 적정함을 확인받은 경우에 포함시킬 수 있으나, 그렇다고 하더라도 임상시험 참여에 부당한 영향을 미칠 수 있는 사례비와 교통비 등은 명시하지 않는 것이 적절하다는 것이 식품의약품안전처의 입장임을 밝힌 바 있다.

가이드라인 9에도 연구윤리위원회가 예외를 인정해주지 않는 한 연구대상자로부터 충분한 정보에 의한 동의를 획득하는 일은 연구자가 반드시 준수하여야 하는 의무라는 점이 명시되어 있다. 그리고 이러한 의무에는 연구대상자가 자신이 동의하는 내용에 대해 적절하게 이해했음을 연구자가 확인한 후 동의를 획득하여야 한다는 점, 연구대상자를 부당하게 속이면 안 된다는 점, 동의 획득을 위해 연구대상자에게 제공되어야 하는 정보를 제대로 제공하지 않으면 안 된다는 점, 연구대상자에 대한 부당한 영향력 행사나 강압을 삼가하여야 한다는 점, 연구대상자에게 연구참여 여부를 고려할 수 있는 충분한 기회와 시간을 주어야 한다는 점, 동의를 서면으로 획득하여야 한다는 점, 그리고 동의 획득 원칙에 대한 예외인정에 대해서는 연구자가 정당화 근거를 제시하여야 할 뿐만 아니라 연구윤리위원회의 승인을 받아야 한다는 점이 포함되어 있다는 점도 명시되어 있다. 또한 충분한 정보에 의한 동의는 과정으로 이해되어야 하고, 연구대상자에게는 아무런 불이익 없이 동의를 철회할 수 있는 권리가 있으며, 필요 시 연구대상자로부터의 재동의 획득은 연구가 변경되는 경우나 연구대상자의 연구 계속 참여 여부에 영향을 줄 만한 새로운 정보가 발생하는 경우뿐만 아니라 미리 결정해 둔 간격으로 획득되어야 한다는 점, 연구책임자는 동의 획득을 담당하는 사람 모두가 이 가이드라인을 준수한다는 것을 보장할 책임이 있다는 점도 명시되어 있다.

국제의과학기구협의회(CIOMS)의 2016년 〈건강 관련 인간대상연구에 대한 국제윤리가이드라인〉 중 **가이드라인 9**의 제목은 "충분한 정보에 의한 동의를 할 능력이 있는 개인"이다. 이 가이드라인에서는 동의가 윤리적으로나 법적으로 인정받을 수 있기 위해 갖추어야 할 조건을 제시하고 있다. 그리고 **가이드라인 9**의 논평에는 충분한 정보에 의한 동의와 관련한 일반적인 고려사항 외에, 동의의 과정이 어떠해야 하는지, 정보전단지와 모집공고문 상의 내용과 표현은 어떠해야 하는지, 동의 획득 대상이 되는 정보에 대한 연구대상자의 이해는 무엇에 의해 영향을 받는지, 동의가 획득된 사실은 어떻게 문서화되어야 하는지, 재동의는 어떤 경우에 필요한지, 개인별 충분한 정보에 의한 동의와 더불어 연구 대상 인구집단에 접근함에 있어 함께 고려해야 하는 사항은 무엇인지, 자발성과 부당한 영향에 대해서는 어떻게 판단해야 하는지, 연구대상자가 연구자에게 의존적인 관계에 있는 경우 동의 획득에 있어 어떤 사항을 주의하여야 하는지, 연구의 위험에 대해서는 어떻게 설명되어야 하는지, 동의는 누가 획득하는 것이 적절한지, 건강 관련 레지스트리에 있는 데이터를 사용하기 위한 동의 획득에 있어 특별히 어떤 사항을 고려하여야 하는지에 대한 내용이 포함되어 있다.

가이드라인

9

충분한 정보에 의한 동의를 할 능력이 있는 개인

INDIVIDUALS CAPABLE OF GIVING INFORMED CONSENT

연구윤리위원회가 충분한 정보에 의한 동의(informed consent)의 면제(waiver, 유예, 동의를 아예 받지 않는 것)나 변경(modification, 수정, 동의를 받되 그 방법이나 내용을 바꾸는 것)을 승인하지 않는 한, 연구자는 잠재적인 연구참여자들에게 그들이 연구에 참여하기 위해 자유로운 상태에서 충분한 정보에 의한 동의를 할 수 있도록 하거나 동의를 거절할 수 있도록, 정보와 기회를 제공해줄 의무가 있다(**가이드라인 10**-충분한 정보에 의한 동의의 변경과 면제 참고). 충분한 정보에 의한 동의는 과정(process)으로 이해되어야 하고, 연구참여자는 연구의 어느 시점에서라도 아무런 불이익 없이 동의를 철회할 수 있는 권리를 가지고 있다.

연구자에게는 다음과 같은 의무가 있다.

▶ 잠재적인 연구참여자에게 단지 연구와 관련된 정보를 제공해 준 이후가 아니라 잠재적인 연구참여자가 주요한 사실(material facts)을 적절하게 이해하고 있음을 확인한 이후에 동의를 구하고 획득해야 하는 의무

▶ 부당한 속임(deception, 기만)이나 관련 정보의 유보(withholding, 미제공), 부당한 영향력의 행사, 강압을 삼가해야 하는 의무(**가이드라인 10**-충분한 정보에 의한 동의의 변경과 면제 참고)

▶ 잠재적인 연구참여자에게 연구참여 여부를 고려할 수 있는 충분한 기회와 시간이 주어진다는 것을 보장해야 하는 의무

▶ 일반적 규칙으로써, 각각의 잠재적인 연구참여자로부터 충분한 정보에 의한 동의 획득의 증거로서 서명된 서식(동의서)을 획득해야 하는 의무

연구자는 이러한 일반적인 규칙에 대한 어떠한 예외사항들이라도 이를 정당화할 수 있어야만 하고, 이러한 예외사항들에 대해 연구윤리위원회의 승인을 받아야 한다.

연구윤리위원회의 승인을 받은 경우, 연구자는 만약 연구의 조건이나 절차에 실질적인 변화가 있거나 새로운 정보가 연구에 계속 참여하는 것에 대한 연구참여자의 의지에 영향을 줄 수 있다면, 각각의 연구참여자로부터 충분한 정보에 의한 동의를 새로 획득해야만 한다.

연구자는 장기간 수행되는 연구에서 비록 연구의 설계나 목적에 아무런 변화가 없더라도 각각의 연구참여자가 연구에 기꺼이 계속 참여할 것인지에 대해 미리 결정해 둔 간격으로 확인하고 재동의를 받는 것을 보장해야 한다. 충분한 정보에 의한 동의를 획득하는 모든 사람들(동의 획득 담당자들)이 이 가이드라인을 준수한다는 것을 보장하는 것이 연구책임자의 책임이다.

가이드라인 9에 대한 논평 Commentary on Guideline 9

일반적인 고려사항 General considerations

충분한 정보에 의한 동의(informed consent)는 과정(process)이다. 이 과정의 시작은 잠재적인 연구참여자에게 연구와 관련된 정보를 제공해주는 것, 정보를 제공받은 잠재적인 연구참여자가 주요한 사실(material facts)을 적절하게 이해하는 것, 강압, 부당한 영향, 속임(기만)을 당하지 않은 상태에서 연구에 참여하기로 결정하거나 연구에 참여하는 것을 거절할 수 있음을 보장하는 것을 요구한다.

충분한 정보에 의한 동의는 이러한 동의를 할 능력이 있는 개인이 연구에 참여할 것인지 여부에 대해 자유롭게 선택할 권리를 가지고 있다는 원칙에 기반한다. 충분한 정보에 의한 동의는 개인의 선택의 자유를 보호하고 개인의 자율성을 존중한다.

정보는 잠재적인 연구참여자가 이해할 수 있는 평범한 언어(plain language)로 제공되어야만 한다. 충분한 정보에 의한 동의를 획득하는 사람은 연구에 대해 잘 알고 있어야만 하고 잠재적인 연구참여자의 어떤 질문에도 답변할 수 있는 능력이 있어야만 한다. 연구를 담당하는 연구자 스스로는 연구참여자의 요청에 따라 질문에 답변을 할 수 있는 능력을 갖추어야 한다. 연구참여자는 연구에 참여하기 전이나 연구에 참여하는 동안 궁금한 사항에 대해 질문을 하고 답변을 받을 수 있는 기회를 제공받아야 한다. 연구자는 이러한 질문에 시의적절하면서도 연구참여자가 이해할 수 있는 방식으로 대답하기 위해 모든 노력을 기울여야 한다.

이 가이드라인은 충분한 정보에 의한 동의를 할 능력이 있는 개인에게 적용된다. 충분한 정보에 의한 동의를 할 능력이 없는 개인 또는 아동이나 청소년을 대상으로 하는 연구에 대한 요구사항은 **가이드라인 16**-충분한 정보에 의한 동의를 할 능력이 없는 성인을 대상으로 하는 연구와 **가이드라인 17-**아동과 청소년을 대상으로 하는 연구에 제시되어 있다.

과정 Process

충분한 정보에 의한 동의는 잠재적인 연구참여자와 처음 접촉이 이루어질 때 시작하며, 잠재적인 연구참여자에 의해 동의가 제공되고, 이러한 사실이 동의서 작성을 통해 문서화 될 때 끝나는 양방향 의사소통 과정(two-way communicative process)이다. 그러나 충분한 정보에 의한 동의는 연구가 수행되는 동안 나중에 언제라도 다시 논의될 수 있다. 각각의 개인에게는 가족이나 그 밖의 다른 사람들과 상의할 시간을 포함하여 결정을 내리는 데에 필요한 충분한 시간이 주어져야 한다. 적절한 시간과 자원은 충분한 정보에 의한 동의 절차를 위해 제공되어야만 한다.

정보전단지와 모집공고문 상의 언어
Language of the information leaflet and recruitment material

모든 잠재적인 연구참여자들은 그들이 가지고 갈 수 있는 서면화된 정보전단지(information leaflet)를 제공받아야 한다. 개별 연구참여자에게 정보를 제공하는 것은 단순히 서면화된 문서의 내용을 단지 의례적으로 읽어주는 것이어서는 안 된다. 전단지와 연구참여자 모집문건(recruitment material) 상의 문구는 잠재적인 연구참여자가 이해할 수 있는 언어로 작성되어야만 하고, 연구윤리위원회의 승인을 받아야 한다. 전단지의 문구는 짧아야만 하며 2~3페이지를 넘지 않는 것이 바람직하다. 정보를 구두전달(oral presentation)하거나 그림문자(pictographs)와 요약표를 포함하여 적절한 시청각도구를 사용하는 것은 연구참여자의 이해를 돕기 위해 서면화된 정보문서들을 보충하는 데에 중요하다. 또한 정보는 연구참여자 집단과 특정한 개인에게도 적절해야 한다. 예를 들어, 시각장애인에게는 정보가 점자로 제공되어야 한다. 충분한 정보에 의한 동의는 연구참여자가 자신의 법적 권리를 포기(waive)하거나 포기하는 것처럼 보이게 하는 내용 또는 연구자, 연구의뢰자, 연구기관이나 그 대리인에게 과실에 대한 책임을 묻지 않기로 하거나 묻지 않기로 하는 것처럼 보이게 하는 내용을 포함하지 않아야 한다.

정보전단지의 내용 Contents of the information leaflet

이 가이드라인 전체에 정보전단지에 포함될 필요가 있는 요소들이 명시되어 있다. **부록 2**는 연구참여자에게 제공되어야만 하는 정보의 세부사항뿐만 아니라, 가능한 보충적 정보도 포함하고 있다. **부록 2** 상의 목록에는 연구의 목적, 방법, 연구자금의 출처, 가능한 이해상충(conflicts of interest, 이해충돌), 연구자의 소속기관, 연구의 기대 이익과 잠재적인 위험 그리고 그것이 초래할 수 있는 불편함, 임상시험이 끝난 후 임상시험용 의약품에 대한 접근(access, 계속 사용) 그리고 그 밖에 연구 관련 측면에 관한 정보가 언급되어 있으나, 이러한 정보에 국한되지는 않는다.

이해 Comprehension

동의를 획득하는 사람은 잠재적 연구참여자가 그에게 제공된 정보를 적절히 이해했다는 것을 보장해야만 한다. 연구자는 연구참여자의 이해를 보장하기 위해 정보를 전달함에 있어 증거기반기법(evidence-based methods)을 사용해야 한다. 정보를 이해할 수 있는 잠재적인 연구참여자의 능력은 다른 여러 가지 중에서도 개인의 성숙도, 교육수준, 신념체계에 달려있다. 또한 연구참여자의 이해는 충분한 정보에 의한 동의 과정이 진행되는 분위기, 상황, 장소뿐만 아니라 인내심과 세심함을 가지고 연구참여자와 의사소통하기 위한 연구자의 능력과 의지에 달려있다.

동의의 문서화 Documentation of consent

동의는 여러 가지 방법으로 나타날 수 있다. 연구참여자는 구두로(orally) 동의를 표현할 수 있고, 동의서에 서명하는 것(sign)으로 표현할 수도 있다. 일반적인 규칙으로써, 연구참여자가 동의서에 서명해야 하고, 연구참여자에게 의사결정능력이 결여되어 있는 경우에는 법적 보호자(legal guardian)나 그 밖에 정식으로 권한을 위임받은 대리인(duly authorized representative)이 동의서에 서명해야 한다(**가이드라인 16-**충분한 정보에 의한 동의를 할 능력이 없는 성인을 대상으로 하는 연구, **가이드라인 17-**아동과 청소년을 대상으로 하는 연구 참고). 연구윤리위원회는 특정 조건 하에서 서명된 동의서(signed consent document)에 대한 요구를 면제하는 것, 즉 연구참여자에게서 동의를 받되 동의서를 작성하지는 않도록 하는 것을 승인할 수 있다(**가이드라인 10-**충분한 정보에 의한 동의의 변경과 면제 참고). 이러한 면제는 예를 들어 불법행위와 관련된 연구에서처럼 서명된 동의서의 존재가 연구참여자에게 위험을 초래할 수 있는 경우에도 승인될 수 있다. 특히 연구와 관련된 정보가 복잡할 경우에 연구참여자는 보유할 수 있는 정보지(information sheets, 사실상 동의서 설명문의 역할을 하는 연구참여 안내문)를 제공받아야 한다. 연구참여자가 이에 서명할 것을 요구받지 않는다는 것을 제외하고는 모든 면에서 종래의 정보지와 유사할 수 있다. 정보지의 문구는 연구윤리위원회의 승인을 받아야 한다. 동의가 구두로 획득되는 경우, 연구자는 동의를 획득한 사람에 의해서나 동의가 획득되는 당시에 참관한 사람(witness)에 의해서 확인된, 동의 획득 사실을 확인할 수 있는 문서를 연구윤리위원회에 제출해야 한다.

재동의 Renewing consent

연구의 어떤 측면에서든 실질적인 변화가 생길 때, 연구자는 연구참여자로부터 충분한 정보에 의한 동의를 다시 획득해야만 한다. 예를 들어, 연구 자체로부터나 그 밖의 출처에서 새로운 정보가 밝혀질 수 있는데, 이는 연구에서 테스트하고 있는 중인 제품의 위험이나 이익에 관한 것이거나 이를 대체할 수 있는 제품의 위험이나 이익에 관한 것일 수 있다. 연구참여자는 그러한 정보를 즉시 제공받아야 한다. 대부분의 임상시험에서 중간결과(interim results)는 연구가 끝날 때까지 연구자나 연구참여자에게 공개되지 않는다. 장기간 진행되는 연구에서는 연구에 계속 참여할 것인지에 대한 각각의 연구참여자의 의지가 확인되어야만 한다.

개인별 충분한 정보에 의한 동의 및 연구대상 인구집단에 대한 접근

Individual informed consent and access to research populations

어떤 상황에서 연구자는 오직 학교나 교도소와 같은 기관으로부터 허락을 받거나 지역사회의 지도자, 노인회(council of elders), 그 밖에 권한이 있다고 지명되어 있는 사람으로부터 허락을 받은 이후에만 연구를 수행하거나 잠재적인 연구참여자에게 개인별 동의를 획득하기 위해 해당 지역사회나 기관에 들어갈 수 있다. 그러한 기관 차원의 절차나 문화적 관습은 존중되어야 한다. 그러나 어떤 경우라도 지역사회 지도자나 그 밖의 권위자의 허락이 개인별 충분한 정보에 의한 동의를 대신할 수 없다. 어떤 인구집단에서는 해당 지역의 언어를 사용하는 것이 잠재적인 연구참여자와 연구와 관련된 정보에 대해 의사소통하는 것과 연구참여자가 진정으로 주요한 사실을 이해했는지를 보장하기 위해 연구자가 능력을 발휘하는 것을 용이하게 할 수 있다. 모든 문화권에서 대다수의 사람들이 위약(placebo)이나 무작위배정(randomization)과 같은 과학적인 개념에 익숙하지 않거나 이를 쉽게 이해하지 못한다. 연구자와 연구의뢰자는 충분한 정보에 의한 동의 과정의 요구를 준수하기 위해 연구참여자와 필수적인 정보에 대해 의사소통함에 있어 문화적으로 적절한 방법을 사용해야만 한다. 또한 연구자와 연구의뢰자는 연구참여자에게 정보를 주고 의사소통을 할 때 사용하려고 계획한 절차(동의 획득 과정)를 연구계획서에 기술하고 정당화해야만 한다. 연구프로젝트는 서로 다른 언어적 · 문화적 상황에서도 충분한 정보에 의한 동의가 적절하게 획득될 수 있음을 보장하기 위해 필요한 그 어떤 자원도 포함해야만 한다.

자발성과 부당한 영향 Voluntariness and undue influence

만약 연구참여에 대한 연구참여자 개인별 결정이 부당한 영향(undue influence)에서 자유롭다면 충분한 정보에 의한 동의는 자발적이다. 다양한 요인이 동의의 자발성에 영향을 미칠 수 있다. 예를 들어, 이러한 영향요인들 중 일부는 정신질환과 같이 연구참여자 내부에 있을 수 있지만, 다른 영향요인들은 연구참여자와 임상의사인 연구자 사이에서의 의존적인 관계와 같이 외부에 있을 수 있다. 연구참여자가 심각한 질병을 앓고 있거나 빈곤한 상황에 처해 있다는 것이 자발성을 위협할 수 있지만, 이것이 연구참여자가 자발적으로 충분한 정보에 의한 동의를 할 수 없다는 것을 필연적으로 의미하지는 않는다. 연구윤리위원회는 각각의 연구계획서에 대해 자발적인 동의에 대한 영향이 부당함의 한계점을 넘지 않는지, 만약 넘는다면 어떤 안전조치가 취해지는 것이 적절한지를 결정해야만 한다.

의존적인 관계 Dependent relationship

교사와 학생 사이에서의 의존적인 관계, 교도관과 수감자 사이에서의 의존적인 관계와 같은 다양한 형태의 의존적인 관계가 있다. 임상연구의 맥락에서 의존적인 관계는 특정 환자를 치료하는 임상의사(treating physician)가 연구자로서의 역할을 맡을 때 이 임상의사와 잠재적인 연구참여자가 되는 그 특정 환자 사이에서 이미 존재하는 관계로부터 생길 수 있다. 환자와 임상의사인 연구자(clinician-researchers) 사이에서의 의존적인 관계는 충분한 정보에 의한 동의의 자발성을 손상시킬 수 있다. 왜냐하면 환자인 잠재적인 연구참여자는 자신의 의학적 치료에 대해 임상의사인 연구자에게 의존하고 있으므로, 자신을 치료하고 있는 임상의사가 개입되어 있는 연구에 등록하기 위한 초대를 거절하는 것을 주저할 수 있기 때문이다. 따라서 원칙적으로 연구자와 잠재적인 연구참여자가 의존적인 관계에 있는 경우에는 연구간호사나 자격을 갖춘 협력자와 같은 중립적인 제3자가 충분한 정보에 의한 동의를 획득해야 한다. 그러나 환자가 임상의사에 대해 의존성이 있는 상황이더라도 어떤 상황에서는 임상의사가 환자에게 정보를 제공하는 것이 바람직할 수 있다. 왜냐하면 임상의사가 환자의 상태에 대해 가장 잘 알고 있기 때문이다. 그러나 의존적인 관계로 인한 부정적인 영향을 최소화하기 위해 몇 가지 보호조치가 취해져야 한다. 연구에 종사하는 임상의사는 자신이 환자를 치료하는 임상의사이자 환자를 연구참여자로 하여 연구를 수행하는 연구자로서 이중역할(dual role)을 하고 있음을 인식해야만 하고, 이러한 점을 환자에게 알려야 한다. 연구에 종사하는 임상의사는 환자인 연구참여자에게 연구참여는 자발적이어야 한다는 본질 그리고 연구참여를 거절할 수 있는 권리와 연구참여에 대한 동의를 철회할 수 있는 권리가 있음을 강조해야만 한다. 또한 연구에 종사하는 임상의사는 연구에 참여할지 아니면 거절할지 여부에 대한 환자의 결정이 환자로서 치료를 받음에 있어서나 그 밖에 환자로서 얻을 수 있는 이익에 영향을 미치지 않을 것이라는 점을 환자에게 확실히 약속해주어야만 한다. 환자를 치료하는 임상의사가 연구계획서의 세부사항을 설명할 필요가 있는 경우, 연구윤리위원회는 중립적인 제3자가 있는 상황에서 충분한 정보에 의한 동의서에 서명이 되어야만 하는지 여부를, 즉 참관인이 있는 상황에서 동의서가 작성되어야만 하는지 여부를 고려해야만 한다.

위험 Risks

연구자는 연구용 중재, 그것이 수반할 수 있는 고통이나 불편함 그리고 알려진 위험(risks)과 가능한 위해(hazards)에 대한 세부사항을 논의하는데 있어 완전히 객관적이어야 한다. 예방연구(prevention research) 중 일부 유형에 있어,

잠재적인 연구참여자는 질병을 야기하는 일로 인한 위험 그리고 위험과 이러한 위험을 줄이기 위해 그들이 취할 수 있는 단계에 대한 상담을 받아야만 한다. 특히 이는 HIV/AIDS와 같은 전염병에 대한 예방연구에 적용된다.

누가 동의를 획득하는가 Who obtains consent

충분한 정보에 의한 동의는 연구팀의 구성원에 의해 획득되어야만 한다. 예를 들어, 연구참여자가 연구자와 의존적인 관계에 있어서 동의 획득의 위임은 연구간호사나 그 밖에 연구팀의 다른 구성원에게 위임하는 경우라면, 동의를 획득하는 사람이 정당한 자격을 갖추고 있고 이전에 동의 획득에 대해 경험한 바가 있는 경우에 한하여 허용된다. 연구책임자는 연구프로젝트에 종사하는 모든 구성원들이 이 가이드라인을 준수하는 것을 보장할 책임이 있다.

건강 관련 레지스트리에 있는 데이터를 사용함에 있어 충분한 정보에 의한 동의에 관한 특별한 고려사항

Special considerations regarding informed consent for the use of data in healthregistries

건강 관련 레지스트리(health-related registries)에 있는 데이터를 연구에 사용함에 있어 충분한 정보에 의한 동의를 획득해야 한다는 요건은 **가이드라인 10-**충분한 정보에 의한 동의의 변경과 면제에 적시되어 있는 조건이 충족되면 면제될 수 있다. 연구자가 건강 관련 레지스트리에 포함되어 있는 내용을 기반으로 해당 개인에게 연락할 계획이 있는 경우, 연구자는 이러한 개인이 자신들의 데이터가 레지스트리에 제출되었다는 것을 인식하지 못하고 있을 수 있다는 점과 연구자가 데이터에 접근하여 이를 얻는 과정이 이들에게 친숙하지 않을 수 있다는 점을 명심해야만 한다(**가이드라인 12-**건강 관련 연구에서 데이터의 수집, 보관, 사용 참고). 만약 연구자가 새로운 연구를 위한 추가 정보를 이들로부터 획득하기 위해 건강 관련 레지스트리에 포함되어 있는 개인들에게 연락하기를 원한다면, 이러한 연구는 충분한 정보에 의한 동의를 요구한다.

Part 10

동의 획득의 원칙에 대한 예외인정이 가능한가?

동의를 획득하지 않는 것과 동의서를 작성하지 않는 것

이 글에 포함되어 있는 내용 중 일부는 홍익대학교 법학연구소 학술지 『홍익법학』 제15권 제2호(2014.6)에 게재된 논문 "인간대상연구에 있어 동의 관련 규범적 문제: 「생명윤리 및 안전에 관한 법률」 상의 동의 관련 규정을 중심으로", 한국생명윤리학회 학술지 『생명윤리』 제15권 제2호(2014.12)에 게재된 논문 "전부개정된 「생명윤리 및 안전에 관한 법률」의 연구대상자 보호 측면에서의 의의와 한계"를 통해 이미 발표된 바 있음을 밝힙니다.

어떤 일에든 원칙과 예외가 있을 수 있다. 충분한 정보에 의한 동의를 획득함에 있어 원칙은 연구자가(동의 획득 담당자), 연구대상자를 연구에 참여시키기에 앞서(동의 획득 시점), 연구대상자 본인으로부터(동의권자), 연구 관련 사항에 대한 충분한 정보와 설명을 제공한 후(동의 획득의 전제조건), 동의서 작성을 통해 서면으로 획득하는 것이다(동의를 획득했음을 증명할 수 있는 방식). 그리고 이러한 원칙에 대한 가장 큰 예외는 동의 획득 면제, 즉 연구대상자로부터 동의를 획득하지 않는 것이다. 그리고 또 다른 예외는 동의 획득 담당자, 동의 획득 시점, 동의권자, 동의 획득의 전제조건, 동의를 획득했음을 증명할 수 있는 방식에 대한 변경이나 조정이 인정되는 것이다.

〈헬싱키선언〉에는 연구에 있어 동의를 획득하는 것이 불가능하거나 비현실적인 예외적 상황이 있을 수 있다는 점이 언급되어 있고, 이러한 경우 연구윤리위원회의 심의와 승인을 받은 경우에만 연구를 수행해야 한다는 내용이 함께 언급되어 있다. 우리나라에서 연구에 대한 법적 규제 범주는 2013년 이전까지는 주로 임상시험에 한정되어 있었으나 2013년부터는 인간대상연구와 인체유래물연구 등으로 확대되었다. 임상시험의 경우 응급상황에서 이루어지는 임상시험의 경우 정도를 제외하고는 동의의 원칙에 대한 예외를 허용할 수 있는 경우가 거의 없기 때문에 이러한 예외인정과 관련된 내용이 관련 규정에 포함되어 있지 않았다. 그러나 임상시험 이외의 인간대상연구에 있어서는 연구의 유형이나 특성, 수행 절차와 방법 등이 상당히 다양한데, 그래서 이들 중에는 동의 획득의 원칙을 준수하는 것이 현실적으로 불가능하거나 매우 어려운 경우가 있다. 심지어 동의 획득의 원칙을 준수하는 것이 오히려 연구대상자 보호에 문제를 발생시킬 수 있는 여지가 있는 경우도 있다. 그러므로 동의 획득의 원칙에 대한 예외인정이 논의되어야 할 필요가 있다.

이와 관련하여 「생명윤리법」에는 동의 획득 원칙에 관한 규정에도 불구하고 연구대상자의 동의를 받는 것이 연구 진행과정에서 현실적으로 불가능하거나 연구의 타당성에 심각한 영향을 미친다고 판단되는 경우이면서, 연구대상자의 동의 거부를 추정할 만한 사유가 없고, 동의를 면제하여도 연구대상자에게 미치는 위험이 극히 낮은 경우에는 기관생명윤리위원회의 승인을 받아 연구대상자의 서면동의를 면제할 수 있다는 내용의 규정이 있다. 그리고 이러한 규정은 인체유래물연구에 있어서도 준용되는 것으로 되어있다. 하지만 "연구대상자의 동의를 받는 것이 연구 진행과정에서 현실적으로 불가능한 경우" 그리고 "연구대상자의 동의를 받는 것이 연구의 타당성에 심각한 영향을 미친다고 판단되는 경우"란 구체적으로 어떠한 경우를 말하는지를 판단할 수 있는 세부적인 기준은 제시되어 있지 않고, "연구대상자의 동의 거부를 추정할만한 사유가 없는 경우"에 있어 실제로 그 사유를 어떻게 추정해낼 수 있는지도 모호하며, "동의를 면제하여도 연구대상자에게 미치는 위험이 극히 낮은 경우"에 있어 어느 정도의 위험이 "극히 낮은" 정도에 해당하는지를 해석해낼 수 있는 근거도 없다는 한계점이 있다. 그러나 이러한 규정의 존재는 동의 획득 원칙에 대한 예외인정의 필요성이 법적으로도 인지되고 있음을 의미한다고 할 수 있고, 기관생명윤리위원회의 승인을 받는 것이 전제된다면 동의 획득 원칙에 대한 예외인정이 법적으로도 허용될 수 있는 것임을 나타낸다고 할 수 있기에 의의가 있다.

먼저, 동의 획득 면제, 즉 연구대상자로부터 동의를 획득하지 않는 것과 관련해서는 이미 공개된 정보를 사용하는 연구 그리고 연구대상자의 개인식별정보를 수집 · 기록하지 않으면서 연구대상자에 대한 기존의 자료나 문서를 이용하는 연구, 인체유래물은행이 수집 · 보관하고 있는 인체유래물과 그로부터 얻은 유전정보를 제공받아 사용하는 연구 등을 고려해볼 수 있다. 이미 공개된 것이어서 연구자가 아니더라도 누구나 접근 가능하다는 점, 연구자가 해당 정보와 인체유래물의 출처가 되는 사람을 알 수 없다는 점, 사실상 이미 동의가 획득되어 있다는 점 등을 이유로 동의 획득이 면제되는 것이 타당하고 불가피할 수 있다는 점이 인정될 수 있다.

참고로, 보건복지부 생명윤리정책과는『폐기예정인 잔여검체를 이용하는 연구심의 시 생명윤리법상 서면동의의 면제 요건의 해석에 관한 가이드라인(2017.8.14)』을 통해 인체유래물연구자는 인체유래물연구를 하기 전에 인체유래물 기증자로부터 서면동의를 받아야하지만, 잔여검체를 이용한 진단기기개발연구는 이에 사용되는 잔여검체를 익명화된 상태로 제공받는 경우 현실적으로 그 출처가 되는 사람이 누구인지를 알 수 없어 서면동의를 받는 일이 불가능하며, 폐기예정인 잔여검체를 익명화된 상태로 제공받아 사용하므로 이의 출처가 되는 사람에게 끼치는 위해가 거의 없으므로「생명윤리법」제16조 제3항의 서면동의 면제요건에 해당되니, 폐기예정인 잔여검체를 이용한 초기 진단기기개발연구에 한하여 서면동의 면제를 각 생명윤리위원회에서 적극적으로 고려해주도록 하는 것이 적절하겠다는 의견을 제시한 바 있다. 그러므로 이러한 경우와 관련해서도 생명윤리위원회가 연구대상이 진단에 사용하고 남은 폐기예정인 잔여검체에 한정되는지, 연구자의 범위가 폐기예정인 잔여검체를 보유하고 있는 의료기관에 속한 연구자(공동연구자) 및 진단기기 개발업체인지, 연구의 성격이 의료기기 개발을 위한 예비 연구나 주원료변경 등에 따른 성능변경평가 등인지, 연구의 필요성과 가치가 인정되며 잔여검체를 사용하는 것 이외에 대안적인 연구방법이 존재하지 않는 연구인지, 연구자에게 제공하는 정보의 범위가 최소한의 진단정보만(검체와 관련된 개인정보 및 의료정보는 제공되지 않고 향후 추적이 되지 않도록 익명화 조치 필요)이고 실비징수가 적절한지(검체의 보관과 제공에 관한 실비를 진단기기 개발업체에 징수 가능), 연구 이후 향후 계획에 연구 이후 반드시 잔여검체를 폐기 조치한 후 인체유래물관리대장을 제출하면서 종료보고를 하는 일이 포함되어 있는지 등을 살펴본 후 동의 획득을 하지 않아도 되는 것으로 인정해주는 것이 적절하다.

다음으로, 동의 획득 시점을 연구대상자를 연구에 참여시키기 전이 아니라 참여시킨 이후나 참여를 끝낸 후로 조정해줄 필요가 있는 연구도 있다. 연구의 목적이나 내용을 사전에 연구대상자에게 알려주는 것이 연구대상자의 의식에 영향을 미치거나 행동을 수정하게 만들어 결과적으로 제대로 된 연구결과의 도출을 저해할 수 있는 속임(기만)연구의 경우에는 사전 동의 획득이라는 원칙을 고수하는 일이 연구 수행을 아예 불가능하거나 무의미하게 만들 수밖에 없다. 그러므로 속임이 아닌 다른 방법으로는 해당 연구를 수행할 수 없어 속임이 불가피한 경우이면서, 연구대상자가 속임을 당하더라도 최소위험 이상의 위험에 노출될 가능성이 없는 경우이고, 누설된다면 합리적인 사람이 연구참여를 거절할 수 있을만한 정보는 제공이 보류되지 않을 뿐만 아니라, 추후 제대로 된 정보와 설명을 연구대상자에게 제공해주고 제대로 된 동의를 획득할 계획이 마련되어 있음과 아울러, 이때 연구대상자가 동의하지 않을 권리를 자유롭게 행사할 수 있을 뿐만 아니라 실제로 동의하지 않는 경우 연구자가 이미 수집한 관련 정보와 자료를 폐기시켜줄 계획이 마련되어 있다는 점 등이 확인되는 속임연구의 경우에는 연구의 특성을 감안하여 동의 획득의 시점을 적절한 시점으로 변경할 수 있도록 하는 것이 타당하고 불가피할 수 있다는 점을 생명윤리위원회가 인정해주는 것이 적절하다. 그리고 획득의 전제조건으로서 연구 관련 사항에 대한 충분한 정보와 설명을 제공하는 것에 있어 전부나 일부의 제공을 보류했다가 추후 제대로 된 동의를 획득하는 시점에 제공해주는 것 역시 이와 동일한 맥락에서 허용될 수 있어야 할 것이다.

또한, 동의를 획득했음을 증명할 수 있는 방식에 있어 서면동의가 원칙으로 되어 있는 바에 대한 조정이 필요한 연구도 있다. 이와 관련해서는 「생명윤리법」 상 연구대상자 및 공공에 미치는 위험이 미미하여 심의 면제가 가능한 것으로 규정되어 있는 인간대상연구 중 연구대상자의 개인식별정보를 수집 · 기록하지 않는 연구로서 연구대상자를 직접 조작하거나 그 환경을 조작하는 연구지만 약물투여, 혈액채취 등 침습적 행위를 하지 않는 연구, 신체적 변화가 따르지 않는 단순 접촉 측정장비 또는 관찰장비만을 사용하는 연구,

「식품위생법」 시행규칙 제3조에 따라 판매 등이 허용되는 식품 또는 식품첨가물을 이용하여 맛이나 질을 평가하는 연구, 「화장품법」 제8조에 따른 안전기준에 맞는 화장품을 이용하여 사용감 또는 만족도 등을 조사하는 연구, 그리고 연구대상자를 직접 대면하더라도 연구대상자가 특정되지 않고 「개인정보보호법」 제23조에 따른 민감정보를 수집하거나 기록하지 않는 연구를 고려해볼 필요가 있다.

이러한 연구는 대상자로부터 정보를 획득해야 하기에 연구대상자를 만나지 않을 수 없으므로 동의를 서면으로 획득하는 것이 충분히 가능할 수는 있다. 하지만 이러한 유형의 연구는 연구의 위험이 미미하여 심의 자체가 면제되는 것으로 판단될 수 있음에도 불구하고, 만약 연구대상자로 하여금 동의서를 작성하게 한다면 대표적인 개인식별정보라고 할 수 있는 성명이 적시될 수밖에 없어 심의 면제가 불가능한 사유가 발생해버리는 문제가 있다.

실제로 이러한 유형의 연구들은 연구대상자 선정기준에 맞는 사람이라면 그 사람이 각각 누구인지는 중요하지 않다거나, 연구목적 상 연구대상자를 식별할 수 있는 정보를 이용할 이유도 없어 그 수집 · 기록 자체가 불필요한 경우가 많다. 그리고 이러한 연구의 경우 침습적인 행위가 개입되지 않고, 피사체를 측정 또는 관찰만 하며, 이미 현행법에 따라 판매가 허용되는 식품 또는 식품첨가물을 이용하고, 현행법에 따른 안전기준에 맞는 화장품을 이용하며, 민감정보와 무관하므로 연구대상자에게 신체적 · 정신적 · 사회적 · 경제적, 법적 측면에서 위험을 발생시킬 가능성이 매우 낮다.

또한 이러한 연구의 경우 연구대상자 역시 위험에 대한 부담이 낮으므로 연구에 대한 정보와 설명을 제공받아 그 절차에 응한다면, 예를 들어 식품을 맛보고 그 맛이나 질을 평가하는 설문지를 작성하여 준다거나 화장품을 발라보고 사용감이나 만족도를 평가하는 설문지를 작성하여 준다면, 이는 그 자체로 연구참여에 동의했음을 나타내는 것이라고 볼 수 있다. 그렇기 때문에 적어도 이러한 경우에 있어서는, 연구자가 연구참여에 대한 정보와 설명을 제공해주고 구두로 동의를 획득하는 등의 대안이 있는 경우라면, 연구대상자로부터 동의를 획득했다는 사실을 서면으로 남기도록 하는 의무를 지우지 않도록 하여 연구에 필요하지도 않은 연구대상자의 개인식별정보를 불필요하게 획득하게 한다거나 이로 인해 심의 면제를 받는 일까지도 불가능하게 하는 상황이 초래되지 않도록 해주어야 할 것이다.

특히나 모집공고문을 사용해 연구대상자를 모집한 후 URL이나 QR code를 제시해주어 온라인 상에서 설문조사가 이루어질 수 있도록 하는 연구방식을 사용하는 경우에도 동의서 작성은 하지 않아도 되는 것으로 인정해줄 필요가 있다. 왜냐하면 이러한 연구방식을 사용하는 경우에는 연구자와 연구대상자가 직접 만나지 않고, 연구 진행을 위해 이들 사이에 서면이 오가지도 않기 때문에 동의서 작성이 현실적으로 매우 어렵기 때문이다. 또한 이러한 연구방식을 사용하는 경우에는 연구대상자가 동의서 설명문에 준하는 연구참여안내문을 온라인 상에서 읽고 설문조사에 끝까지 응하는 경우 사실상 연구참여에 대해 동의한 것으로 볼 수 있고, 온라인 상에서 설문조사가 진행되는 만큼 이에 응하는 도중에 그만두는 일이 매우 쉽고 이러한 경우를 연구참여에 대한 동의를 철회한 것으로 볼 수 있기 때문이다. 그러므로 모집공고문이 적절하게 마련되어 사용되고, 비록 연구자가 연구대상자에게 직접적으로 정보와 설명을 제공해주지 않지만 연구대상자가 혼자서 스스로 연구 관련 정보를 확인하고 이해하여 판단한 후 결정하기에 문제가 없으며, 필요 시 모집공고문과 연구참여안내문에 연구자의 연락처가 적시되어 있어 연구 관련 질문을 하고 대답을 받을 수 있도록 준비되어 있는 경우 동의서 작성은 하지 않아도 되는 것으로 생명윤리위원회가 판단해줄 필요가 있다.

서면동의가 원칙으로 되어 있는 바에 대한 조정이 필요한 또 다른 연구가 있다. 이는 연구의 위험이 신체적 측면에서뿐만 아니라 정신적 · 사회적 · 경제적 · 법적인 측면에서도 존재할 수 있다는 점과 관계된다. 주로 환자를 대상으로 하는 임상시험과 달리 사회행동연구의 경우 말 그대로 인간의 생각과 행동, 사회 현상이나 사회 변화 등을 알아보기 위한 목적에서 이루어지므로 연구대상자의 범주 역시 그 구체적인 목적에 따라 매우 다양할 수밖에 없다. 그리고 사회행동과학연구에서 주로 이용되는 것은 연구대상자가 제공한 의견이나 정보라고 할 수 있다.

그런데 경우에 따라서는 연구대상자가 처해 있는 특별한 상황이나 연구대상자가 가지고 있는 특별한 조건이 반드시 전제가 되어야만 하는 반면, 이러한 상황이나 조건이 연구대상자의 사생활과 밀접하게 관련되어 있어 보호받고 비밀로 유지되었으면 하는 것이기에 타인에게 드러내고 싶지 않지만 연구를 위해 연구자에게만 예외적으로 공개하는 것일 수 있다. 예를 들어, 음주나 흡연의 경험이 있는 미성년자를 대상으로 그 현황과 이유를 조사하여 해결책을 제안하고자 하는 연구, 임신 · 출산 또는 임신 · 낙태/인공임신중절의 경험이 있는 비혼자를 대상으로 성경험과 사전-사후피임약 사용 경험을 조사하여 피임약 사용에 대한 교육 및 홍보 방안에 대해 제안하고자 하는 연구, 빈곤층 노인을 대상으로 생활지원에 대한 실태와 향후 지원방안에 대한 의견을 조사하여 개선책을 제안하고자 하는 연구, 성폭력이나 가정폭력의 피해자를 대상으로 심리적 안정이나 정신적 치유에 도움이 되는 교육프로그램을 시행해 보고 그 효과를 알아봄으로써 이의 정례화 필요성에 대해 주장하고자 하는 연구, 후천성면역결핍증환자를 대상으로 감염 원인이나 실생활에서의 문제점 등을 확인하여 이러한 질환의 예방이나 이러한 질환자의 생활에 대한 지원방안을 제안하고자 하는 연구 등의 경우, 아무나 연구대상자가 될 수 없고 이러한 상황이나 조건에 맞는 사람만이 제한적으로 연구대상자가 될 수 있다.

그러나 이러한 상황이나 조건의 경우 사회적으로 인정받을 수 없는 일이거나, 윤리적으로 비난받을 수 있는 일이거나, 본인의 잘못으로 인해 야기된 문제가 아님에도 불구하고 그러한 상황이나 조건과 관련되어 있다는 것 자체가 마치 부끄러워해야 하는 일인 냥 치부되고 있다거나 접촉이나 상호 관계 맺음을 회피하고자 하는 이유가 되고 있어, 만약 연구대상자가 이러한 상황에 있거나 이러한 조건을 가지고 있다는 사실이 타인에게 노출되는 때에는 낙인이나 오명의 문제로 이어져 자칫 연구대상자의 일상생활이나 타인과의 관계에 부정적인 영향을 미칠 수 있고 심한 경우 사회적 차별로 이어질 수도 있다. 그런데 일반적으로 연구대상자에게 제공되는 동의서 상에는 연구제목이 적시되고, 동의서와 함께 연구에 대한 구체적인 내용이 포함되어 있는 설명문이 제공되는데, 이러한 문서들은 연구에 대한 연구대상자의 이해를 돕기 위해 마련된 것이기에 이를 통해 해당 연구가 어떠한 상황에 있거나 어떠한 조건을 가지고 있는 사람들을 대상으로 하는 것인지는 명확하게 파악될 수밖에 없다. 따라서 연구대상자로 하여금 동의서를 작성하도록 한다면, 연구대상자가 동의서 상에 성명을 적시하는 순간 이 연구에 참여하는 것에 동의함을 나타내는 것이기만 한 것이 아니라, 이는 곧 연구대상자가 이러한 상황에 있거나 이러한 조건을 가지고 있는 사람이라는 사실을 단적으로 드러내는 것이 된다. 이에 적어도 이러한 경우에 있어서는, 연구자가 연구참여에 대한 정보와 설명을 제공해주고 구두로 동의를 획득하는 등의 대안이 있는 경우라면, 연구대상자로부터 동의를 획득했다는 사실을 서면으로 남기도록 하는 의무를 지우지 않도록 하여 연구대상자의 연구참여 사실이 노출될 가능성을 최소화함으로써 연구대상자가 연구에 참여하면서도 그 인권은 보호를 받을 수 있도록 하여야 할 것이다. 그러므로 이와 같은 경우에 있어서는 실제로 연구대상자에 충분한 정보와 설명을 제공해준 후 동의는 획득하되 다만 연구대상자의 보호를 위해 동의서 작성은 하지 않도록 생명윤리위원회가 허용해줄 필요가 있다.

마지막으로, 동의권자에 있어서도 연구대상자 본인이 아닌 대리인도 인정될 필요가 있다. 연구대상자 중에는 동의 능력이 없거나 불완전한 사람 또는 이해능력이나 의사표현능력이 결여된 사람이 존재할 수 있다. 이러한 경우에는 연구대상자의 대리인으로부터 동의가 획득될 수 있도록 하는 것이 연구대상자의 보호에 적절할 수 있다. 「생명윤리법」에는 동의 능력이 없거나 불완전한 연구대상자가 참여하는 연구의 경우에는 대리인의 동의를 받아야 하는 것으로 규정되어 있고, 「약사법」에는 임상시험대상자의 이해능력이나 의사표현 능력의 결여 등의 사유로 동의를 받을 수 없는 경우 대리인의 동의를 받아야 하는 것으로 규정되어 있으며, 「첨단재생바이오법」에도 첨단재생의료 임상연구 대상자가 미성년자인 경우 부모나 법정대리인의 동의를 함께 받아야 하고 동의능력이 없거나 불완전한 사람인 경우 대리인의 동의를 받아야 한다고 규정되어 있다. 특히 「생명윤리법」에는 대리인의 동의가 연구대상자의 의사에 어긋나서는 안 된다는 점이 명확하게 규정되어 있고, 「의약품 임상시험 관리기준(KGCP)」에는 동의와 관련하여 이해할 수 있는 쉬운 용어를 사용하여 임상시험 관련 정보와 설명을 제공받을 권리, 임상시험과 관련하여 질문하고 대답을 받을 권리, 임상시험 참여 여부를 결정할 수 있도록 충분한 시간과 기회를 가질 권리, 동의서를 작성할 권리, 동의서 사본 및 임상시험대상자에게 제공된 그 밖의 문서화된 정보의 사본을 제공받을 권리 등에 있어 대리인이 임상시험대상자와 동등한 지위에 있다는 점이 명시되어 있다.

국제의과학기구협의회(CIOMS)의 2016년 〈건강 관련 인간대상연구에 대한 국제윤리가이드라인〉 중 **가이드라인 10**의 제목은 "충분한 정보에 의한 동의의 변경과 면제"이다. 이 가이드라인에서는 동의 획득 원칙에 대한 예외를 인정하는 일이 필요한 경우가 있다는 점, 이러한 예외의 인정은 연구의 맥락을 고려하여 동의 획득의 원칙에 대한 예외가 인정될 수 있다는 연구윤리위원회의 승인 없이는 가능하지 않다는 점이 명시되어 있다. 그리고 **가이드라인 10**의 논평에는 동의 획득의 원칙에 대한 예외를 인정하는 일에 있어 일반적인 고려사항 외에, 연구의 과학적 타당성을 유지하기 위해 정보 제공을 보류하는 것으로 충분한 정보에 의한 동의 과정을 변경하는 것, 연구참여자를 적극적으로 속이는 것으로 충분한 정보에 의한 동의 과정을 변경하는 것, 충분한 정보에 의한 동의의 면제, 건강 관련 레지스트리에 있는 데이터를 사용하는 연구에서 충분한 정보에 의한 동의를 면제하기 위한 특별한 고려사항에 대한 내용이 포함되어 있다.

가이드라인

10

충분한 정보에 의한 동의의 변경과 면제

MODIFICATIONS AND WAIVERS OF INFORMED CONSENT

연구자는 연구윤리위원회로부터 그렇게 해도 된다는 명시적 승인(explicit approval)을 받지 않은 한, 각각의 연구참여자 또는 법적으로 권한을 위임받은 대리인(legally authorized representative)으로부터 개인별 충분한 정보에 의한 동의(individual informed consent)를 획득하지 않고 인간대상연구를 시작해서는 안 된다. 충분한 정보에 의한 동의의 면제(waiver)가 보장되기 전에, 연구자와 연구윤리위원회는 먼저 연구의 전반적인 특성을 이해하고 참여 여부를 결정할 수 있는 연구참여자의 능력을 보존할 수 있는 방법으로 충분한 정보에 의한 동의가 변경될(modified, 조정될) 수 있는지 확인해야 한다.

연구윤리위원회는 다음과 같은 경우 충분한 정보에 의한 동의의 변경(조정)이나 면제를 승인할 수 있다.

- 충분한 정보에 의한 동의의 변경이나 면제 없이는 연구가 실현 가능하지 않거나 실제로 수행할 수 없을 것이다.
- 연구는 중요한 사회적 가치를 가지고 있다.
- 연구는 연구참여자들에게 최소위험(minimal risks)을 넘지 않는 위험을 초래한다.

특정한 연구 맥락에서 충분한 정보에 의한 동의의 변경(조정)이나 면제가 승인되는 경우, 추가적인 조건이 적용될 수 있다.

가이드라인 10에 대한 논평 Commentary on Guideline 10

일반적인 고려사항 General considerations

충분한 정보에 의한 동의의 변경(조정)은 충분한 정보에 의한 동의의 과정을 변경하는 것과 관계되는데, 가장 자주 있는 변경은 연구참여자에게 정보를 제공하는 것 그리고 연구참여자의 충분한 정보에 의한 동의를 문서화하는 것과 관계된다. 동의의 면제는 연구자가 충분한 정보에 의한 동의를 획득하지 않고 연구를 수행하는 것을 허용한다.

가이드라인 9에 명시되어 있듯이, 개인이나 법적으로 권한을 위임받은 대리인은 건강 관련 인간대상연구에 대해 충분한 정보에 의한 동의를 해야만 한다. 충분한 정보에 의한 동의의 변경(조정)이나 면제는 정당성과 연구윤리위원회의 승인을 요구한다. 일반적으로 연구자와 연구윤리위원회는 충분한 정보에 의한 동의 과정을 최대한 지킬 수 있도록 해야만 한다. 연구자와 연구윤리위원회는 충분한 정보에 의한 동의 과정이 변경(조정)되더라도 여전히 연구참여자가 연구의 전반적인 특성을 이해할 수 있게 하고, 참여 여부에 대해 의미 있는 충분한 정보에 의한 결정을 할 수 있게 하는지를 신중하게 고려해야만 한다. 예를 들어, 어떤 경우에는 잠재적인 연구참여자들에게 임상시험의 군들(trial arms, 시험군과 대조군)에 대한 자세한 절차를 알리지 않고 연구의 목적을 서술하는 것이 가능할 수 있다.

연구의 과학적 타당성을 유지하기 위해 정보 제공을 보류하는 것으로 충분한 정보에 의한 동의 과정을 변경하는 것

Modifying the informed consent process by withholding information in order to maintain the scientific validity of the research

때로는 연구의 타당성을 보장하기 위해 동의 과정에서 정보의 제공을 보류할 필요가 있다. 건강 관련 연구에서 이는 일반적으로 구체적인 절차의 목적에 대한 정보를 보류하는 것을 포함한다. 예를 들어, 임상시험 참여자가 자신의 순응도(compliance)가 모니터링되고 있음을 알게 되면 행동을 수정하여 결과를 무효화할 수 있기 때문에 요법(regimen)에 대한 순응도를 모니터링하기 위해 수행되는 테스트의 목적에 대해 종종 임상시험 참여자에게 알려주지 않는다. 대부분 이러한 경우 잠재적인 연구참여자는 연구가 완료될 때까지 일부 연구절차의 목적에 대한 정보를 제공받지 못한 상태로 남아있게 되는 데에 동의할 것인지 질문받아야만 한다. 그러나 연구참여자는 연구참여를 끝낸 후에 당초 제공받지 못했던 연구 관련 정보를 제공받아야만 한다. 또 다른 경우로 연구 관련 정보 일부의 제공을 보류하는 것에 대해 연구참여자에게 허락을 요청하는 것이 연구의 타당성을 위태롭게 할 수 있다. 따라서 일부 정보의 제공이 보류되었다는 것이 데이터가 수집될 때까지 연구참여자에게 알려지지 않을 수 있다. 이러한 절차는 오직 연구윤리위원회로부터 명시적인 승인을 받은 경우에만 시행될 수 있다. 게다가 연구결과가 분석되기 전에 연구참여자는 보류되었던 정보를 제공받아야만 하고, 그러한 상태에서 연구가 수행되어 수집된 자신의 데이터를 철회할 수 있는 가능성도 제공받아야만 한다. 연구참여자가 자신의 데이터를 철회함으로 인해 연구의 타당성에 미칠 잠재적인 영향은 연구가 시작되기 전에 고려되어야만 한다.

연구참여자를 적극적으로 속여 충분한 정보에 의한 동의 과정을 변경하는 것
Modifying the informed consent process by actively deceiving participants

연구참여자에 대한 적극적인 속임(deception, 기만)은 단순히 특정한 정보의 제공을 보류하는 것보다 훨씬 논쟁의 여지가 있다. 그러나 사회행동과학자들은 때로는 연구참여자의 태도와 행동을 연구하기 위해 연구참여자에게 의도적으로 잘못된 정보를 제공한다. 예를 들어, 연구자는 보건의료전문가의 행동을 자연스러운 상황에서 연구하기 위해 '가짜환자(pseudo-patients)' 또는 '가짜고객(mystery clients)'을 이용한다.

어떤 사람들은 적극적인 속임은 절대 허용될 수 없다고 주장한다. 다른 사람들은 특정 상황에서 적극적인 속임을 허용할 것이다. 연구가 연구참여자들을 최소위험(minimal risk)을 넘는 위험에 노출시키는 경우에 속임은 허용될 수 없다. 연구에서 타당한 결과를 획득하기 위해 속임이 필수적으로 요구되는 경우, 연구자는 다른 방법으로 타당하고 신뢰할 수 있는 데이터를 획득할 수 없다는 것을 확신시켜야 한다. 연구가 중대한 사회적 가치를 가지고 있으며, 만약 연구에 대한 어떤 정보가 누설된다면 합리적인 개인이 연구참여를 거절할 수 있는 경우에는 이러한 정보의 제공이 보류되지 않는다. 연구자와 연구윤리위원회는 연구참여자를 속이는 것이 연구참여자에게 해(harm)를 끼칠 수 있을 뿐만 아니라 연구참여자를 부당하게 취급할 수도 있음을 인식해야만 한다. 연구참여자가 자신이 연구자의 허위 진술 하에 연구에 참여했다는 사실을 알게 되었을 때, 연구 관련 정보를 제공받지 못했다는 것에 분개할 수 있다. 연구의 과학적 타당성을 유지하기 위해 속임이 필요한 경우, 잠재적인 연구참여자는 충분한 정보에 의한 동의 과정에서 불완전한 정보를 제공받는 것에 동의(agree)하도록 요청받아야만 한다. 즉, 연구자가 속임에 대해 사전에 동의를 받아야 한다는 것을 의미한다. 연구윤리위원회는 연구가 완료될 때 연구참여자가 속임에 대한 정보를 어떻게 제공받아야 하는지를 결정해야만 한다. 이러한 정보 제공을 흔히 '디브리핑(debriefing)'이라고 하는데, 일반적으로 이는 속임에 대한 이유를 설명하는 것을 수반한다. 디브리핑은 속임의 잘못을 바로잡기 위한 필수적인 부분이다. 연구목적을 위해 속임을 당하는 것에 반대하는 연구참여자는 연구자가 속임을 통해 획득한 자신의 데이터를 사용하는 것을 거부할 수 있는 기회를 제공받아야만 한다. 예외적인 경우, 연구윤리위원회에서 연구참여자가 자신의 데이터를 사용하는 것을 거부하여 해당 데이터를 삭제하거나 폐기해야 하는 경우임에도 불구하고 개인식별이 불가능한 정보(non-identifiable information)는 남겨둘 수 있도록 하는 것을 승인할 수 있다. 예를 들어, 연구가 서비스 질이나 서비스 제공자의 역량을 평가하는 경우에는 데이터를 철회하는 선택지가 연구참여자에게 제공되지 않을 수 있다(예를 들어, '가짜'고객이나 '가짜'환자 관련 연구).

충분한 정보에 의한 동의의 면제 Waiving informed consent

만약 연구가 충분한 정보에 의한 동의의 면제 없이는 실현 가능하지 않거나 실제로 수행될 수 없으며, 연구가 중요한 사회적 가치를 가지고 있고, 참여자들에게 최소위험을 넘지 않는 위험을 초래한다는 것이 확인되면, 연구윤리위원회는 충분한 정보에 의한 동의를 면제할 수 있다. 데이터나 인체유래물이 그 출처가 되는 사람의 이름을 가지고 있거나 또는 암호(code)에 의해 그 출처가 되는 사람과 연결되어 있음을 의미하는 개인식별 가능한(identifiable) 데이터나 인체유래물에 연구가 관계되는 경우에도 이 3가지 조건은 충족되어야만 한다. 연구가 건강 관련 레지스트리에 이미 존재하는 데이터를 분석하는 경우 그리고 연구참여자가 충분한 정보에 의한 동의를 할 능력이 없는 아동, 청소년 및 개인인 경우에도 이러한 조건들이 충족되어야만 한다(**가이드라인 16**-충분한 정보에 의한 동의를 할 능력이 없는 성인을 대상으로 하는 연구, **가이드라인 17**-아동과 청소년을 대상으로 하는 연구 참고).

또한 충분한 정보에 의한 동의를 면제하기 위한 3가지 조건은 데이터나 인체유래물이 개인식별 가능하지 않고 연구가 중요한 사회적 가치를 가지고 있을 때에도 충족되어야만 한다. 이러한 상황에서 연구참여자는 연구자에게 알려지지 않고, 그렇기 때문에 연구자는 충분한 정보에 의한 동의를 획득하기 위해 연구참여자와 연락할 수 없을 것이다. 게다가 데이터나 인체유래물은 개인식별이 가능하지 않기 때문에 이의 출처가 되는 사람에 대한 위험은 최소위험보다 크지 않다.

건강 관련 레지스트리에 있는 데이터를 사용하는 연구에서 충분한 정보에 의한 동의를 면제하기 위한 특별한 고려사항

Special considerations for waiving informed consent in studies using data in healthregistries

건강 관련 레지스트리(예를 들어, 암 레지스트리, 신생아의 유전적 변이와 그 밖의 변이에 대한 데이터은행)의 생성과 유지는 질병예방에서부터 자원배분에 이르는 대다수의 공중보건활동과 역학연구활동을 위한 주요자원을 제공한다. 다음과 같은 여러 가지 고려사항은 모든 실무자들이 건강 관련 레지스트리에 정보를 제출할 것을 요구하는 일반적인 실제(관행)를 지지한다. 전체 인구집단에 대한 포괄적이고 정확한 정보를 갖는 것의 중요성, 감지할 수 없는 선택편향(selection bias, 특정 집단을 집중적으로 선택하는 것으로 인해 생길 수 있는 편향성)을 피하기 위해 모든 사례들을 포함해야 하는 과학적 필요성, 부담과 이익이 모든 인구집단에 공정하게 분배되어야만 한다는 윤리원칙. 따라서 정부당국에 의해 의무적으로 구축된 레지스트리는 일반적으로 데이터가 자발적으로 수집되기 보다는 의무적으로 수집되는 것과 관계된다.

질병감시(disease surveillance)처럼 공중보건명령(public health mandate) 하에서나 공중보건당국(public health authorities)에 의해 연구가 수행될 때, 그러한 활동은 법에 의해 권한이 부여되는 것이기 때문에 일반적으로 윤리적인 측면에 대한 심의도 동의의 면제도 필요로 하지 않는다. 동시에, 공중보건당국이 레지스트리에 있는 데이터를 이의 출처가 되는 개인과 직접 연락하는 것을 포함하는 새로운 활동과 결합하는 연구를 수행할 때, 이러한 연구는 설문지를 사용하여 개인으로부터 정보를 획득하는 연구와 같이 동의가 면제될 수 없다. 비록 데이터 수집의 범위와 한계는 법에 의해 결정되지만, 이러한 경우 공중보건당국 소속 연구자는 연구목적으로 개인의 데이터에 접근하기 위해 자신의 권한을 사용하는 것이 윤리적인지에 대한 여부를 여전히 고려해야만 한다. 그러한 데이터의 사용이 공중보건활동이 되지 못할 때(또는 더 이상 명확하게 공중보건활동이 되지 않을 때), 연구자는 데이터의 사용에 대해 출처가 되는 개인의 동의를 구해야만 하거나, 아니면 해당 연구가 이 가이드라인에 제시되어 있는 바에 따라 충분한 정보에 의한 동의가 면제될 수 있는 조건을 충족한다는 것을 입증해야만 한다. 하나 이상의 의무적인 인구집단 기반 레지스트리(mandatory population-based registries)의 데이터를 사용하는 연구프로젝트는 레지스트리에 대한 기관 차원에서의 내부활동과 관련된 데이터 분석을 제외하고는 심의를 위해 연구윤리위원회에 제출되어야 한다.

Part 11

인체유래물과 관련 데이터를 어떻게 추후에 이용할 것인가?

인체유래물은행에 의한 수집, 보관, 사용

이 글에 포함되어 있는 내용 중 일부는 한국생명윤리학회 학술지 『생명윤리』 제15권 제2호(2014.12)에 게재된 논문 "전부개정 된 「생명윤리 및 안전에 관한 법률」의 연구대상자 보호 측면에서의 의의와 한계", 이화여자대학교 생명의료법연구소 학술지 『생명윤리정책연구』 제9권 제1호(2015.6)에 게재된 논문 "『생명윤리 및 안전에 관한 법률』에 따른 우리나라 기관생명윤리위원회(IRB) 역할의 특수성과 운영 관련 법규정 개정에 대한 제언: 배아생성의료기관, 인체유래물은행, 배아연구기관 등의 기관생명윤리위원회를 중심으로" 대한기관윤리심의기구협의회 학술지 『Journal of KAIRB』 제1권 제2호(2019.9)에 게재된 논문 "인체유래물연구에 해당되는 의약품임상시험에서 동의획득 기준의 법적 문제: <인체유래물연구동의서> 법정서식의 사용을 중심으로", 이화여자대학교 생명의료법연구소 학술지 『생명윤리정책연구』 제13권 제1호(2019.11)에 게재된 논문 "의료기관에 의한 잔여검체 제공 관련 피채취자 권리 보호: 거부의사표시방식(일명 'opt-out방식')의 절차적·내용적 문제점을 중심으로", 대한체질인류학회 학술지 『해부 · 생물인류학』 제34권 제3호(2021.9)에 게재된 논문 "시체이용연구 관련 법적 기준 변경의 의의와 향후 과제"를 통해 이미 발표된 바 있음을 밝힙니다.

연구가 효율적으로 수행될 수 있으려면 연구에 필요한 인체유래물과 관련 데이터를 그때그때 필요한 만큼 확보해서 사용하는 일 외에 이미 확보되어 있는 인체유래물과 관련 데이터를 사용하는 일도 필요할 수 있을 것이다. 누구나 과거로 회귀하는 일은 현실적으로 불가능하므로 현재나 미래 시점에서 확보할 수 있는 인체유래물과 관련 데이터가 아니라면 이를 미리 확보해 두지 않는 한 다른 방법은 없기 때문이다. 그러므로 인체유래물은행이 인체유래물 그리고 이와 관련된 데이터(이하 '관련 데이터'라 한다)를 미리 수집하여 보관해둠으로써 추후 이를 필요로 하는 연구자가 바로 이용할 수 있도록 제공해주는 것이 좋은 방법일 수 있다.

「생명윤리법」에는 인체유래물은행의 설치와 운영에 대한 근거 규정이 마련되어 있다. 이 법에 따른 인체유래물은행은 인체유래물 또는 유전정보와 그에 관련된 역학정보, 임상정보 등을 수집 · 보존하여 이를 직접 이용하거나 타인에게 제공하는 기관을 말한다. 인체유래물은행은 법에 정해진 시설, 장비, 인력 등을 갖추고 보건복지부장관의 허가를 받아야 개설할 수 있다. 물론 국가기관이 직접 개설하는 경우에는 허가를 받지 않아도 된다. 그리고 다른 법령에 따라 중앙행정기관의 장으로부터 연구비 지원의 승인을 받아 인체유래물은행을 개설하려는 경우에는, 그 중앙행정기관의 장으로부터 연구비 지원의 승인을 받은 후 보건복지부장관에게 신고하면 보건복지부장관의 허가를 받은 것으로 볼 수 있도록 되어있다. 물론 이 경우 중앙행정기관의 장은 미리 보건복지부장관과 협의하여야 한다.

인체유래물은행이 미리 인체유래물과 관련 데이터를 수집하여 보관해둠에 있어 가장 중요한 일은 인체유래물 기증자로부터 동의를 획득하는 일이라고 할 수 있다. 「생명윤리법」에는 동의 획득에 있어 준수되어야 하는 기준이 제시되어 있다. 이에 따르면 인체유래물은행은 인체유래물 기증자에게 인체유래물연구의 목적(인체유래물은행이 인체유래물연구를 직접 수행하는 경우만 해당한다), 개인정보의 보호 및 처리에 관한 사항, 인체유래물과 그로부터 얻은 유전정보(이하 "인체유래물 등"이라 한다)가 제공되는 연구자 및 기관의 범위에 관한 사항, 인체유래물 등의 보존, 관리 및 폐기에 관한 사항, 동의의 철회, 동의의 철회 시 인체유래물 등의 처리, 인체유래물 기증자의 권리, 인체유래물은행의 휴업 · 폐업 시 인체유래물 등의 폐기 또는 이관에 관한 사항에 대해 충분하게 설명해준 후 동의를 획득하여야 한다. 그리고 동의는 법정서식인 인체유래물 등의 기증 동의서를 사용하여 획득하도록 되어 있다.

인체유래물은행은 허가를 받아야 설치하여 운영할 수 있는 만큼 인체유래물은행의 장과 그 종사자는 인체유래물 등의 관리와 제공 등에 있어 몇 가지 사항을 준수하여야 한다. 인체유래물은행의 장과 그 종사자는 보존 중인 인체유래물 등을 정당한 이유 없이 사용하거나 폐기하거나 손상시켜서는 안 된다. 그리고 제공받은 인체유래물 등을 익명화하여 보존하여야 하고, 동의를 받은 기간이 경과된 인체유래물 등은 적절하게 폐기하여야 한다. 이를 위해 인체유래물은행의 장은 인체유래물 등과 동의서의 관리에 필요한 익명화 방법, 물리적 · 행정적 개인정보 보호 방법, 개인정보 제공 시 정보 제공 방법, 인체유래물은행의 휴업 · 폐업 시 보관 중인 인체유래물 등의 이관에 따른 개인정보 처리 방안, 인체유래물 등 폐기 시의 개인정보 처리방안, 인체유래물은행의 직원에 대한 개인정보 보호 교육에 관한 사항이 포함된 개인정보 보호 지침을 마련하여야 한다. 그리고 개인정보 관리 및 보안을 담당하는 책임자를 지정하여 인체유래물 기증자 개인식별정보와 인체유래물 등의 분리 보관, 인체유래물 등에 대한 인체유래물 기증자의 개인식별정보 익명화, 인체유래물 기증자와 인체유래물 등의 기록 · 정보에 대한 보안조치, 익명화 해지 등에 관한 사항을 담당할 수 있도록 하여야 한다.

또한 인체유래물 등을 제공하는 경우에도 몇 가지 사항을 준수하여야 한다. 인체유래물은행의 장은 인체유래물 등을 제공받으려는 자로부터 이용계획서를 제출 받아 그 내용을 검토하여 제공 여부를 결정하여야 하고, 인체유래물 등을 타인에게 제공하는 경우에는 익명화하여야 한다. 물론 인체유래물 기증자가 개인식별정보를 포함하는 것에 동의한 경우에는 익명화하지 않아도 된다. 그리고 인체유래물은행의 장은 인체유래물 등을 무상으로 제공하여야 한다. 하지만 인체유래물 등의 보존 및 제공에 든 경비는 법에 정해져 있는 기준에 따라 인체유래물 등을 제공받는 자에게 요구할 수 있다. 이와 관련하여 기관생명윤리위원회는 인체유래물 등의 제공에 필요한 지침을 마련하고 인체유래물 등이 그 지침에 따라 적정하게 제공되고 있는지 정기적으로 심의하여야 하는 법적 책무가 있다.

인체유래물은행은 기본적으로 직접 인체유래물 기증자로부터 동의를 획득하여 인체유래물 등을 확보할 수 있다. 그러나 다양한 인체유래물을 필요한 만큼 확보할 수 있으면서도 인체유래물 기증자에게 수집이나 채취에 따른 부담을 덜 줄 수 있으려면 보다 적극적인 방안이 필요하다. 이에 의료기관에서 치료 및 진단을 목적으로 사용하고 남은 인체유래물을 인체유래물은행이 제공받을 수 있도록 하는 법적 근거가 마련되었다. 이에 따르면 잔여검체를 인체유래물은행에 제공하려는 의료기관은 제공 대상이 되는 인체유래물을 채취하기 전에 의료기관에서 치료나 진단을 받으려는 피채취자에게 피채취자가 거부의사를 표시하지 않으면 잔여검체가 인체유래물은행에 제공될 수 있다는 사실, 이에 따른 거부의사 표시 방법 및 절차, 잔여검체의 익명화 방법, 잔여검체의 보존, 관리, 폐기 및 이용 등에 관한 사항, 인체유래물은행에 제공하려는 잔여검체의 종류, 잔여검체 제공에 따른 피채취자의 권리, 잔여검체를 제공받을 인체유래물은행의 명칭에 대해 서면으로 고지하여야 한다. 이 중 피채취자가 거부의사를 표시하지 않으면 잔여검체가 인체유래물은행에 제공될 수 있다는 사실은 피채취자에게 구두로도 설명하여야 한다. 만약 이러한 고지를 받은 피채취자가 잔여검체의 제공을 거부하거나 아예 이러한 서면의 수령을 거부하면 의료기관이 해당 피채취자의 잔여검체를 인체유래물은행에 제공해서는 안 되는 것으로 규정되어 있다. 물론 의료기관이 잔여검체를 인체유래물은행에 제공할 목적으로 치료 및 진단에 필요한 정도를 초과하는 인체유래물을 채취하는 일은 당연히 금지되어 있다.

의료기관이 인체유래물은행에 잔여검체를 제공하려면 그 전에 잔여검체 제공 목적 및 대상, 익명화의 방법 등을 정하여 미리 기관생명윤리위원회의 승인을 받아야 하는 것으로 규정되어 있다. 그리고 의료기관이 잔여검체를 인체유래물은행에 제공하는 경우에는 익명화하여야 하고, 제공에 관한 기록을 작성 · 보관하여야 한다. 의료기관이 잔여검체를 제공할 경우 무상으로 하여야 하지만, 잔여검체의 보존 및 제공에 든 경비의 경우에는 법에 정해져 있는 기준에 따라 인체유래물은행에 그 경비지급을 요구할 수 있다.

인체유래물은행에 기증하지 않으면 폐기될 인체유래물이기는 하지만, 그렇다고 해서 거부하지 않으면 인체유래물이 기증되도록 한 것이 적절한지에 대해서는 의문이 있다. 왜냐하면 인체유래물은행이 인체유래물 기증자에게 동의를 획득하고 인체유래물을 확보하는 경우와 의료기관이 피채취자에게 거부 의사가 없음을 확인하고 인체유래물을 인체유래물은행으로 넘겨주는 경우가 결과적으로 인체유래물은행에 자신의 인체유래물이 기증되어 추후 연구에 사용될 수 있도록 한다는 점에 있어서는 다를 바 없는데, 인체유래물은행이 인체유래물 기증자에게 기증에 관한 모든 사항을 설명해주고 동의를 획득하는 것과 의료기관이 피채취자에게 거부의사를 표시하지 않으면 잔여검체가 인체유래물은행에 제공될 수 있다는 사실만 구두로 설명해주고 그 외의 내용은 서면으로 고지하는 것에는 자기결정권 보장에 있어 차이가 있을 수 있기 때문이다.

의료기관이 잔여검체를 인체유래물은행에 보다 손쉽게 제공해줄 수 있게 된 것은 인체유래물은행이 더 다양한 인체유래물을 더 많이 확보할 수 있도록 하는 데에 분명 도움이 될 수 있는 방법이다. 하지만 이러한 방식이 연구에 있어 이의 대상이 되는 사람에게 연구에 대한 충분한 정보를 제공해주고 제공된 정보를 적절하게 이해했는지를 확인한 후 자유로운 상태에서 자발적인 동의를 획득하여야 한다는 윤리원칙을 충실하게 따르는 것이라고 보기에는 한계가 있다. 또한 인체유래물이 연구에 유용하게 사용될 수 있으려면 관련 자료도 함께 제공될 수 있어야 하는데, 현행법 상에는 잔여검체를 인체유래물은행에 넘겨주는 것에 대한 내용만 있을 뿐, 그 외에 잔여검체와 관련된 개인정보 등을 넘겨주는 것에 대한 내용은 없다.

하지만 의료기관이 인체유래물은행에 제공해주는 것은 치료 및 진단을 목적으로 사용하고 남은 인체유래물이므로 이의 확보에 침습적 행위가 추가로 직접 개입되는 것은 아니고 대부분 폐기될 것이 연구에 사용될 수 있는 가능성을 갖도록 하게 된다는 점, 익명화에 대한 의무가 의료기관에게 있고 무상제공이 원칙이므로 사실상 진정 인체유래물은행에 보관되어야 할 인체유래물이어야 의료기관이 이를 이행할 것으로 생각된다는 점, 의료기관의 기관생명윤리위원회가 잔여검체의 제공이 적절하게 이루어질 수 있도록 기준과 방법 등을 실질적으로 관리할 수 있을 것이라는 점이 의료기관에서 인체유래물은행으로 잔여검체를 제공해주는 일에 대한 우려를 덜게 해주고 있기는 하다.

국제의과학기구협의회(CIOMS)의 2016년 〈건강 관련 인간대상연구에 대한 국제윤리가이드라인〉 중 **가이드라인 11**의 제목은 “인체유래물과 관련 데이터의 수집, 보관, 사용”이다. 이 가이드라인에서는 인체유래물과 관련 데이터가 이의 출처가 되는 사람으로부터 구체적 동의가 획득된 후 인체유래물은행에 수집 · 보관되는 경우와 치료 및 진단 후 잔여분이 이의 출처가 되는 사람으로부터 구체적 동의나 포괄적 동의가 획득된 후에나 아니면 옵트아웃절차에 따라 인체유래물은행에 수집 · 보관되는 경우를 구분하여 언급하고 있고, 특히 후자의 경우에 있어 충족되어야 하는 조건이 명시되어 있다. 그리고 **가이드라인 11**의 논평에는 일반적인 고려사항 외에, 거버넌스, 연구윤리위원회와 인체유래물은행, 구체적 동의, 포괄적 동의, 잔여인체유래물을 이용하는 연구를 위한 충분한 정보에 의한 옵트아웃절차, 동의의 철회, 보관된 인체유래물을 사용하는 연구에 대한 인가, 비밀보장, 결과의 반환과 기증자가 요청을 (안)했던 발견사항의 공개, 아동과 청소년, 인체유래물이전계약, 인체유래물은행의 폐쇄, 인체유래물은행에 있어 저자원 상황에 있는 국가와 지역으로부터의 인체유래물의 보관과 사용에 대한 내용이 포함되어 있다.

가이드라인

11

인체유래물과 관련 데이터의 수집, 보관, 사용

COLLECTION, STORAGE AND USE OF BIOLOGICAL, MATERIALS AND RELATED DATA

인체유래물(biological materials) 그리고 건강기록이나 고용기록 같이 인체유래물과 관련된 데이터(related data, 이하 '관련 데이터'라 한다)가 수집되고 보관되는데, 이때 기관은 이 인체유래물을 향후 수행될 연구에 사용하는 것에 대한 권한을 획득하기 위한 거버넌스 시스템(governance system)을 가지고 있어야만 한다. 연구자는 해당 인체유래물이 수집된 개인의 권리와 복지에 부정적인 영향을 주어서는 안 된다.

인체유래물이 연구에 사용되기 위한 목적으로 수집되는 경우, 인체유래물의 최초 출처가 되는 사람으로부터 해당 연구목적으로의 특정한 사용을 위한 구체적인 충분한 정보에 의한 동의(specific informed consent, 이하 '구체적 동의'라 한다) 또는 특정되지 않은 미래의 사용을 위한 포괄적인 충분한 정보에 의한 동의(broad informed consent, 이하 '포괄적 동의'라 한다)가 획득되어야만 한다. 포괄적 동의의 윤리적인 측면에서의 수용 가능성은 적절한 거버넌스에 달려있다. 이러한 유형의 동의는 **가이드라인 9**-충분한 정보에 의한 동의를 할 능력이 있는 개인에 서술되어 있는 것과 동일한 방법으로 획득되어야만 한다.

인체유래물이 임상진단이나 치료 이후에 남아서 소위 잔여인체유래물(residual tissue)로서 향후 수행될 연구를 위해 보관되는 경우, 구체적 동의 혹은 포괄적 동의가 사용될 수 있거나 충분한 정보에 의한 옵트아웃절차(informed opt-out procedure, 충분한 정보에 의한 거부절차)에 의해 대체될 수 있다. 이는 인체유래물의 출처가 되는 사람이 명시적으로 반대하지 않는 한 잔여인체유래물이 연구를 위해 보관되고 사용된다는 것을 의미한다. 충분한 정보에 의한 옵트아웃절차는 다음과 같은 조건을 모두 충족해야만 한다. (1) 환자는 이러한 옵트아웃절차가 존재한다는 것을 인식할 필요가 있다. (2) 환자에게 충분한 정보가 제공될 필요가 있다. (3) 환자는 자신의 데이터를 철회할 수 있다고 들을 필요가 있다. (4) 환자가 자신의 잔여인체유래물이 향후 수행될 연구를 위해 보관되고 사용되는 것을 반대할 수 있는 진정한 가능성이 제공되어야 한다.

연구자가 향후 수행될 연구에 인체유래물을 사용하는 것에 대한 충분한 정보에 의한 동의를 획득하지 않은 채, 과거에 수행된 연구에서 수집 · 보관되어 있는 인체유래물 또는 임상적 목적이나 기타 목적으로 수집 · 보관되어 있는 인체유래물을 사용하고자 할 때, 연구윤리위원회는 다음과 같은 조건을 모두 충족하는 경우에 개인별 충분한 정보에 의한 동의의 요구를 면제할 수 있다. (1) 동의 면제가 되지 않으면 연구가 실현 가능하지 않거나 실제로 수행될 수 없을 것이다. (2) 연구는 중요한 사회적 가치를 가지고 있다. (3) 연구는 연구참여자들이나 이들이 속해있는 집단에 최소위험을 넘지 않는 위험을 초래한다.

인체유래물에 대한 보안관리자(custodians)는 오직 익명화된 데이터(anonymized data)와 암호화된 데이터(coded data)만 연구자와 공유하고 인체유래물에 대한 제3자의 접근을 제한함으로써 인체유래물과 연결된 정보의 비밀(confidentiality)을 보호해야 한다. 암호를 푸는 열쇠는 인체유래물에 대한 보안관리자에게 있어야만 한다.

인체유래물의 이전은 인체유래물이전계약/물질이전계약(Material Transfer Agreement, MTA)에 의해 이루어져야 한다.

인체유래물과 관련 데이터는 오직 해당 지역의 보건당국과 협력하여 수집되고 보관되어야 한다. 이러한 수집의 거버넌스 구조(governance structure)는 (인체유래물과 관련 데이터가 어떻게 수집되고 보관되는지에 대한) 원래설정(original setting, 기본설정)을 설명해야만 한다. 만약 인체유래물과 데이터가 원래설정 외로 저장되는 경우, 모든 인체유래물을 원래설정으로 되돌리는 것에 대한 대비책 그리고 발생 가능한 결과와 이익을 공유하는 것에 대한 대비책이 있어야 한다(**가이드라인 3**-연구참여자로 개인과 집단을 선정함에 있어 이익과 부담의 공정한 분배, **가이드라인 7**-지역사회의 참여, **가이드라인 8**- 연구와 연구심의에 대한 협력적인 파트너십 및 역량구축 참고).

가이드라인 11에 대한 논평 Commentary on Guideline 11

일반적인 고려사항 General considerations

인체유래물연구(research involving human biological materials)에는 조직, 장기, 혈액, 혈장, 피부, 혈청, DNA, RNA, 단백질, 세포, 모발, 손톱, 소변, 타액 또는 기타 체액이 포함될 수 있다. 이러한 인체유래물은 다양한 곳에서 나올 수 있지만, 주로 치료적 절차를 거친 환자, 부검표본(autopsy specimens), 살아 있는 사람이나 사망한 사람에게서 기증된 장기나 조직 또는 신체노폐물(bodily wastes)이나 버려진 조직(abandoned tissue)에서 나올 것이다. 인체유래물은 특정 연구목적을 위해 명시적으로 수집될 수 있고, 당초 연구에 사용될 의도가 없는 의료적 절차나 진단적 절차로부터 수집될 수 있다. 또는 그 당시에는 정확한 연구프로젝트가 알려지지 않을지라도 인체유래물이 향후 수행될 연구에 사용될 수 있을 것이라는 기대를 가진 연구목적이나 의학적 · 진단적 목적을 위해 수집될 수 있다. 특정한 질환에 대한 종단연구(longitudinal studies)를 위한 생체시료저장소(bio-repositories)의 가치는 널리 인정되고 있다. 이러한 목적을 위해 유전적 데이터, 환경적 데이터, 직업적 데이터, 그 밖의 건강 데이터의 상관 관계를 통해 대다수의 질병 전체에 대한 연구를 허용하기 위해 인구집단 인체유래물은행(population biobanks)이 설립되었다.

이 가이드라인에서 인체유래물은행이라는 용어는 저장된 인체유래물과 이에 관련된 데이터의 수집에 대해 사용된다. 인체유래물은행이라는 용어는 대규모 인구집단 인체유래물은행(large population biobanks)과 실험실에 있는 바이오표본으로 구성된 작은 생체시료저장소 모두를 지칭할 수 있다.

개인의 인체유래물 그리고 이와 관련된 데이터(이하 '관련 데이터'라 한다)를 사용되면 그 개인은 연구참여자이고, 연구참여자에게 적용되는 윤리가이드라인은 이러한 상황에 적용된다. 또한 필요한 부분만 약간 변경된 이러한 윤리가이드라인은 연구가 사망한 개인들의 인체유래물과 관련 데이터를 사용하는 경우에도 적용되어야 한다. 대다수의 사람들은 자신의 인체유래물과 관련 데이터가 저장소에 저장되고 공동선(common good)을 위해 연구에 사용되는 것에 반대하지 않는다. 그러나 저장되는 인체유래물의 출처가 되는 사람(인체유래물 기증자)은 원칙적으로 이 가이드라인에 서술되어 있는 메커니즘(mechanisms) 중 하나에 의해 자신의 인체유래물이 미래에 사용되는 것에 대해 명시적으로 인가해야만 한다. 일반적으로 인체유래물이 수집되는 당시에는 향후에 수행될 연구의 정확한 특성이 알려지지 않았기 때문에, 그 당시에 구체적 동의를 획득하는 것은 불가능하다. 따라서 인체유래물을 미래에 사용하는 것에 대한 포괄적 동의는 구체적 동의에 대한 대안으로 받아들여질 수 있다. 포괄적 동의는 인체유래물은행에 대한 적절한 거버넌스와 관리를 요구한다.

거버넌스Governance

인체유래물과 관련 데이터를 연구에 사용하기 위한 목적으로 수집한 후에 보관하거나 또는 임상적 진단이나 치료에서 "남은 것(left-overs)"을 연구에 사용하기 위한 목적으로 보관하는 기관은 최소한 다음과 같은 항목들이 규제되는 거버넌스 구조(governance structure)를 가지고 있어야만 한다.

- ▶ 인체유래물이 어떤 법인(legal entity)에게 위탁되는지
- ▶ 기증자(donor, 인체유래물과 관련 데이터의 출처가 되는 사람)로부터의 인가(authorization)가 어떻게 획득되는지
- ▶ 기증자가 이 인가를 어떻게 철회할 수 있는지
- ▶ 기증자가 어떤 상황에서 인가의 철회를 필요로 하는지
- ▶ 기증자가 요청하지 않은 발견사항이 기증자에게 공개되어야 하는지의 여부를 결정하기 위한 절차와 만약 공개되어야 한다면 요청하지 않은 발견사항은 어떻게 관리되어야 하는지

- ▶ 인체유래물의 질(quality)은 어떻게 관리되는지
- ▶ 기증자의 인체유래물과 개인식별자 사이의 연결에 대한 비밀(confidentiality)은 어떻게 유지되는지
- ▶ 향후에 수행될 연구를 위해 누가 그리고 어떤 상황 하에서 인체유래물에 접근할 수 있는지
- ▶ 어떤 주체가 인체유래물의 향후 사용에 대한 연구계획서를 심의할 수 있는지
- ▶ 기증자가 자신의 인체유래물이 사용된 연구결과에 대한 충분한 정보를 제공받기 위한 적절한 메커니즘(mechanisms)
- ▶ 환자집단이나 더 넓은 지역사회와의 참여적인 관계(participatory engagement)가 어떻게 조직되는지
- ▶ 인체유래물에 대한 분석결과가 개인정보의 어떤 다른 출처와 연결될 수 있는지
- ▶ 넓은 의미에서 어떤 유형의 연구가 추진될 것인지
- ▶ 인체유래물 사용에 대한 동의를 획득하기 위해 기증자와 재연락한 후에 동의 획득 여부에 따라 보관되어 있는 인체유래물을 사용할 수 있는 연구에서 제외되거나 포함될 수 있는 연구는 어떤 유형의 연구인지
- ▶ 연구로부터의 이익이 누구에게 발생할 것으로 기대되는지
- ▶ 연구참여자가 연구결과에 대한 충분한 정보를 제공받기 위한 적절한 메커니즘
- ▶ 인체유래물이 수집된 개인의 권리와 복지가 악영향을 받지 않는 방법

모든 거버넌스 시스템(governance systems)은 책임의 원칙(principle of accountability)을 따라야 하고, 저장된 인체유래물과 관련 데이터에 대한 적절한 관리를 유지해야 한다. 인체유래물의 보관, 사용, 최종적인 운명(final fate, 폐기)에 관한 규정 중 어느 것도 (포괄적) 충분한 정보에 의한 동의 문서에 당초 명시된 조건과 연구참여자에게 동의를 받은 조건을 위배하거나 우회해서는 안 된다.

연구윤리위원회와 인체유래물은행 Research ethics committees and biobanks

저장되어 있는 인체유래물과 관련 데이터를 사용하는 모든 연구에 대한 연구계획서는 연구윤리위원회에 제출되어야 하고, 만약 기증자가 포괄적 동의를 한 경우라면 연구윤리위원회는 제안된 인체유래물의 사용이 기증자에 의해 특정하게 동의된 범위 내에 있음을 보장해야만 한다. 만약 제안된 사용이 기증자에 의해 인가된 연구 범위를 벗어나는 경우라면 재동의가 필요하다. 연구윤리위원회는 이 가이드라인에 굵은 글씨로 언급된 위의 3가지 조건, 즉 (1) 동의 면제가 되지 않으면 연구가 실현 가능하지 않거나 실제로 수행될 수 없을 것이다. (2) 연구는 중요한 사회적 가치를 가지고 있다. (3) 연구는 연구참여자들이나 이들이 속해있는 집단에 최소위험을 넘지 않는 위험을 초래한다는 조건이 충족된다면 저장되어 있는 인체유래물(historical materials)을 사용하는 연구에 대해 개인별 충분한 정보에 의한 동의의 요구를 면제할 수 있다(**가이드라인 10**-충분한 정보에 의한 동의의 변경과 면제 참고).

구체적 동의 Specific informed consent

인체유래물이 수집되는 당시에 인체유래물이 향후 연구에 사용될 것이라는 점이 알려져 있는 경우, **가이드라인 9**에 서술되어 있는 바에 따라 구체적 동의가 획득되어야만 한다. 자신의 인체유래물이 저장되는 시점에서 충분한 정보에 의한 동의를 할 능력이 없었던 사람이 만약 충분한 정보에 의한 동의를 할 능력을 갖게 되었음을 연구자가 알거나 합리적으로 알게 되는 경우 충분한 정보에 의한 동의나 거절을 할 수 있는 기회를 제공받아야만 한다(**가이드라인 16**-충분한 정보에 의한 동의를 할 능력이 없는 성인을 대상으로 하는 연구 참고).

포괄적 동의 Broad informed consent

포괄적 동의는 동의가 되었기 때문에 향후 연구에서 사용되는 범위 전체를 아우른다. 포괄적 동의는 인체유래물이 향후 연구에 사용되는 것에 대해 어떠한 제한이 없음을 허락할 수 있는 백지동의(blanket consent)가 아니다. 그와 반대로, 포괄적 동의는 인체유래물이 향후 수행될 연구에 사용되는 것에 대해 특정한 제한을 둔다. 포괄적 동의의 서식은 다음과 같은 사항들을 명시해야 한다. 인체유래물은행의 목적, 보관의 조건과 기간, 인체유래물은행에 접근하는 것에 대한 규칙, 기증자가 인체유래물은행 보안관리자(biobank custodian)와 연락할 수 있는 방법과 인체유래물이 향후에 수행될 연구에 사용되는 것에 대해 정보를 계속 제공받을 수 있는 방법, 인체유래물이 사용될 것으로 예견할 수 있는 용도가 연구의 목적과 방법 등이 이미 완전하게 정의된 연구에 국한되는지 아니면 전체적 또는 부분적으로 정의되지 않은 상당수의 연구로까지 확장되는지 여부, 그러한 사용이 의도하고 있는 목표가 오직 기초연구(basic research)나 응용연구(applied research)만을 위한 것인지 아니면 상업적인 목적(commercial purposes)을 위한 것인지 여부, 기증자가 요청하지 않은 발견사항이 확인될 가능성과 이러한 발견사항이 어떻게 다루어질 것인지. 연구윤리위원회는 제안된 수집, 저장에 대한 계획서 그리고 동의 절차가 이러한 구체적인 사항들을 충족한다는 것을 보장해야만 한다.

잔여인체유래물을 이용하는 연구를 위한 충분한 정보에 의한 옵트아웃절차
Informed opt-out procedure for research on residual tissue

임상적 진단이나 치료 이후에 남은 인체유래물인 소위 잔여인체유래물(residual tissue)이 미래의 연구자에게 관심의 대상이 된다는 점을 감안할 때, 인체유래물 기증자에게 그들의 인체유래물이 오직 그들의 치료나 이익을 위해서만 사용되고 폐기되도록 하는 것, 저장된 인체유래물이 구체적으로 서술되어 있는 연구프로젝트를 위해 사용되는 것을 허용하는 것(구체적 동의), 저장된 인체유래물이 아직 정의되지 않은 연구를 위해 개인식별자와 함께 또는 개인식별자 없이 사용되는 것을 허용하는 것과 같은 몇 가지 선택지를 제공하는 것은 좋은 임상적 실제(관행)이다. 그러나 모든 보건의료 상황에서 이러한 실제(관행)를 따르는 것은 과도하게 요구되는 것이기 때문에 시행되기 어려울 수 있다. 따라서 충분한 정보에 의한 옵트아웃절차(informed opt-out procedure, 충분한 정보에 의한 거부절차)가 받아들여질 수 있다. 이는 인체유래물의 출처가 되는 사람이 명시적으로 반대하지 않는 한 잔여인체유래물이 연구를 위해 보관되고 사용된다는 것을 의미한다.

충분한 정보에 의한 옵트아웃절차는 다음과 같은 조건을 충족해야 한다. (1) 환자는 이러한 옵트아웃절차가 존재한다는 것을 인식할 필요가 있다. (2) 환자에게 충분한 정보가 제공될 필요가 있다. (3) 환자는 자신들의 데이터를 철회할 수 있다고 들을 필요가 있다. (4) 환자에게 자신의 인체유래물이 향후에 수행될 연구를 위해 보관되고 사용되는 것을 반대할 수 있는 진정한 가능성이 제공되어야 한다.

잔여인체유래물에 대한 충분한 정보에 의한 옵트아웃절차는 다음과 같은 특정한 상황에서 적절하지 않을 수 있다. (1) 연구가 인체유래물의 출처가 되는 개인에 대한 최소위험을 넘는 위험에 관계되는 경우, (2) 불멸세포주(immortal cell lines)의 생성과 같은 논란의 여지가 있거나 상당한 영향을 미치는 기술이 사용되는 경우, (3) 생식세포(gametes)와 같은 특정한 유형의 조직을 대상으로 연구가 수행되는 경우, (4) 취약성이 높아진 맥락에서 연구가 수행되는 경우. 연구윤리위원회는 연구에 대한 명시적인 충분한 정보에 의한 동의가 요구되는지 여부를 결정해야만 한다.

동의의 철회 Withdrawal of consent

기증자나 그들의 법적 대리인은 인체유래물은행에 저장되어 있는 인체유래물의 유지와 사용에 대한 동의를 철회할 수 있어야 한다. 동의의 철회는 기증자나 그들의 법적 대리인에 의해 서명된 문서에 의해 공식화되어야 하고, 동의가 철회되면 인체유래물은 폐기되거나 기증자에게 반환되어야 한다. 동의의 철회 이후에는 인체유래물과 관련 데이터를 향후 수행될 연구에 사용하는 것이 허용되지 않는다.

보관된 인체유래물을 사용하는 연구에 대한 인가

Authorization for research with archived materials

구체적 동의(specific informed consent)나 포괄적 동의(broad informed consent) 없이 과거에 수집되고 저장된 인체유래물과 관련 데이터가 중요하고 다른 방법으로는 획득할 수 없는 데이터를 포함하는 경우, 연구윤리위원회는 이러한 인체유래물의 사용이 정당화되는지 여부를 결정할 필요가 있다. 동의 없이 과거에 수집된 기록이나 인체유래물을 사용하는 것에 대한 가장 보편적인 정당성은 그러한 사람의 인체유래물이나 기록이 그 출처가 되는 사람들에게서 동의를 획득한 후 검사되도록 하는 것은 실제로 수행할 수 없거나 비용이 엄청나게 많이 들 것이라는 점이다. 예를 들어, 연구가 병원의무기록의 검토 또는 그러한 인체유래물을 향후 수행될 연구에 사용하는 것에 대한 동의가 일반적으로 요구되지 않았던 시기에 수집된 혈액에 대해 새로운 검사를 수행하는 것에 관계되는 경우 이러한 상황이 발생할 수 있다. 또한 연구는 중요한 사회적 가치를 가지고 있어야만 하고, 연구참여자나 이들이 속해있는 집단에 최소위험을 넘지 않는 위험을 초래해야만 한다.

비밀보장 Confidentiality

인체유래물을 저장함에 있어 중요한 측면은 기증자에 대한 비밀(confidentiality)을 보장하는 것이다. 기증자의 인체유래물을 분석한 결과로 얻어지는 정보가 만약 제3자에게 공개된다면, 이는 기증자에게 해(harm), 낙인(stigma), 고통을 초래할 수 있다. 인체유래물은행(biobanks)에 대한 책임이 있는 사람들은 연구자에게 오직 익명화된 데이터(anonymized data)와 암호화된 데이터(coded data)만 제공하고 인체유래물에 대한 제3자의 접근을 제한함으로써 이러한 정보의 비밀(confidentiality)을 보호하기 위해서 업무를 처리해야만 한다. 인체유래물은행에 대한 책임이 있는 사람들은 충분한 정보에 의한 동의를 획득하는 과정에서 잠재적인 기증자에게 비밀을 보장하기 위해 취해질 안전조치뿐만 아니라 그러한 조치의 한계에 대한 정보도 제공해야만 한다. 인체유래물은행에 저장된 인체유래물은 익명화되거나 암호화되어야만 한다. 연구자가 인체유래물은행에서 획득한 코드화된 인체유래물을 이후 연구에 사용할 때, 암호를 푸는 열쇠는 인체유래물은행의 보안관리자에게 있어야만 한다. 연구자는 오직 익명화되었거나 코드화된 인체유래물만 사용할 수 있다. 대규모 데이터집합의 교차-매칭(cross-matching large datasets) 가능성이 높아짐에 따라 완전한 익명화의 가능성은 점점 더 환상에 불과한 것이 되고 있음이 인정되어야 한다. 데이터를 익명화하는 것이 어려워질수록, 데이터집합에서 개인적인 데이터(personal data, 개인식별이 가능한 데이터)를 제거할 수 있는 능력을 유지하는 것이 더 중요해질 것이다. 이것은 위에 명시된 거버넌스시스템(governance system)의 중요한 부분이다.

결과의 반환과 기증자가 요청을 (안)했던 발견사항의 공개
Return of results and disclosure of (un)solicited findings

일반적으로 인체유래물은행은 인체유래물을 데이터에 연결하기 위해 암호화된 인체유래물을 저장한다. 이는 연구에서 발견되는 사항(research findings)이 기증자가 요청을 했던 것이든 아니든 기증자에게 반환될 수 있다는 것을 의미한다. 인체유래물을 분석하여 도출되는 정보가 기증자에게 반환될 것으로 예견되는지 아닌지의 여부와 만약 기증자가 원한다면 어떻게 되는지가 충분한 정보에 의한 동의 과정에서 명확하게 명시되어야만 한다. 기증자가 요청을 안했던 발견사항(unsolicited findings)이 확인되지 않아서 아무 문제가 없다고 잘못 안심하는 것을 방지하기 위해 동의 과정에서 기증자에게 주어지는 정보에는 개인에게 진단을 제공하는 것이 인체유래물은행이나 향후에 수행될 연구프로젝트의 목적이 아니라는 점이 명확히 기술되어야 한다.

기증자가 원하는 경우 최소한 유전자연구에서의 일부 발견사항은 개별 기증자에게 반환되어야만 한다는 것이 최근에 만들어지고 있는 합의이다. 정보의 묶음(packages)이나 하위집합(subsets)을 획득할 수 있는 가능성을 의미하는 계층적 동의(tiered consent)는 기증자에게 다양한 선택지를 주고 기증자가 자신들의 인체유래물의 사용에 대한 더 많은 통제권을 자신들에게 부여될 수 있는 몇 가지 선택지에서 선택하게 할 수 있다. 일반적으로 결과의 반환(return)에 대해 다음과 같은 3가지 처리원칙이 준수될 필요가 있다. 즉, 결과가 반환되기에 적합하려면 분석적 타당성, 임상적 중요성과 실행 가능성을 가지고 있어야만 한다. 이는 중요한 건강문제와 관계되는 즉각적인 임상적 유용성을 가지고 있어 생명을 구할 수 있는 정보와 데이터는 공개를 위해 제공되어야 한다. 반면 과학적 타당성이나 임상적 중요성이 불확실한 정보는 기증자와의 의사소통을 통해 기증자에게 전달되는 것이 적합하지 않을 것임을 의미한다. 또한 연구윤리위원회는 특정한 유전적 발견사항을 기증자에게 반환할 때 개별 상담이 필요한지 여부를 평가해야 한다. 어떤 경우에는 기증자가 요청을 (안)했던 결과를 반환하기 위해 윤리적으로 책임질 수 있는 관리계획을 세우는 것이 요구될 수 있다.

아동과 청소년 Children and adolescents

연구가 진행되는 동안 성숙한 연령에 도달하는 아동과 청소년은 그들의 데이터가 계속 저장되고 사용되는 것에 대한 충분한 정보에 의한 동의를 할 수 있는 기회가 주어져야만 하고, 향후에 수행될 연구를 위한 동의를 철회할 수 있어야 한다. 이러한 아동과 청소년이 동의를 철회할 수 있는 그들의 권리에 대해 방심하지 않게 하는 충분한 정보에 의한 옵트아웃시스템(opt-out system, 거부시스템) 또한 받아들여질 수 있다.

인체유래물이전계약/물질이전계약 Material Transfer Agreement

인체유래물의 이전은 인체유래물이전계약/물질이전계약(MTA)에 의해 이루어져야 한다. MTA는 인체유래물이 검색될 수 있는 방법으로 문서화되는 것을 보장해야만 한다. 인체유래물의 사용범위와 사용기간 그리고 사용기간이 끝나는 시점에 어떤 일이 이루어질 필요가 있는지도 구체화되어야만 한다. MTA의 이러한 요소와 관련된 모든 책임은 계약서에 분명하게 명시될 필요가 있다. 또한 한 국가가 모든 참여국가에 있는 사람들로부터 인체유래물을 수집하여 단일인체유래물은행(single biobank)에 보관하는 다국적연구프로젝트(multinational research projects)에서도 MTA가 필요하다.

인체유래물은행의 폐쇄 Closure of a biobank

인체유래물은행이 폐쇄되는 경우, 해당 지역의 보건당국과 협력하여 인체유래물과 관련 데이터의 적절한 이전이나 폐기를 위한 계획이 수립되어야 한다.

인체유래물은행에 있어 저자원 상황에 있는 국가와 지역으로부터의 인체유래물의 보관과 사용

Storing and using material from low-resource settings in biobanks

인체유래물은행은 세계적인 현상(global phenomenon)이 되었다. 그럼에도 불구하고, 일부 저자원 상황에 있는 국가와 지역은 인체유래물의 저장과 사용에 대한 경험이 없을 수도 있다. 이 가이드라인에 명시되어 있는 것에 추가적으로 지역사회의 참여, 역량구축, 연구의 부담과 이익의 공정한 분배에 대한 요구는 다른 가이드라인에 서술되어 있는 것처럼 저자원 상황에 있는 국가와 지역에 있는 인체유래물은행을 통한 연구에도 적용된다(**가이드라인 3-**연구참여자로 개인과 집단을 선정함에 있어 이익과 부담의 공정한 분배, **가이드라인 7-**지역사회의 참여, **가이드라인 8-**연구와 연구심의에 대한 협력적인 파트너십 및 역량구축 참고).

Part 12

건강 관련 데이터를 어떻게 이용할 것인가?

기존 데이터의 이용

건강과 관련한 여러 데이터는 연구에 있어 분석 대상이 될 수 있다. 연구를 계획하고 이에 필요한 데이터를 수집하여 사용할 수 있으나, 연구와 무관하게 이미 존재하고 있는 기존 데이터가 연구에 이용될 만한 것일 수도 있고, 인체유래물과 관련 데이터를 미리 수집하여 보관해두었다가 연구자가 필요할 때 사용할 수 있도록 할 수 있는 인체유래물은행처럼 데이터에 대해서도 이러한 은행이 존재하게 할 수도 있다.

일단 연구를 계획하고 이에 필요한 데이터를 수집하여 사용하는 것은 일반적인 인간대상연구에 있어 연구대상자에게 동의를 획득하면 되는 일이기에 특별한 문제가 없다. 그러나 기존 데이터를 연구에 이용하는 것은 이러한 동의 획득이 현실적으로 매우 어렵거나 불가능하기까지 할 수 있다는 문제가 있고, 인체유래물은행을 설치하여 운영하는 것은 인체유래물은행에 대해서는 「생명윤리법」에 관련 규정이 있는 반면 데이터은행을 설치하여 운영하는 것에 대해서는 법적 규정이 명확하게 마련되어 있지 않다는 차이가 있다.

이 중 건강과 관련한 기존 데이터를 연구에 이용하는 것은 이미 의료기관 내 의료인이 의무기록 내의 정보를 이용하여 후향적 연구를 수행하는 형태로 많이 이루어져왔다. 이러한 경우에는 기관생명윤리위원회가 연구계획을 검토하여 이에 사용할 데이터가 무엇이고 어떻게 익명화되고 연구결과가 어떤 식으로 발표될 것인지를 확인해오고 있다. 그리고 연구에 이용되는 데이터의 출처가 되는 사람에게 동의를 획득하는 일이 현실적으로 매우 어렵거나 불가능한 경우에 있어 동의 획득을 하지 않고도 해당 데이터를 사용하는 것을 허용할 수 있을지를 결정해왔다. 왜냐하면 누구에게든 개인정보자기결정권, 즉 자신에 관한 정보가 언제 누구에게 어느 범위까지 알려지고 또 이용되도록 할 것인지를 그 정보주체가 스스로 결정할 수 있는 권리가 있고, 이는 헌법에 명시되어 있지는 않지만 다른 권리들과 동일하게 기본권으로 인정될 수 있어야 하는데, 후향적 연구에 있어서는 동의 획득 과정을 통해 정보주체가 이러한 개인정보자기결정권을 행사할 수 있도록 하는 일에 한계가 있을 수밖에 없기 때문이다. 정보주체의 자기결정권 인정, 사생활 및 개인정보의 비밀 보호, 개인식별 가능한 정보를 이용함에 있어 수집과 보관 외에 재사용에 대해서도 충분한 설명에 의한 동의를 구해야 하는 책임이 연구자에게 있다는 것은 이미 〈헬싱키선언〉에도 명시되어 있다. 그리고 「보건의료기본법」에도 모든 국민은 보건의료인으로부터 의학적 연구 대상 여부에 대해 충분한 설명을 들은 후 이에 관한 동의 여부를 결정할 권리인 보건의료서비스에 관한 자기결정권을 가지고 있음이 명시되어 있고, 모든 국민은 보건의료와 관련하여 자신의 신체상 · 건강상의 비밀과 사생활의 비밀을 침해 받지 않아야 한다는 내용도 명시되어 있다.

최근에는 인공지능이 연구와 연계되면서 연구에 이용되는 기존 데이터의 규모가 빅데이터 수준으로 매우 커지고 있고, 의료기관 내 의료인에 의한 단독 연구가 아니라 인공지능과 빅데이터를 활용할 수 있는 기술을 가진 외부 기관 소속자가 협력하여 연구를 수행할 필요가 있는 경우가 늘어나고 있다. 이에 4차 산업혁명 시대를 맞아 핵심 자원인 데이터가 인공지능 등 신기술을 활용하는 일에 이용되는 것을 활성화 할 수 있도록 하기 위해 최근 「개인정보 보호법」이 개정되었다. 개정의 핵심은 정보주체의 동의 없이 과학적 연구의 목적으로 가명정보를 이용할 수 있는 근거를 마련한 것이다. 여기에서 말하는 가명정보란 직접식별정보와 간접식별정보를 가명처리함으로써 원래의 상태로 복원하기 위한 추가 정보의 사용 · 결합 없이는 특정 개인을 알아볼 수 없는 정보이고, 여기에서 말하는 가명처리란 개인정보의 일부를 삭제하거나 일부 또는 전부를 대체하는 등의 방법으로 추가 정보가 없이는 특정 개인을 알아볼 수 없도록 처리하는 것을 말한다.

그리고 개인정보보호위원회와 보건복지부는 『보건의료 데이터 활용 가이드라인』을 마련하여 「개인정보 보호법」에서 구체적으로 정하지 않은 사항에 대해 준거로 활용 가능하도록 했다. 참고로, 이 가이드라인은 보건의료 데이터를 취급하는 의료기관, 연구 등 개인정보처리자 전체에 적용되는 것으로

되어 있고, 보건의료 분야의 개인정보 가명처리 및 결합, 활용절차 등에 관해서는 이 가이드라인이 우선 적용되는 것으로 되어있다. 이 가이드라인에 따르면 가명정보를 기관 내에서 활용하거나 기관 외부로 제공하고자 하는 경우 그 방법 등의 적절성을 확인하기 위해 데이터심의위원회를 설치하여 운영하여야 한다. 그리고 이 위원회의 심의는 기관생명윤리위원회의 심의와는 별개로 이루어지는 것으로서, 가명처리가 적절하게 이루어졌는지 외에 가명처리 후에도 지나치게 특이한 개인의 정보를 제거하는 일이나 특별한 보호가 필요한 데이터의 예외적 활용에 대한 승인 여부를 결정하는 등의 일을 처리하기 위한 것이다.

국제의과학기구협의회(CIOMS)의 2016년 〈건강 관련 인간대상연구에 대한 국제윤리가이드라인〉 중 **가이드라인 12**의 제목은 "건강 관련 연구에서 데이터의 수집, 보관, 사용"이다. 이 가이드라인에서는 연구에 사용되는 데이터의 출처가 되는 사람으로부터 구체적인 동의가 획득된 후 이용되는 경우 외에 연구와는 무관하게 존재하게 된 기존 데이터가 이의 출처가 되는 사람으로부터 구체적 동의나 포괄적 동의가 획득된 후에나 아니면 옵트아웃절차에 따라 데이터은행에 수집 · 보관되는 경우를 구분하여 언급하고 있고, 특히 후자의 경우에 있어 충족되어야 하는 조건이 명시되어 있다. 그리고 **가이드라인 12**의 논평에는 일반적인 고려사항 외에, 거버넌스, 연구윤리위원회와 건강 관련 데이터의 보관, 구체적 동의, 포괄적 동의, 건강 관련 데이터를 이용하는 연구를 위한 충분한 정보에 의한 옵트아웃절차, 보관되어 있는 데이터의 2차적 사용, 동의의 철회, 보관된 데이터를 사용하는 연구에 대한 인가, 연구참여자와의 재연락, 데이터 추출, 비밀보장, 비밀보장의 한계, 의무적인 인구집단 기반 레지스트리, 결과의 반환과 기증자가 요청을 (안)했던 발견사항, 데이터 공유, 아동과 청소년, 데이터은행의 폐쇄, 데이터은행에 있어 저자원 상황에 있는 국가와 지역으로부터의 인체유래물의 보관과 사용에 대한 내용이 포함되어 있다.

가이드라인

12

건강 관련 연구에서 데이터의 수집, 보관, 사용

COLLECTION, STORAGE AND USE OF DATA IN HEALTH-RELATED RESEARCH

데이터가 저장될 때, 기관은 이 데이터를 향후 수행될 연구에 사용하는 것에 대한 인가(authorization)를 획득하기 위한 거버넌스 시스템(governance system)을 가지고 있어야만 한다. 연구자는 데이터의 출처가 되는 개인의 권리와 복지에 부정적인 영향을 주어서는 안 된다.

데이터가 연구에 사용되기 위한 목적으로 수집되고 저장되는 경우, 데이터가 당초 획득된 사람으로부터 특정한 용도에 대한 구체적인 충분한 정보에 의한 동의(specific informed consent, 이하 '구체적 동의'라 한다)나 포괄적인 충분한 정보에 의한 동의(broad informed consent, 이하 '포괄적 동의'라 한다)가 획득되어야만 한다. 포괄적 동의에 대한 윤리적인 측면에서의 수용 가능성은 적절한 거버넌스(governance)에 달려있다. 이러한 유형의 충분한 정보에 의한 동의는 **가이드라인 9**–충분한 정보에 의한 동의를 할 수 있는 능력이 있는 개인에 서술되어 있는 것과 동일한 방법으로 획득되어야만 한다.

일상적인 임상진료의 맥락에서 수집된 데이터가 연구에 사용되는 경우, 충분한 정보에 의한 옵트아웃절차(informed opt-out procedure, 충분한 정보에 의한 거부절차)가 사용되어야만 한다. 이는 데이터의 출처가 되는 사람이 명시적으로 반대하지 않는 한 데이터가 연구를 위해 보관되고 사용될 수 있다는 것을 의미한다. 그러나 인구집단 기반 레지스트리(population-based registries)에 데이터를 포함시키는 것이 의무적인 경우 개인의 반대는 적용할 수 없다. 충분한 정보에 의한 옵트아웃절차는 다음과 같은 조건을 모두 충족해야만 한다. (1) 환자는 이러한 옵트아웃절차가 존재한다는 것을 인식할 필요가 있다. (2) 환자에게 충분한 정보가 제공될 필요가 있다. (3) 환자가 자신들의 데이터를 철회할 수 있다고 들을 필요가 있다. (4) 환자가 자신들의 데이터가 향후 수행될 연구를 위해 보관되고 사용되는 것에 대해 반대할 수 있는 진정한 가능성이 제공되어야 한다.

연구자가 향후 수행될 연구에 사용하는 것에 대한 충분한 정보에 의한 동의를 획득하지 않은 채 과거에 수행된 연구에서 수집되어 보관되어 있는 데이터 또는 임상적 목적이나 기타 목적으로 수집되어 보관되어 있는 데이터를 사용하고자 할 때, 연구윤리위원회는 다음과 같은 조건을 모두 충족하는 경우에 개인별 충분한 정보에 의한 동의의 요구를 면제하는 것을 고려할 수 있다. (1) 동의 면제가 되지 않으면 연구가 실현 가능하지 않거나 실제로 수행될 수 없을 것이다. (2) 연구는 중요한 사회적 가치를 가지고 있다. (3) 연구는 연구참여자들이나 이들이 속해있는 집단에 최소위험을 넘지 않는 위험을 초래한다.

데이터에 대한 보안관리자(custodians)는 오직 익명화된 데이터(anonymised data)와 암호화된 데이터(coded data)만 연구자와 공유하고 인체유래물에 대한 제3자의 접근을 제한함으로써 데이터와 연결된 정보의 비밀(confidentiality)을 보호해야만 한다. 암호를 푸는 열쇠는 데이터에 대한 보안관리자에게 있어야만 한다.

저자원 상황에 있는 국가나 지역의 데이터는 오직 해당 지역의 보건당국과 협력하여 수집되고 보관되어야 한다. 이러한 데이터은행의 거버넌스 구조(governance structure)는 (데이터가 어떻게 수집되고 보관되는지에 대한) 원래설정(original setting, 기본설정)을 설명해야만 한다. 만약 수집된 데이터가 원래설정 외로 저장되는 경우, 모든 데이터를 원래설정으로 되돌리는 것에 대한 대비책 그리고 발생 가능한 결과와 이익을 공유하는 것에 대한 대비책이 있어야 한다(**가이드라인3**-연구참여자로 개인과 집단을 선정함에 있어 이익과 부담의 공정한 분배, **가이드라인7**-지역사회의 참여, **가이드라인8**-연구와 연구심의에 대한 협력적인 파트너십 및 역량구축 참고).

가이드라인 12에 대한 논평 Commentary on Guideline 12

일반적인 고려사항 General considerations

특정한 질병에 대한 종단연구(longitudinal studies)를 위해 수집된 데이터의 가치는 널리 인정되고 있다. 데이터은행(databanks)은 의무기록과 환자건강기록을 포함한 모든 유형의 건강 관련 데이터를 포함할 수 있다. 이 가이드라인은 환자에 대한 개별적인 치료를 넘어 건강 관련 데이터를 다루기 위해 의도된 것이다. 인체유래물은행(biobank)과 마찬가지로, 대다수의 사람들은 자신의 데이터가 저장소(collections)에 저장되고 공동선(common good)을 위해 연구에 사용되는 것에 반대하지 않는다. 저장되는 데이터의 출처가 되는 사람(데이터 기증자)은 원칙적으로 이 가이드라인에 서술되어 있는 메커니즘(mechanisms) 중 하나에 의하여 자신의 데이터가 미래에 사용되는 것에 대해 명시적으로 인가해야만 한다. 데이터가 수집되는 당시에는 향후에 수행될 연구의 정확한 특성이 보통은 알려지지 않았기 때문에 그 당시에 구체적 동의를 획득하는 것은 불가능하다. 따라서 데이터를 미래에 사용하는 것에 대한 포괄적 동의는 구체적 동의에 대한 대안으로 받아들여질 수 있다. 포괄적 동의는 데이터은행에 대한 적절한 거버넌스와 관리를 요구한다.

거버넌스 Governance

데이터를 수집하고 보관하는 기관은 최소한 다음과 같은 항목들이 규제되는 거버넌스 구조(governance structure)를 가지고 있어야만 한다.

- 데이터가 어떤 법인(legal entity)에게 위탁되는지
- 기증자(donor, 데이터의 출처가 되는 사람)로부터의 인가(authorization)가 어떻게 획득되는지
- 기증자가 이 인가를 어떻게 철회할 수 있는지

- 기증자가 어떤 상황에서 인가의 철회를 필요로 하는지
- 기증자가 요청하지 않은 발견사항이 기증자에게 공개되어야 하는지의 여부를 결정하기 위한 절차와 만약 공개되어야 한다면 요청하지 않은 발견사항은 어떻게 관리되어야 하는지
- 데이터의 질(quality)은 어떻게 관리되는지
- 수집된 데이터와 기증자의 개인식별자 사이의 연결에 대한 비밀(confidentiality)은 어떻게 유지되는지
- 향후에 수행될 연구를 위해 누가 그리고 어떤 상황 하에서 데이터에 접근할 수 있는지
- 어떤 주체가 데이터의 향후 사용에 대한 연구계획서를 심의할 수 있는지
- 기증자가 자신의 데이터가 사용된 연구결과에 대한 충분한 정보를 제공받기 위한 적절한 메커니즘(mechanisms)
- 환자집단이나 더 넓은 지역사회와의 참여적인 관계(participatory engagement)가 어떻게 조직되는지
- 데이터에 대한 분석결과가 개인정보의 어떤 다른 출처와 연결될 수 있는지
- 넓은 의미에서 어떤 유형의 연구가 추진될 것인지
- 데이터 사용에 대한 동의를 획득하기 위해 기증자와 재연락한 후에 동의 획득 여부에 따라 보관되어 있는 데이터를 사용할 수 있는 연구에서 제외되거나 포함될 수 있는 연구는 어떤 유형의 연구인지
- 연구로부터의 이익이 누구에게 발생할 것으로 기대되는지
- 연구참여자가 연구결과에 대한 충분한 정보를 제공받기 위한 적절한 메커니즘
- 데이터가 수집된 개인의 권리와 복지가 악영향을 받지 않는 방법

모든 거버넌스 시스템(governance systems)은 책임의 원칙(principle of accountability)을 따라야 하고, 저장된 데이터에 대한 적절한 관리를 유지해야 한다. 건강 관련 데이터의 보관, 사용, 최종적인 운명(final fate, 폐기)에 관한 규정 중 어느 것도 (포괄적) 충분한 정보에 의한 동의 문서에 당초 명시된 조건과 연구참여자에게 동의를 받은 조건을 위배하거나 우회해서는 안 된다.

연구윤리위원회와 건강 관련 데이터의 보관
Research ethics committees and storing health-related data

수집되어 있는 데이터를 사용하는 모든 연구에 대한 연구계획서는 연구윤리위원회에 제출되어야 하고, 만약 기증자가 향후 수행될 연구에 자신의 데이터를 사용하는 것에 대해 포괄적 동의(broad informed consent)를 한 경우라면 연구윤리위원회는 제안된 데이터의 사용이 기증자에 의해 특정하게 동의된 범위 내에 있음을 보장해야만 한다. 만약 제안된 사용이 기증자에 의해 인가된 연구 범위를 벗어나는 경우라면 재동의가 필요하다. 연구윤리위원회는 이 가이드라인에 굵은 글씨로 언급된 위의 3가지 조건, 즉 (1) 동의 면제가 되지 않으면 연구가 실현 가능하지 않거나 실제로 수행될 수 없을 것이다. (2) 연구는 중요한 사회적 가치를 가지고 있다. (3) 연구는 연구참여자들이나 이들이 속해있는 집단에 최소위험을 넘지 않는 위험을 초래한다는 조건이 충족된다면 저장되어 있는 데이터(historical data)를 사용하는 연구에 대해 개인별 충분한 정보에 의한 동의의 요구를 면제할 수 있다(**가이드라인 10-**충분한 정보에 의한 동의의 변경과 면제 참고). 인구집단 기반 레지스트리(population-based registries)의 경우, 레지스트리에 대한 기관 차원에서의 내부 연구활동은 적용 가능한 법률(applicable law)에 따라 연구윤리위원회에 의한 심의가 면제될 수 있다.

구체적 동의 Specific informed consent

데이터가 수집되는 당시에 데이터가 향후 연구에 사용될 것이라는 점이 알려져 있는 경우, **가이드라인 9**에 서술되어 있는 바에 따라 구체적 동의가 획득되어야만 한다. 자신의 데이터가 저장되는 시점에서 충분한 정보에 의한 동의를 할 능력이 없었던 사람은 만약 충분한 정보에 의한 동의를 할 능력을 갖게 되었음을 연구자가 알거나 합리적으로 알게 되는 경우 충분한 정보에 의한 동의나 거절을 할 수 있는 기회를 제공받아야만 한다(**가이드라인 16**-충분한 정보에 의한 동의를 할 능력이 없는 성인을 대상으로 하는 연구 참고).

포괄적 동의 Broad informed consent

포괄적 동의는 동의가 되었기 때문에 향후 연구에서 사용되는 범위 전체를 아우른다(**가이드라인 11**-인체유래물과 관련 데이터의 수집, 보관, 사용 참고). 포괄적 동의는 다음과 같은 사항들을 명시해야 한다. 데이터은행의 목적, 보관의 조건과 기간, 데이터은행에 접근하는 것에 대한 규칙, 기증자가 데이터은행 보안관리자(databank custodian)와 연락할 수 있는 방법과 데이터가 향후 연구에 사용되는 것에 대해 정보를 계속 제공받을 수 있는 방법, 데이터가 사용될 것으로 예견할 수 있는 용도가 연구의 목적과 방법 등이 이미 완전하게 정의된 연구에 국한되는지 아니면 전체적 또는 부분적으로 정의되지 않은 상당수의 연구로까지 확장되는지 여부, 그러한 데이터에 접근하는 것을 누가 관리할 것인지, 사용이 의도하고 있는 목표가 오직 기초연구(basic research)나 응용연구(applied research)만을 위한 것인지 아니면 상업적인 목적(commercial purposes)을 위한 것인지 여부, 기증자가 요청하지 않은 발견사항이 확인될 가능성과 이러한 발견사항이 어떻게 다루어질 것인지. 연구윤리위원회는 제안된 수집, 저장에 대한 계획서 그리고 동의 절차가 이러한 구체적인 사항들을 충족한다는 것을 보장해야만 한다.

건강 관련 데이터를 이용하는 연구를 위한 충분한 정보에 의한 옵트아웃절차
Informed opt-out procedure for research with health-related data

포괄적 동의가 없는 한, 충분한 정보에 의한 옵트아웃절차(informed opt-out procedure, 충분한 정보에 의한 거부절차)가 사용될 수 있다. 이는 데이터의 출처가 되는 사람이 명시적으로 반대하지 않는 한 데이터가 연구를 위해 보관되고 사용된다는 것을 의미한다. 충분한 정보에 의한 옵트아웃절차는 다음과 같은 조건들을 충족해야 한다. (1) 환자는 이러한 옵트아웃절차가 존재한다는 것을 인식할 필요가 있다. (2) 환자에게 충분한 정보가 제공될 필요가 있다. (3) 환자는 자신들의 데이터를 철회할 수 있다고 들을 필요가 있다. (4) 환자에게 자신의 데이터가 향후에 수행될 연구를 위해 보관되고 사용되는 것에 대해 반대할 수 있는 진정한 가능성이 제공되어야 한다. 그러나 특정 상황에서 연구자는 구체적 동의든 포괄적 동의든 명시적인 충분한 정보에 의한 동의를 획득해야만 한다. (1) 연구가 데이터의 출처가 되는 개인에 대한 최소위험을 넘는 위험에 관계되는 경우, (2) 논란의 여지가 있거나 상당한 영향을 미치는 기술이 사용되는 경우, (3) 취약성이 높아진 맥락에서 연구가 수행되는 경우이다. 연구윤리위원회는 연구에 대한 명시적인 충분한 정보에 의한 동의가 요구되는지 여부를 결정해야만 한다.

보관되어 있는 데이터의 2차적 사용 Secondary use of stored data

때때로 데이터는 연구가 진행되는 동안이나 다른 활동(예를 들어, 임상적 실제, 건강보험)이 이루어지는 동안 데이터은행(databanks)에 수집되고 향후에 수행될 연구에 사용될 수 있다. 일반적으로 정확한 연구질문은 데이터가 수집되는 당시에 알려질 수 없을 것이다. 이러한 경우 의도된 사용(intended use, 향후에 수행될 연구에서 의도적으로 사용되는 것)이 당초 (포괄적) 충분한 정보에 의한 동의의 범위 내에 있을 때 2차적 분석(secondary analysis)을 위해 데이터를 사용하는 것이 받아들여질 수 있다.

동의의 철회 Withdrawal of consent

기증자나 그들의 법적 대리인은 언제든지 그리고 비용부담이나 손실 없이 데이터은행에 있는 데이터의 사용에 대한 동의를 철회할 수 있어야 한다. 동의의 철회는 기증자나 그들의 법적 대리인에 의해 서명된 문서에 의해 공식화되어야 하고, 동의가 철회되면 데이터는 폐기되거나 기증자에게 반환되어야 한다. 동의 철회 이후에는 데이터를 향후 수행될 연구에 사용하는 것이 허용되지 않는다.

보관된 데이터를 사용하는 연구에 대한 인가
Authorization for research with archived data

구체적 동의(specific informed consent)나 포괄적 동의(broad informed consent) 과정 없이 수집되고 저장되어 존재하는 데이터가 중요하고 다른 방법으로는 획득할 수 없는 정보를 제공하는 경우, 연구윤리위원회는 이러한 데이터의 사용이 정당화되는지의 여부를 결정할 필요가 있다. 동의 없이 과거에 수집된 데이터를 사용하는 것에 대한 가장 보편적인 정당성은 이러한 데이터의 출처가 되는 사람이 검사되도록 하는 것은 실제로 수행할 수 없거나 비용이 엄청나게 많이 들 것이라는 점이다. 예를 들어, 연구가 그러한 데이터를 향후 수행될 연구에 사용하는 것에 대한 동의가 일반적으로 요구되지 않았던 시절의 병원의무기록을 검토하는 것과 관계되는 경우 이러한 상황이 발생할 수 있다. 또한 연구는 중요한 사회적 가치를 가지고 있어야만 하고, 연구참여자나 이들이 속해있는 집단에 최소위험을 넘지 않는 위험을 초래해야만 한다.

연구참여자와의 재연락 Re-contacting participants

장기프로젝트(Long-term projects)는 종종 추적관찰(follow-up)에 실패한 연구참여자를 찾아 재연락(re-contact)하기 위한 계획을 포함한다. 또한 이러한 아웃리취(outreach)는 연구자가 개인식별자(personal identifiers)를 여전히 가지고 있는 상태로 저장되어 있는 인체유래물이나 데이터의 새로운 사용에 대해 동의를 획득하기를 원할 때 발생할 수 있다. 연구참여자나 서비스 사용자는 제일 처음 동의할 당시에 이러한 재연락의 가능성을 인식할 수 있어야만 하고, 재연락되는 것에 대해 옵트아웃(opt-out, 거부)을 할 수 있는 선택지를 제공받아야만 한다. 또한 연구자는 위에서 언급된 목적을 위해 기꺼이 연락이 취해지기를 원하는 연구참여자 또는 서비스사용자와 연락을 취하기 위해 받아들여질 수 있는 방식(modalities)을 마련해야만 한다. 연구자가 건강 관련 레지스트리에 포함된 사람과 연락할 계획이 있는 경우, 연구자는 이러한 개인들이 자신들의 데이터가 레지스트리에 제출되었다는 것을 인식하지 못하고 있을 수 있다는 점과 연구자가 데이터에 접근하여 이를 얻는 과정에 대해 친숙하지 않을 수 있다는 점을 명심해야 한다. 만약 연구자가 새로운 연구를 위해 이들로부터 추가적인 정보를 획득하고자 건강 관련 레지스트리에 포함되어 있는 개인들에게 연락하기를 원한다면, 이러한 연구는 개인별 충분한 정보에 의한 동의를 요구한다(**가이드라인 9**-충분한 정보에 의한 동의를 할 능력이 있는 개인 참고).

데이터 추출 Data mining

일부 기관들은 건강 관련 데이터를 의도적으로 수집하지 않더라도 건강 관련 연구를 위해 '추출'될 수 있는(mined, 대규모로 저장된 데이터 안에서 체계적 · 자동적으로 통계적 규칙이나 패턴을 분석하여 가치 있는 정보로 찾아질 수 있는) 데이터를 수집한다. 예를 들어, 검색엔진(search engines)에서의 질의(queries), 웹사이트(websites)에서의 소비자의 선택과 같은 데이터를 수집한다. 그러한 기관들은 이 가이드라인에서 논의된 것처럼 향후에 수행될 연구에서 이러한 데이터를 사용하는 것에 대한 인가를 획득하기 위한 거버넌스 구조(governance structures)와 메커니즘(mechanisms)을 갖추려 노력해야만 한다.

비밀보장 Confidentiality

건강 관련 데이터는 매우 광범위한 정보를 포함할 수 있다. 따라서 건강 관련 데이터를 저장하는 것에 있어 중요한 측면은 비밀(confidentiality)을 보장하는 것이다. 정보의 수집과 저장은, 만약 그 정보가 제3자에게 공개된다면, 정보의 출처가 되는 개인에게 해(harm), 낙인(stigma), 고통을 초래할 수 있다. 데이터은행에 대한 책임이 있는 사람들은 연구자에게 오직 익명화된 데이터(anonymized data)와 암호화된 데이터(coded data)만 제공하고 데이터에 대한 제3자의 접근을 제한함으로써 이러한 정보의 비밀(confidentiality)을 보호하기 위해서 업무를 처리해야만 한다. 데이터은행에 대한 책임이 있는 사람들은 충분한 정보에 의한 동의를 획득하는 과정에서 잠재적인 기증자에게 비밀을 보장하기 위해 취해질 안전조치뿐만 아니라 그러한 조치의 한계에 대한 정보도 제공해야만 한다. 데이터은행에 저장된 데이터는 익명화되거나 암호화되어야만 한다. 연구자가 데이터은행에서 획득한 암호화된 데이터를 이후 연구에 사용할 때, 암호를 푸는 열쇠는 데이터은행의 보안관리자에게 있어야만 한다. 연구자는 오직 익명화되었거나 코드화된 데이터만 사용할 수 있다. 대규모 데이터집합의 교차-매칭(cross-matching large datasets) 가능성이 높아짐에 따라 완전한 익명화 가능성은 점점 더 환상에 불과한 것이 되고 있음이 인정되어야 한다. 데이터를 익명화하는 것이 어려워질수록, 데이터집합에서 개인적인 데이터(personal data, 개인식별이 가능한 데이터)를 제거할 수 있는 능력을 유지하는 것이 더 중요해질 것이다. 이것은 위에 명시된 거버넌스 시스템(governance system)의 중요한 부분이다.

개인식별정보와 연결된 데이터가 사용되는 경우, 연구자는 통계적 분석이라는 목적을 위해 데이터를 통합할 때 개인식별정보를 관례적으로 폐기한다. 또한 이는 연구자가 연구참여자들 개개인의 동의를 획득하여 개인에 관한 서로 다른 데이터집합을 연결할 때(또는 암호화 할 때)에도 발생한다. 프로젝트 계획에서 연구를 위해 사용되는 기록에 남기기 위해 개인식별자(personal identifiers)를 요구하는 경우, 연구자는 개인식별자가 왜 필요한지와 비밀이 어떻게 보호될 것인지를 연구윤리위원회에 설명해야만 한다. 향후에 수행될 연구를 위해 데이터의 가치를 높이기 위해서 개인식별이 가능한 데이터를 저장하는 것은 받아들여질 수 있다. 암묵적으로, 비밀을 보호하기 위해 데이터를 비식별화(de-identify)하려는 노력과 주어진 데이터의 과학적인 가치에 있어 맞바꾸어지는 결과는 신중하게 균형이 맞추어질 필요가 있다.

비밀보장의 한계 Limits of confidentiality

데이터의 기증자는 엄격하게 비밀(confidentiality)을 보장해야 하는 연구자의 능력에 있어서의 한계와 비밀보장 위반(breaches of confidentiality)으로 인한 잠재적인 부정적 결과에 대한 정보를 제공받아야만 한다. 비밀보장은 다음과 같은 3가지 이유 때문에 제한된다. 첫 번째, 적절한 거버넌스 구조(governance structures)가 있더라도 데이터가 유출되거나 도난당하여 데이터에 대한 권한을 부여받지 않은 제3자에 의해 획득되는 약간의 배후위험(background risk)이 있다. 두 번째, 서로 다른 출처로부터의 데이터(예를 들어, 건강기록, 고용기록 등)는 익명화된 데이터나 코드화된 데이터로 작업을 할 때조차도 점점 연구자나 다른 사람들이 개인을 식별할 수 있게 하는 기술적인 발전으로 인해 연결될 수 있다. 또한 식별화(identification)는 연구가 수행되는 맥락이 좁은 경우(예를 들어, 작은 병원) 또는 연구가 매우 독특한 경우(예를 들어, 희귀질환 환자)에 가능할 수 있다. 여러 가지 유사한 출처에서 데이터를 모으는 것은 개인을 식별할 가능성을 줄일 수 있지만 완전히 제거할 수는 없다. 또한 전장유전체분석(whole-genome sequencing)과 같은 포괄적인 기술을 통해 도출되는 유전정보는 점점 더 개인을 식별할 수 있게 한다. 세 번째, 비밀유지가 되어야 하는 데이터(confidential data)를 공개하는 것이 법에 의해 요구될 수 있다. 예를 들어, 일부 사법권에서는 특정한 전염성 질병, 아동 학대나 방치에 대한 증거를 적절한 기관에 보고하는 것을 요구한다. 마찬가지로, (보건)당국과 연구윤리위원회가 인정하는 기관은 연구기록을 조사할 법적 권리를 가질 수 있고, 연구의뢰자의 준수점검 직원(compliance audit staff)은 비밀유지가 되어야 하는 데이터에 대한 접근을 요구하고 접근권을 획득할 수 있다. 비밀을 유지하는 연구자의 능력에 있어서의 이러한 한계와 이와 유사한 한계는 잠재적인 연구참여자들에게 예상되어야만 하고 공개되어야 한다(**가이드라인 9-**충분한 정보에 의한 동의를 할 능력이 있는 개인 참고). 데이터를 엄밀하게 익명화하는 것이 어려워질수록, 데이터집합에서 개인적인 데이터(personal data, 개인식별이 가능한 데이터)를 제거할 수 있는 능력을 유지하는 것이 연구참여자를 위해 더 중요해질 것이다. 따라서 이것은 앞에서 명시된 거버넌스 시스템(governance system)의 중요한 부분이다.

의무적인 인구집단 기반 레지스트리 Mandatory population-based registries

의무적인 인구집단 기반 레지스트리(mandatory population–based registries)의 데이터를 사용하는 연구프로젝트는 레지스트리에 대한 기관 차원에서의 내부연구활동에 포함되어 있는 데이터 분석을 제외하고는 심의를 위해 연구윤리위원회에 제출되어야 한다.

결과의 반환과 기증자가 요청을 (안)했던 발견사항 Return of results and (un)solicited findings

특히 큰 데이터베이스(data bases)가 결합되어 있는 데이터 수집의 맥락에서는 데이터를 분석하여 도출된 정보의 반환이 예견되는지 아닌지의 여부와 만약 기증자가 원한다면 어떻게 되는지가 충분한 정보에 의한 동의 과정에서 명확하게 명시되어야만 한다. 기증자가 요청을 안했던 발견사항(unsolicited findings)이 확인되지 않아서 아무 문제가 없다고 잘못 안심하는 것을 방지하기 위해 동의 과정에서 기증자에게 주어지는 정보에는 개인에게 진단을 제공하는 것이 데이터은행이나 향후에 수행될 연구프로젝트의 목적이 아니라는 점이 명확히 기술되어야 한다.

기증자가 원하는 경우 최소한 유전자연구에서의 일부 발견사항은 개별 기증자에게 반환되어야만 한다는 것이 최근에 만들어지고 있는 합의이다. 정보의 묶음(packages)이나 하위집합(subsets)을 획득할 수 있는 가능성을 의미하는 계층적 동의(tiered consent)는 기증자에게 다양한 선택지를 주고 기증자가 자신들의 인체유래물의 사용에 대한 더 많은 통제권을 자신들에게 부여할 수 있는 몇 가지 선택지에서 선택하게 할 수 있다. 일반적으로 결과의 반환(return)에 대해 다음과 같은 3가지 처리원칙이 준수될 필요가 있다. 즉, 결과가 반환되기에 적합하려면 분석적 타당성, 임상적 중요성과 실행 가능성을 가지고 있어야만 한다. 이는 중요한 건강문제와 관계되는 즉각적인 임상적 유용성을 가지고 있어 생명을 구할 수 있는 정보와 데이터는 공개를 위해 제공되어야 한다. 반면 과학적 타당성이나 임상적 중요성이 불확실한 정보는 기증자와의 의사소통을 통해 기증자에게 전달되는 것이 적합하지 않을 것임을 의미한다. 또한 연구윤리위원회는 특정한 유전적 발견사항을 기증자에게 반환할 때 개별 상담이 필요한지 여부를 평가해야 한다. 어떤 경우에는 기증자가 요청을 (안)했던 결과를 반환하기 위해 윤리적으로 책임질 수 있는 관리계획을 세우는 것이 요구될 수 있다.

데이터 공유 Data-sharing

연구자, 연구의뢰자, 연구윤리위원회는 가능한 경우 추가적인 연구를 위해 데이터를 공유해야만 한다. 데이터 공유에 대한 조건은 **가이드라인 24**-건강 관련 연구에 대한 공적 책임에 설명되어 있다.

아동과 청소년 Children and adolescents

연구가 진행되는 동안 성숙한 연령에 도달하는 아동과 청소년은 그들의 데이터가 계속 저장되고 사용되는 것에 대한 충분한 정보에 의한 동의를 할 수 있는 기회가 주어져야만 하고, 향후에 수행될 연구를 위한 동의를 철회할 수 있어야 한다. 이러한 아동과 청소년이 동의를 철회할 수 있는 그들의 권리에 대해 방심하지 않게 하는 충분한 정보에 의한 옵트아웃시스템(opt–out system, 거부시스템) 또한 받아들여질 수 있다.

데이터은행의 폐쇄 Closure of a databank

데이터은행이 폐쇄되는 경우, 해당 지역의 보건당국과 협력하여 건강 관련 데이터의 적절한 이전이나 폐기를 위한 계획이 수립되어야 한다.

데이터은행에 있어 저자원 상황에 있는 국가와 지역으로부터의 데이터의 보관과 사용

Storing and using data from low-resource settings in databanks

데이터은행은 세계적인 현상(global phenomenon)이 되었다. 그럼에도 불구하고, 일부 저자원 상황에 있는 국가와 지역은 데이터의 저장과 사용에 대한 경험이 없을 수도 있다. 이 가이드라인에 명시되어 있는 것에 추가적으로 지역사회의 참여, 역량구축, 연구의 부담과 이익의 공정한 분배에 대한 요구는 다른 가이드라인에 서술되어 있는 것처럼 저자원 상황에 있는 국가와 지역에 있는 데이터은행을 통한 연구에도 적용된다(**가이드라인 3-**연구참여자로 개인과 집단을 선정함에 있어 이익과 부담의 공정한 분배, **가이드라인 7-**지역사회의 참여, **가이드라인 8-**연구와 연구심의에 대한 협력적인 파트너십 및 역량구축 참고).

Part 13

연구대상자에게 보상은 어떻게 제공되어야 하는가?

적절성 판단을 위한 여러 가지 기준

이 글에 포함되어 있는 내용 중 일부는 2021년 9월 10일에 개최된 대한기관윤리심의기구협의회(KAIRB) 19th Annual Meeting 비의학계위원 Session에서 "연구대상자에 대한 보상과 배상: 기준과 방법"이라는 제목의 강의를 통해 이미 발표된 바 있음을 밝힙니다.

보상(報償)의 사전적 정의는 어떤 것에 대한 대가로 갚는 것, 행위를 촉진하거나 학습 분위기를 조성하기 위하여 사람이나 동물에게 주는 물질이나 칭찬이다. 연구대상자가 연구에 참여하며 노력을 기울인 바에 대한 답례나 감사함의 표시로 금전적인 형태로나 비금전적인 형태로 보상이 제공될 수 있다. 〈헬싱키선언〉에 연구계획서에는 연구대상자 보상에 관한 정보를 포함하고 있어야 한다는 것이 언급되어 있다.

「생명윤리법」에는 연구대상자로부터 연구참여에 대한 동의를 획득하기에 앞서 충분한 설명을 해주고 동의를 획득하여야 하는 사항 중 하나로 연구참여에 따른 손실에 대한 보상이 명시되어 있다. 그러나 이 외에 보다 구체적인 법적 사항은 없다. 아마도 이는 연구참여에 따른 불편과 부담의 정도는 연구별로 다를 수 있음은 물론 최소위험을 넘지 않는 정도의 것일 수 있고, 연구참여는 연구대상자에 의해 자발적으로 이루어지는 일인 만큼, 보상 제공을 법적 사항으로 규정해 두는 것이 반드시 필요하다고 판단되지 않았었기 때문일 수 있다. 아니면 이러한 보상이 넓은 의미에서는 손실에 대한 보상(補償)의 범위에 포함되어 이루어질 수 있으므로 법적으로 추가적인 내용이 마련되어 있지 않은 것일 수 있다.

그러나 임상시험에 대해서는 관련 법에 구체적인 내용이 포함되어 있다. 「의약품 임상시험 관리기준(KGCP)」에는 동의를 받는 과정에서 임상시험대상자나 그 대리인에게 제공되는 정보, 동의서 서식, 시험대상자설명서, 그 밖의 문서화된 정보에 대상자가 임상시험에 참여함으로써 받게 될 금전적 보상이 있는 경우 예상 금액 및 이 금액이 임상시험 참여의 정도나 기간에 따라 조정될 것이라고 하는 것을 적어야 한다고 규정되어 있다. 그리고 임상시험대상자가 임상시험에 참여하는 대가로 금전적 보상을 받는 경우 임상시험심사위원회는 그 보상액, 보상방법 및 금전적 보상이 임상시험대상자가 임상시험에 참여하는 데 부당한 영향을 미치는지를 검토하여야 하고, 이 경우 금전적 보상이 임상시험대상자의 임상시험 참여 정도와 참여 기간에 비추어 적절한지와 임상시험대상자에 대한 보상이 임상시험에 끝까지 참여할 것을 조건으로 하는지를 검토하여야 하며, 임상시험대상자가 임상시험에 참여하는 대가로 금전적 보상을 받는 경우 그 지급방법 · 금액 · 지급시기 등 금전적 보상에 관한 정보가 임상시험대상자설명서 또는 그 밖의 임상시험대상자에게 제공하는 문서에 명확하게 기록되어 있는지를 확인하여야 하고, 임상시험을 종료하지 못한 임상시험대상자에 대한 보상 방안 유무를 확인하여야 하는 것이 임상시험심사위원회의 업무로 규정되어 있다.

보상에 대해 정해져 있는 기준은 없다. 교통비와 식비 명목으로 실제 이에 소요될 비용보다 좀 더 많은 금액이 지급되도록 할 수 있고, 답례품이 전달되도록 할 수도 있는데, 어느 정도 금액이 적절한지나 어떤 답례품이 타당한지에 대한 기준은 없다. 그러므로 보상은 동일하거나 유사한 연구에서 통상적으로 어느 정도가 지급되는지나 최저임금이 어느 정도인지 등을 참고하여 정할 수 있다. 물론 연구대상자가 연구에 참여하여 하게 되는 일이 무엇인지나 그에 따른 불편과 부담이 어느 정도인지 등을 종합적으로 고려하여 정할 수 있다.

국제의과학기구협의회(CIOMS)의 2016년 〈건강 관련 인간대상연구에 대한 국제윤리가이드라인〉 중 **가이드라인 13**의 제목은 '연구참여자에 대한 비용보전과 보상'이다. 이 가이드라인에서는 연구참여자는 연구참여와 관련하여 소요된 교통비 등 외에 연구참여에 따른 불편과 부담, 그리고 시간 소요에 대해서까지도 합리적으로 보상받을 수 있어야 한다고 되어있다. 그리고 **가이드라인 13**의 논평에는 일반적인 고려사항 외에, 적절한 보상, 받아들여질 수 없는 보상, 충분한 정보에 의한 동의를 할 능력이 없는 사람에 대한 보상, 연구철회 이후의 보상, 재정적 인센티브 연구에 대한 내용이 포함되어 있다.

가이드라인 13

연구참여자에 대한 비용보전과 보상

REIMBURSEMENT AND COMPENSATION FOR RESEARCH PARTICIPANTS

연구참여자는 교통비와 같이 연구에 참여하는 동안 직접적으로 발생하는 비용에 대해 합리적으로 비용보전을 받아야 하며, 불편(inconvenience)과 시간 소요에 대해서도 합리적인 보상을 받아야 한다. 보상(compensation)은 금전적인 것(monetary)이거나 비금전적인 것(non-monetary)일 수 있다. 비금전적인 것은 연구와 관련 없는 무료건강서비스, 의료보험, 교육자료 또는 그 밖의 이익을 포함할 수 있다.

보상은 잠재적인 연구참여자로 하여금 그들의 더 나은 판단에 반하여 연구에 참여할 것에 동의하도록 유도할 수 있을 정도로 많은 것, 즉 부당한 유인(undue inducement)이어서는 안 된다. 해당 지역의 연구윤리위원회는 연구참여자에 대한 비용보전(reimbursement)과 보상을 승인해야만 한다.

가이드라인 13에 대한 논평 Commentary on Guideline 13

일반적인 고려사항 General considerations

관찰연구(observational studies)와 중재연구(intervention research) 모두에 있어 연구참여자는 직접 비용(예를 들어, 교통비)의 형태로든 아니든 연구의 사회적 유익에 기여하기 위한 비용을 지불하지 않아야 하며, 따라서 그러한 비용에 대해 합당하게 비용보전을 받아야만 한다. 또한 연구참여자는 연구참여로 인한 시간 소요와 그 밖의 불편(inconveniences)에 대해 적절한 보상을 받아야만 한다. 보상 금액은 연구목적을 위해 소요된 시간과 연구기관에 방문하느라 소요된 시간에 비례해야 한다. 보상 금액은 해당 지역 또는 해당 국가의 최저 시급을 참고 금액으로 사용하여 계산되어야 한다. 연구참여자에게 합리적으로 비용보전을 하고 보상해야 할 의무는 연구 등록이 연구참여자에게 잠재적이고 개인적인 이익(예를 들어, 임상시험용 의약품)을 제공할 때 조차도 발생한다. 이것은 대부분의 임상연구가 추가적인 혈액 채취, 추가적인 병원 방문과 숙박 입원과 같이 연구참여자에게 잠재적이고 개인적인 이익이 없으나 연구목적을 위해 수행되는 연구절차와 관계되기 때문이다. 게다가 연구용 중재가 연구참여자들에게 이익이 될 것이라는 점을 연구 전에 알 수 없다. 실제로, 일부 연구용 중재는 유익함(good)보다 해(harm)를 더 야기할 수 있다.

적절한 보상 Appropriate compensation

또한 연구참여자는 연구가 수행되는 국가의 금전적인 가치에 따라 연구참여에 따른 불편과 시간 소요에 대해 합리적인 보상을 받아야만 한다. 보상은 금전적인 것이거나 비금전적인 것일 수 있고, 연구와 관련 없는 건강서비스, 의료보험, 교육자료, 상담이나 음식 제공 등을 포함할 수 있다. 특히 연구가 낮은 위험(low risks)을 초래하는 경우, 연구참여에 대한 보상을 제공하는 것은 부당한 유인(undue inducement)에 대한 우려를 제기하지 않는다.

받아들여질 수 없는 보상 Unacceptable compensation

보상은 연구참여자가 감수하기로 동의하는 위험에 대해 보상하는 것을 의미하는 것이 아니라 불편함과 시간에 대해 보상하는 것이다. 따라서 보상의 수준은 연구참여자가 감수하기로 동의하는 위험의 수준과 관계되어서는 안 된다. 특히 연구참여자에게 잠재적이고 개인적인 이익을 제공하지 않는 연구절차의 위험이 증가함에 따라, 보상이 부당한 유인을 구성할 수 있을 것이라는 우려 또한 커지고 있다. 연구참여자에 대한 금전적인 보상이나 현물 보상은 연구참여자로 하여금 그들의 더 나은 판단이나 확고하게 가지고 있는 그들의 신념에 반하여 자원하도록 설득할 정도로 많은 것('부당한 유인')이어서는 안 된다.

부당한 유인이 존재하는지의 여부를 결정하는 것은 어려울 수 있는데, 일부 사람들이 더 나은 판단에 반하게 만드는 보상이 그 사람의 개인적인 상황에 달려있기 때문이다. 실업자나 학생은 고용되어 있는 사람과 다르게 보상이 심의되어야 할 수 있다. 연구윤리위원회는 연구에 등록할 것으로 예상되는 평균적인 연구참여자가 자신에게 제공되는 보상을 이유로 자신의 더 나은 판단에 반하여 연구에 참여할 수 있는지 여부를 결정하기 위해 특정한 문화와 인구집단의 전통과 사회경제적 맥락에 비추어 금전적인 보상과 다른 형태의 보상을 평가해야만 한다. 보상의 적절성은 국제 연구윤리위원회보다 해당 지역의 연구윤리위원회에 의해 더 잘 판단될 수 있다. 해당 지역사회와의 협의는 연구자 자신의 지역사회에서 수행되는 연구의 경우에도 보상의 적절성을 확인하는데 도움이 될 수 있다.

충분한 정보에 의한 동의를 할 능력이 없는 사람에 대한 보상
Compensation for persons who are incapable of giving informed consent

충분한 정보에 의한 동의를 할 능력이 없는 사람은 보호자(guardians)에 의한 재정적 이익에 대한 착취에 취약할 수 있다. 충분한 정보에 의한 동의를 할 능력이 없는 사람을 대신하여 허락을 하도록 요청받은 법적으로 권한을 위임받은 대리인(legally authorized representative)은 교통비와 그 밖의 직접·간접비용에 대한 비용보전 이외에 보상을 제공받지 않아야 한다. 연구참여자 본인에게 보상을 제공하는 것이 합리적일 경우, 연구참여자의 의사결정능력이 결여되어 있다고 해서 연구자가 연구참여자에게 보상을 제공하지 못하게 해서는 안 된다. 연구참여자가 충분한 정보에 의한 동의를 할 능력이 없는 경우, 보상은 연구참여자 본인이 보상으로부터 이익을 얻을 수 있는 방법으로 제공되어야만 한다.

연구 철회 이후의 보상 Compensation after study withdrawal

연구자가 건강과 관련된 이유로 연구참여자를 연구에서 철회시키는(withdraws, 중도탈락시키는) 경우, 해당 연구참여자는 그 시점까지의 연구참여에 대한 보상을 받아야만 한다. 연구참여자가 연구 관련 해(harm)로 인해 연구에서 중도탈락되는 경우, 이러한 해는 **가이드라인 14-**연구 관련 피해에 대한 치료와 보상에 제시되어 있는 대로 치료되어야만 하고 연구참여자는 추가적인 보상을 받을 자격이 있다. 연구자가 고의적인 미준수(noncompliance)를 이유로 연구에서 연구참여자를 중도탈락시켜야만 하는 경우, 연구자에게는 연구참여자에게 지급하기로한 금전의 일부나 전부를 주지 않을 자격이 있다. 고의적인 미준수가 아닌 그 밖의 이유로 연구참여를 계속하지 않는 연구참여자들은 그들이 완료한 참여의 정도에 비례하여 보상을 받아야만 한다. 연구자는 연구에 계속 참여하는 것을 내켜하지 않는 연구참여자를 연구에 남도록 유도하기 위해 하나 이상의 세션이나 중재가 포함된 연구가 끝날 때까지 보상금의 전부나 대부분을 보류해서는 안 된다. 보상을 위한 조건은 연구윤리위원회에 의해 승인되어야만 하고, 충분한 정보에 의한 동의 과정에 있어 공개되어야만 한다.

재정적 인센티브 연구 Studies of financial incentives

일부 연구에서 연구참여자에 대한 금전적 · 물질적 인센티브(incentives)는 보상의 형태라기보다 그 자체로 핵심적인 연구대상이 된다. 예를 들어, 현금 이체 또는 상품권(vouchers, 바우처)의 형태로 제공되는 인센티브는 치료에 대한 경제적 장애를 극복하는 수단으로 테스트될 수 있거나(예를 들어, 보건의료에 접근하는 것이나 치료를 계속하는 것) 치료에 대한 효과적인 동기부여의 결여를 극복하는 수단으로 테스트될 수 있다(예를 들어, 일부 만성질환에 대한 장기적인 치료). 부당한 유인에 대한 우려가 이러한 연구의 수행을 못하게 해서는 안 되지만, 연구윤리위원회는 인센티브를 사용하는 연구에서 드러날 수 있는 위험에 민감해야만 한다.

Part 14

연구참여자가 입은 피해는 어떻게 회복되고 복구되어야 하는가?

치료와 보상의 제공

이 글에 포함되어 있는 내용 중 일부는 2021년 9월 10일에 개최된 대한기관윤리심의기구협의회(KAIRB) 19th Annual Meeting 비의학계위원 Session에서 "연구대상자에 대한 보상과 배상: 기준과 방법"이라는 제목의 강의를 통해 이미 발표된 바 있음을 밝힙니다.

보상(補償)의 사전적 정의는 남에게 끼친 손해를 갚는 것, 국가 또는 단체가 적법한 행위에 의하여 국민이나 주민에게 가한 재산상의 손실을 갚아 주기 위하여 제공하는 대상이다. 그리고 배상(賠償)의 사전적 정의는 남의 권리를 침해한 사람이 그 손해를 물어 주는 일이다. 통상적으로 손실보상은 합법적인 일에 따른 희생에 대해 그 손실을 채워주는 것을 말하고, 그에 비해 손해배상은 불법적인 일로 인해 발생한 손해를 채워주는 것을 말한다. 참고로, 식품의약품안전처는 임상시험 피해자 보상에 대한 규약 및 절차 마련을 위한 가이드라인을 통해 '보상'은 일반적으로 '배상'과 달리 고의, 과실에 의한 불법행위 또는 의무불이행이 없는 경우라도 법규 등에 근거해 타인에게 발생한 손해를 메우는 것으로서 실제로 발생한 손해를 그대로 메우는 것이 아니라 보상하는 측이 미리 정해진 기준에 근거해 메우는 것이 일반적인 반면, '배상'은 주로 고의 또는 과실에 기인한 불법행위 등으로 타인에게 손해를 입힌 경우 그 손해를 메우는 것으로서 재산적 손해 외에 일실 이익이나 정신적 피해에 따른 위자료 등도 대상이 될 수 있다고 설명한 바 있다.

연구대상자는 연구참여로 인해 신체적 · 정신적 · 사회적 · 경제적 · 법적인 측면 등에서 발생할 수 있는 불편과 부담을 포함한 위험에 처할 수 있다. 인간대상연구에 참여하는 연구대상자는 연구 절차로 인해 위험을 경험할 수 있고 인체유래물연구에 참여하는 인체유래물 기증자도 침습적인 채취 과정으로 인해 위험을 경험할 수 있다.

〈헬싱키선언〉에는 연구에 참여한 결과로서 해를 입은 연구대상자에게 적절한 배상과 치료를 보장해야 한다는 것이 일반 원칙 중 하나로 언급되어 있고, 연구계획서에는 연구대상자 보상 및 이 연구에 참여한 결과로 인해 해를 입었을 경우 연구대상자에 대한 치료 그리고/또는 배상 규정에 관한 정보를 포함하고 있어야 한다고 언급되어 있다.

「생명윤리법」에는 연구대상자로부터 연구참여에 대한 동의를 획득하기에 앞서 충분한 설명을 해주고 동의를 획득하여야 하는 사항 중 하나로 연구참여에 따른 손실에 대한 보상이 명시되어 있다. 그러나 이 외에 보다 구체적인 법적 사항은 없다. 연구참여로 인한 문제에 대해서는 당연히 연구자가 해결에 대한 책임을 져야 하는 것이 마땅한 일이기 때문일 수 있다. 그러나 연구의 위험은 각각의 연구마다 다를 수 있다. 그러므로 기관생명윤리위원회가 연구에 대해 심의할 때 연구의 위험을 확인하고 그에 맞게 대응책이 마련되어 있는지를 확인하여야 한다. 특히 보상이 필요할 정도의 피해가 발생할 우려가 있는 경우라면 그 보상이 어떻게 이루어지도록 준비되어 있는지를 확인하여야 한다.

특히 임상시험대상자는 임상시험용 의약품을 복용하게 되므로 (약물)이상반응을 겪을 수 있다. 그리고 이러한 (약물)이상반응에는 사망하거나 생명에 대한 위험의 발생, 입원이나 입원 기간의 연장, 영구적이거나 중대한 장애 및 기능 저하, 태아에 대한 기형이나 이상의 발생, 약물 의존성이나 남용의 발생 또는 혈액질환 등 그 밖에 의학적으로 중요한 상황의 발생과 관련되는 중대한 (약물)이상반응도 있을 수 있다. 또한 임상시험대상자는 예상하지 못한 약물이상반응도 겪을 수 있다. 참고로 식품의약품안전처는 임상시험 피해자 보상에 대한 규약 및 절차 마련을 위한 가이드라인을 통해 '손상'이란 임상시험계획서에 따라 투여된 임상시험용 의약품 또는 임상시험계획서에 따라 행해진 의학적 치료 과정 또는 개입으로 인한 손상으로서 임상시험에 참여하지 않았을 경우에는 발생하지 않았을 손상을 의미한다고 설명한 바 있다. 연구대상자에게 연구참여로 인해 발생할 수 있는 문제가 모두 예방될 수 있지는 않다. 그러나 이러한 문제가 실제로 발생하는 경우에는 모두 해결될 수 있어야 한다.

「약사법」 및 「의약품 등의 안전에 관한 규칙」에 따르면 의약품 임상시험을 실시하기 위해서는 식품의약품안전처장에게 임상시험계획 승인 신청서와 연구계획서 외에 여러 서류와 자료를 제출하여야 하는데, 그 중 하나로 임상시험 피해자 보상에 관한 규약이 포함되어 있다. 또한 「약사법」에는 임상시험을 하려는 자가 임상시험대상자에게 발생할 수 있는 건강상의 피해를 배상 또는 보상하기 위하여 보험에 가입하고, 피해 발생으로 보상하는 경우에는 임상시험대상자에게 사전에 설명한 보상 절차 등을 준수하여야 하는 의무가 있음이 명시되어 있다. 참고로, 보험에 가입하지 않거나 임상시험대상자에게 사전에 설명한 보상 절차 등을 준수하여 보상하지 않은 사람은 1년 이하의 징역 또는 1천만 원 이하의 벌금에 처해질 수 있도록 규정되어 있다. 이와 더불어 임상시험실시기관은 임상시험대상자에게 동의를 획득함에 있어 임상시험으로 인하여 임상시험대상자에게 발생할 가능성이 예상되는 건강상의 피해 정도와 보상 내용 및 보상 신청 절차 등을 설명하고 동의를 받아야 하는 것으로 규정되어 있다.

이와 관련하여 「의약품 임상시험 관리기준(KGCP)」에는 의뢰자에게 임상시험과 관련하여 발생한 손상에 대한 보상절차를 마련하여야 하는 책임이 있다는 것과 임상시험대상자에 대한 보상은 미리 정한 보상의 내용 · 방법 및 관계 법령에 따라 적절히 이루어져야 한다는 것이 명시되어 있다. 그리고 임상시험책임자가 임상시험을 실시하기 전에 임상시험심사위원회에 제출하여 검토를 받아야 하는 문서 중 하나로 대상자에게 제공되는 배상 또는 보상에 관한 정보가 규정되어 있고, 이 정보는 건강상 피해의 배상 · 보상을 위한 보험 가입 서류를 포함하는 것으로 규정되어 있다. 또한 동의를 받는 과정에서 임상시험대상자나 그 대리인에게 제공되는 정보, 동의서 서식, 시험대상자설명서, 그 밖의 문서화된 정보에 임상시험과 관련한 손상이 발생하였을 경우 대상자에게 주어질 보상이나 치료방법을 적어야 한다고 규정되어 있다.

식품의약품안전처는 『임상시험 피해자 보상에 대한 규약 및 절차 마련을 위한 가이드라인[민원인 안내서](2021.6.21)』를 마련하여 제시했다. 이에는 임상시험 의뢰자가 임상시험 대상자에게 발생할 수 있는 건강상의 피해를 배상 또는 보상하기 위한 보험 가입, 피해자 보상에 대한 규약 및 보상 절차 마련 시 포함되어야 하거나 신중히 고려되어야 할 사항 등이 제시되어 있다. 이에 따르면 보상 원칙(기준), 보상 제외 기준, 보상 절차, 보상 평가 기준 및 지급 원칙이 마련되어야 한다.

이 중 보상 원칙(기준)을 정함에 있어서는 가능한 구체화하고, 신체적인 손상(사망 포함)이 발생한 경우에는 대상자에게 보상하도록 하며, 임상시험 참여로 인한 손상이 아니어서 임상시험과 인과관계가 인정되지 않는 경우는 보상의 대상에서 제외할 수 있도록 하고, 신체적인 손상에 대해서는 금전적 보상이 확정되기 전이라도 적절한 치료 또는 치료 기회를 우선적으로 제공하며, 임상시험용 의약품에 의해 발생한 이상반응을 처치하는 과정에서 발생된 손상도 보상 대상으로 고려하고, 이상반응으로 인한 손상이 예상되었고 임상시험대상자가 자발적으로 임상시험 참여에 동의했다고 하더라도 보상 대상으로 고려하며, 임산부가 참여하여 태아에게 임상시험 참여로 인한 손상이 발생한 경우 해당 태아를 대상자로 간주하고 보상 대상으로 고려하도록 제시되어 있다. 다만, 보상의 내용 및 범위 등은 임상시험의 특성(대상질환의 중증도, 임상시험용 의약품의 위험성과 효용, 시험참여자의 질병 상태 등)을 고려하여 각 임상시험계획서 작성 시 보다 구체적으로 정할 수 있는 것으로 안내되어 있다.

그리고 이 중 보상 평가 기준 및 지급 원칙을 마련함에 있어서는 보상 수준은 손상의 본질, 정도, 지속성 여부, 유사한 사례 등을 종합적으로 평가하여 적절한 금액을 당사자 간의 합의에 따라 결정하도록 하고, 보상의 내용은 의료비(입원비용 포함), 실비(이상반응 치료를 위한 병원 왕복 교통비, 치료에 소요되는 관련 비용 등) 및 필요한 경우 위로금으로 구성하되 보상의 금액은 임상시험의 단계 및 위험성의 정도, 다른 치료법의 존재 여부 등 여러 요소들을 종합적으로 고려하여 결정하도록 하며, 의료비와 실비는 임상시험과 손상 사이의 인과관계에 합리적인 가능성이 있고 적어도 인과관계를 부정할 수 없다고 판단한 경우 신속하게 지급하고, 합당한 사유가 있는 경우에는 보상금 경감 기준을 마련할 수 있는 것으로 안내되어 있다.

국제의과학기구협의회(CIOMS)의 2016년 〈건강 관련 인간대상연구에 대한 국제윤리가이드라인〉 중 **가이드라인 14**의 제목은 '연구 관련 피해에 대한 치료와 보상'이다. 이 가이드라인에서는 연구에 참여한 결과로 피해를 입은 사람에게 치료와 보상이 이루어져야 하고 이를 위해 적절한 준비가 되어있는지에 대해서는 연구에 대한 심의 시 확인되어야 한다고 되어있다. 그리고 **가이드라인 14**의 논평에는 일반적인 고려사항 외에, 무료치료와 무료재활에 대한 연구의뢰자의 의무, 보상과 관련한 연구의뢰자의 의무, 공정한 보상과 무료 의학적 치료에 대한 내용이 포함되어 있다.

가이드라인

14

연구 관련 피해에 대한 치료와 보상

TREATMENT AND COMPENSATION FOR RESEARCH-RELATED HARMS

연구자와 연구의뢰자는 건강 관련 연구에 참여한 결과로 신체적 · 정신적 · 사회적 해(harm, 피해)를 입은 연구참여자가 적절한 경우 이러한 피해에 대해 무료치료와 무료재활을 받을 뿐만 아니라 상실한 임금에 대한 보상도 받을 것이라는 것을 보장해야만 한다. 그러한 치료와 보상은 잘못을 불문하고, 단지 연구목적을 달성하기 위한 목적으로만 수행된 중재의 결과로 신체적 · 정신적 · 사회적 피해를 입은 연구참여자에게 이루어져야 한다. 연구참여로 인한 사망의 경우, 연구참여자의 부양가족은 보상을 받을 권리가 있다. 연구참여자는 연구 관련 피해에 대한 무료치료와 보상에 대한 권리를 포기하도록 요구받아서는 안 된다.

연구윤리위원회는 연구 관련 상해에 대한 치료와 보상을 위해 적절한 준비가 되어 있는지 여부를 결정해야만 한다.

가이드라인 14에 대한 논평 Commentary on Guideline 14

일반적인 고려사항 General considerations

이 가이드라인은 연구참여자가 연구용 중재나 연구절차에 의해 피해를 입었을 때 무료치료와 추가적인 보상을 받을 수 있는 자격에 중점을 두고 있다. 다음의 논평에는 이러한 자격에 대한 한계가 서술되어 있다. 또한 연구참여자의 부양가족은 연구참여의 직접적인 결과로 발생하는 사망이나 장애에 대해 물질적인 보상을 받을 자격을 부여받는다. 연구와 관련된 피해에 대한 보상을 위한 적절한 메커니즘(mechanism)의 결여는 사람들이 연구에 참여하는 것을 저해할 수 있고, 연구 기업에 대한 신뢰에 부정적인 영향을 미칠 수 있다. 따라서 연구와 관련된 피해에 대한 무료치료와 보상에 대한 적절한 조항을 가지고 있는 것은 적절할 뿐만 아니라 실용적이다.

무료치료와 무료재활에 대한 연구의뢰자의 의무
Obligation of the sponsor with regard to free treatment and rehabilitation

연구자와 연구의뢰자는 건강 관련 연구에 참여한 결과로 신체적 · 정신적 · 사회적 피해를 입은 연구참여자가 그러한 피해에 대해 무료치료와 무료재활을 받는다는 것을 보장해야만 한다. 이는 일반적으로 연구로 인한 피해와 관련된 연구참여자들의 보건요구(health needs)에 대해 치료가 계속 이루어진다는 것(continuity of care)이 그러한 치료가 요구되는 한 연구참여자에게 그 치료에 대한 비용이 부과되지 않는다는 것이 보장됨을 의미한다(**가이드라인 6**-연구참여자의 보건요구에 대한 배려 참고). 연구로 인한 피해라면, 연구의뢰자는 이에 대한 치료나 재활을 무료로 제공해야만 한다.

보상과 관련한 연구의뢰자의 의무

Obligation of the sponsor with regard to compensation

연구의뢰자가 제약회사든, 다른 조직이나 기관이든, 아니면 국가가 운영하는 보험(government insurance, 이하 '국영보험'이라 한다)이 법에 의해 배제되어 있지 않은 나라의 경우에는 연구의뢰자가 정부든 간에, 연구의뢰자는 연구가 시작되기 전에 연구참여자가 이 가이드라인에 기초한 보상을 받을 자격이 있는 어떠한 피해에 대해서도 보상을 제공한다는 것에 동의해야만 한다. 또는 연구의뢰자는 연구자가 자신의 보험에 의존해야만 하는 상황에 대해 연구자와 합의할 수 있다. 예를 들어, 연구자가 연구계획서를 따르는 데에 태만(negligence)했거나 과실이 있었거나 혹은 국영보험의 적용범위가 태만에 국한되는 경우에 연구의뢰자는 연구자와 합의할 수 있다. 특정한 상황에서는 두 가지 과정 모두를 따르는 것이 바람직할 수 있다. 잘못의 입증과 별개로, 연구의뢰자는 보상을 해주는 적절한 보험을 찾아야만 한다. 무료치료와 보상에 대한 준비는 연구계획서와 동의서에 기술되어야 한다.

공정한 보상과 무료 의학적 치료

Equitable compensation and free medical treatment

보상은 단지 연구목적을 달성하기 위해 수행된 중재의 결과로 심리적 · 신체적 · 사회적 피해를 입은 연구참여자에게 이루어진다. 피해가 개인의 연구참여가 아니었다면 발생하지 않았을 것이라면 그 피해는 중재의 결과로 여겨지고, 임상진료의 맥락에서 합리적으로 예상되어 온 피해와는 그 종류나 규모가 다르다. 보상은 공정해야만 한다. 연구자와 연구의뢰자는 연구참여자가 연구에 참여하는 동안에 입는 모든 피해에 대한 치료비를 지불해야 할 의무를 갖지는 않는다. 연구윤리위원회는 연구 관련 피해에 대해 무료치료와 보상을 해주기 위해 적절한 준비가 되어있는지를 확인해야만 한다. 그리고 연구자가 이러한 피해를 연구윤리위원회에 보고하고, 연구참여자가 어떻게 치료비용을 지불받으며, 보상이 연구참여자에게 어떻게 제공되고, 무엇이 제공되는지를 보장하기 위해 연구윤리위원회가 감독해야만 한다.

연구참여자가 연구 관련 피해에 대한 무료치료나 보상에 대한 자신의 권리를 면제하는 것을 요청받지 않아야만 하고, 무료치료나 보상을 청구하기 위해 연구자의 태만이나 합리적인 정도의 기술의 결여를 연구자에게 증명하도록 요구받아서도 안 된다. 충분한 정보에 의한 동의 과정이나 서식에는 피해의 발생에 있어 연구자를 이에 대한 책임으로부터 면제시켜줄 수 있는 문장이나, 연구참여자가 보상을 요구할 권리를 면제하는 것을 암시할 수 있는 문장이 포함되어서는 안 된다(**가이드라인 9-**충분한 정보에 의한 동의를 할 능력이 있는 개인 참고). 또한 연구참여자는 어떤 의료서비스가 제공될 것이고, 어느 조직이나 개인이 치료를 제공할 것이며, 어떤 조직이 보상을 제공할 책임을 질 것인지에 대해 이야기를 들어야만 한다.

Part 15

취약한 연구대상자는 누구이고 어떻게 보호하여야 하는가?

맥락을 고려한 판단과 특성에 맞는 보호조치

이 글에 포함되어 있는 내용 중 일부는 한국생명윤리학회 학술지 『생명윤리』 제20권 제1호(2019.6)에 게재된 논문 "아동대상연구에 있어 대리동의 획득 원칙에 대한 예외인정의 필요성과 법적 문제", 이화여자대학교 생명의료법연구소 학술지 『생명윤리정책연구』 제13권 제1호(2019.11)에 게재된 논문 "아동인 연구대상자를 어떤 존재로 바라보고 어떻게 보호하여야 하는가?: <CIOMS 가이드라인 2016>상 아동대상연구 관련 주요내용의 분석을 중심으로", 한국생명윤리학회 학술지 『생명윤리』 제21권 제1호(2020.6)에 게재된 논문 "인간대상연구에서 취약성에 대한 접근방식 변화의 필요성과 방향"을 통해 이미 발표된 바 있음을 밝힙니다.

〈헬싱키선언〉에는 일부 개인과 집단이 특별히 취약하여 부당한 취급을 받거나 추가적인 해를 입을 가능성이 높을 수 있으므로 모든 취약한 개인과 집단은 그 특성에 맞게 배려된 보호를 받아야 한다는 내용이 있다. 그리고 「생명윤리법」에도 취약한 환경에 있는 개인이나 집단이 특별히 보호되어야 한다는 것이 기본원칙 중 하나로 규정되어 있고, 취약한 연구대상자를 보호하기 위한 대책을 수립하는 일이 생명윤리 및 안전을 위해 기관생명윤리위원회가 하여야 하는 활동으로 명시되어 있다. 또한 「의약품 임상시험 관리기준(KGCP)」에는 '취약한 환경에 있는 시험대상자'가 정의되어 있고 이러한 시험대상자의 임상시험 참여 이유가 타당한지를 임상시험심사위원회가 검토하도록 규정되어 있다.

그렇다면 취약한 연구대상자가 누구인지가 먼저 파악되어야 한다. 〈헬싱키선언〉에는 취약한 연구대상자가 직접 정의되어 있지 않고 여기에서 말하는 특별히 취약하다는 것이 무엇을 말하는지도 구체화되어 있지 않지만, 취약성이 이유가 되어 부당한 취급을 받거나 추가적인 해를 입을 가능성이 높을 수 있는 사람이 그 특성에 맞게 배려된 보호를 받아야 한다는 점은 명시되어 있다. 「의약품 임상시험 관리기준(KGCP)」에는 임상시험 참여와 관련한 이익에 대한 기대 또는 참여를 거부하는 경우 조직 위계상 상급자로부터 받게 될 불이익에 대한 우려가 자발적인 참여 결정에 영향을 줄 가능성이 있는 대상자(의과대학 · 한의과대학 · 약학대학 · 치과대학 · 간호대학의 학생, 연구소의 근무자, 제약회사의 직원, 군인 등을 말한다), 불치병에 걸린 사람, 「의약품 등의 안전에 관한 규칙」 제27조에 따른 집단시설에 수용되어 있는 사람, 실업자, 빈곤자, 응급상황에 처한 환자, 소수 인종, 부랑인, 노숙자, 난민, 미성년자 및 자유의사에 따른 동의를 할 수 없는 대상자가 취약한 환경에 있는 시험대상자라고 정의되어 있다. 이러한 정의에 취약한 연구대상자인지를 판단할 수 있는 기준이 포함되어 있기는 하지만 여러 가지 기준이 종합적으로 포함되어 있지는 않다.

그러나 취약한 연구대상자에 대한 판단은 개별 연구의 목적과 방법 그리고 연구자와 연구대상자의 관계 등을 종합적으로 고려하여 이루어져야 한다. 예를 들면, 식품의약품안전처는 『2015년 임상시험 관련 자주묻는 질의 · 응답집(2015.12)』을 통해 '의료기관 근무자, 제약회사 직원도 취약한 환경에 있는 시험대상자에 해당하는지'라는 질문에 대해 이들이 취약한 환경에 있는 시험대상자의 정의에 포함되어 있다는 이유 하나만으로 이에 해당한다고 답했다. 그러나 의료기관 근무자와 제약회사 직원이라는 이유로 개별 연구의 맥락을 고려하지 않은 채 취약한 연구대상자라고 단정하는 것은 적절하지도 바람직하지도 않다. 이렇게 되면 결과적으로 이들을 보호할 수 있는 적절한 조치가 무엇인지에 대해서도 적절하게 바람직하게 판단하기 어려울 수밖에 없다. 특정한 조건을 가진 집단에 속하는 전체의 구성원을 취약한 연구대상자로 간주하는 것은 그러한 사람이 연구에서 범주적으로 배제되게 만들 우려가 있다. 특정한 조건을 가진 집단에 대해 취약하다는 판단이 내려지고 이들에 대한 보호를 명목으로 연구참여를 가로막게 되면 이러한 집단에 속한 사람들을 위한 연구가 이루어지지 못해 결국 그 피해가 이들에게 돌아갈 가능성이 있다.

취약한 연구대상자가 누구인지를 판단함에 있어서는 취약성에 관계되는 다양한 맥락이 고려되어야 한다. 미국 국가생명윤리자문위원회(National Bioethics Advisory Commission)는 2001년에 발표한 보고서 『인간대상연구에서의 윤리적 및 정책적 쟁점들(Ethical and Policy Issues in Research Involving Human Participants)』을 통해 취약성에 대한 기존의 잘못된 개념을 비판하면서 연구참여에 대한 동의와 연관지어 인지적인 측면에서의 취약성(cognitive vulnerability, 연구에 참여할지 참여하지 않을지에 대해 신중하게 생각하고 결정할 수 있는 능력이 있는지 여부와 관계되는 취약성을 말함), 권위적인 관계로 인한 취약성(juridic vulnerability, 사회적인 구조를 특징짓는 공식적인 권위 관계로 인한 취약성을 말함), 사회문화적 압력에 대한 취약성(deferential vulnerability, 사회문화적인 압력으로 인하거나 동료, 친구, 사랑하는 사람 등 자신이 중요하게 여기는 타인의 영향을 받아 경의(敬意)행동/공경(恭敬)행동을 하게 되는 경우인지 여부와 관계되는 취약성을 말함), 의학적 상태로 인한 취약성(medical vulnerability, 만족스러운 치료법이 없는 심각한 건강 상태에 있기 때문에 연구 참여를 선택하거나 연구대상자로 선택되는 경우에 있어서의 취약성을 말함), 배분적인 측면에서의 취약성[allocational vulnerability, 연구 참여의 결과로 제공될 수 있을 중요한 사회재(social goods)가 심각하게 부족하지 않은지나 비인간적인 사회경제적 힘의 결과나 적법한 권한을 가진 사람과의 관계에 기초할 때 배분적으로 불리한 조건에 있지 않은지에 관계되는 취약성을 말함], 기반구조적인 측면에서의 취약성(infrastructural vulnerability, 연구대상자의 안전에 중요하게 기여하는 보호조치와 자원이 구조적인 차원에서 없거나 부족한 경우에 있어서의 취약성을 말함)을 살펴 판단하고 인간의 불안정성과 연구의 맥락에서 각각 요구되는 윤리적인 대응을 하는 것이 취약성에 대한 적절한 조치가 될 수 있음을 언급한 바 있다. 그러므로 취약한 연구대상자에 대한 판단은 여러 가지 요소를 고려하여 종합적으로 이루어져야 하기에 현재 법에 정의되어 있는 바에 국한되는 것은 바람직하지 않다. 연구대상자와 관계되는 연구의 맥락을 다각도로 살펴 취약성을 판단하고 그 특성에 맞는 적절한 보호조치가 마련되어 이행될 수 있도록 하는 것이 중요하다.

국제의과학기구협의회(CIOMS)의 2016년 〈건강 관련 인간대상연구에 대한 국제윤리가이드라인〉 중 **가이드라인 15**의 제목은 "취약한 개인과 집단을 대상으로 하는 연구"이다. 이 가이드라인에서는 연구대상이 되는 취약한 개인과 집단의 권리와 복지를 보호하기 위한 구체적인 보호방안 마련의 중요성이 강조되어 있다. 그리고 **가이드라인 15**의 논평에는 일반적인 고려사항 외에, 취약성 판단에 있어 고려하여야 하는 사람으로 동의할 수 있는 능력이 제한되어 있는 사람, 위계관계에 있는 사람, 시설에 수용되어 있는 사람, 여성, 임신부, 그 밖에 잠재적으로 취약한 개인들이 제시되어 있고, 이들을 위한 특별한 보호 방법, 집단적 취약성에 대한 내용이 포함되어 있다.

가이드라인

15

취약한 개인과 집단을 대상으로 하는 연구

RESEARCH INVOLVING VULNERABLE PERSONS AND GROUPS

취약한 개인과 집단이 연구에 있어 모집대상으로 고려되는 경우, 연구자와 연구윤리위원회는 연구 수행에 있어 이러한 개인과 집단의 권리와 복지를 보호하기 위한 구체적인 보호방안이 마련되어 있다는 것을 보장해야만 한다.

가이드라인 15에 대한 논평 Commentary on Guideline 15

일반적인 고려사항 General considerations

〈헬싱키선언〉에 따르면 취약한 집단과 개인은 "부당한 취급을 받거나 추가적인 해(harm)를 입을 수 있는 가능성이 높을 수 있다." 이것은 취약성이 신체적 · 정신적 · 사회적 해의 가능성과 정도에 대한 판단뿐만 아니라 속임(deception)이나 비밀보장 위반(confidentiality breached)에 대한 더 큰 민감성에 대한 판단과도 관계된다는 것을 의미한다. 취약성은 연구참여자가 연구에 참여하기 위해 제일 처음 하는 동의를 제공할 수 있는 능력뿐만 아니라 연구에 계속 참여하는 측면과도 관계된다는 것을 인식하는 것이 중요하다. 어떤 경우에는 자신의 이익을 보호할 능력이 상대적으로 (또는 절대적으로) 없는 사람이기 때문에 취약할 수 있다. 이러한 취약성은 자기 자신의 이해(interests, 이익)를 보호하기 위해 필요한 의사결정능력, 교육, 자원, 힘 또는 그 밖의 속성들에 있어 상대적이거나 절대적인 장애를 가지고 있는 사람에게 발생할 수 있다. 또 다른 경우에는, 자신이 살고 있는 (일시적이거나 영구적인) 상황의 어떤 특성이 다른 사람들로 하여금 이들의 이익에 대해 방심하지 않거나 민감해할 가능성을 줄어들게 만들 수 있는 사람이기 때문에 취약할 수 있다. 소외되거나 낙인찍히거나 사회적인 배제나 편견에 직면하게 된 사람이 있고, 그래서 다른 사람들이 의도적으로든 우발적으로든 이 사람의 이익을 위험에 빠뜨릴 가능성이 높아질 때 취약한 사람이 발생할 수 있다. 비록 연구윤리위원회는 단지 특정 프로젝트에 대한 잠재적인 연구참여자들을 위한 특별 보호방안을 요구할 수 있지만, 연구자와 연구에 참여하는 그 밖의 사람들은 연구참여자 개개인을 취약하게 만드는 요인들을 고려해야만 하고, 이러한 요인들을 완화하기 위한 적절한 조치를 취해야만 한다.

연구에 있어 취약성에 대한 전통적인 접근방식은 특정 부류의 개인들 전체를 취약하다고 분류하는 것이다. 이 가이드라인에 있는 취약성에 대한 설명은 특정 부류의 개인들 전체의 구성원이 취약하다고 여겨지는 것을 피하고자 한다. 하지만 개인을 취약하게 만들 수 있는 구체적인 특성들을 찾아보는 것은 유용한데, 이는 연구에 참여한 사람으로서 부당한 취급을 받거나 추가적인 해를 입을 수 있는 가능성이 높을 수 있는 사람을 위해 필요한 특별 보호방안을 확인하는 데에 도움이 될 수 있기 때문이다. 개인을 취약하게 만들 수 있는 서로 다른 특성들이 공존할 수도 있고, 이는 일부 개인들을 다른 사람들보다 더 취약하게 만들 수 있다. 취약성은 맥락에 상당히 의존한다. 예를 들어, 문맹이거나, 사회적 지위나 행동으로 인해 소외되거나, 권위주의적인 환경(authoritarian environment)에서 살고 있는 사람들은 이들을 취약하게 만드는 여러 가지 요인들을 가지고 있을 수 있다.

어떤 특성들은 특정 개인이 취약하다고 가정하는 것을 합리화할 수 있다. 예를 들면 다음과 같다.

동의할 수 있는 능력 Capacity to consent

널리 받아들여지고 있는 취약성의 기준 중 하나는 연구참여에 대해 동의하거나 거부할 수 있는 능력이 제한된 경우이다. 이러한 특성을 가진 개인들은 이 문서의 다른 가이드라인에서 논의된다(**가이드라인 16**-충분한 정보에 의한 동의를 할 능력이 없는 성인을 대상으로 하는 연구, **가이드라인 17**-아동과 청소년을 대상으로 하는 연구 참고).

위계관계에 있는 개인들 Individuals in hierarchical relationships

이러한 경우에 있어 취약성의 특성은 종속관계에 있는 잠재적인 연구참여자의 동의의 자발성이 감소되었을 가능성이다. 이러한 예는 의과대학생과 간호대학생, 부속병원과 연구실 직원, 연구가 수행되는 곳에 근무하는 사람 그리고 군대나 경찰의 구성원이다. 연구참여에 자원하는 것에 대한 그들의 동의는 정당화될 수 있든 그렇지 않든 간에 그들이 연구참여에 동의하는 경우에 우대조치를 기대하는 것에 의해서나 아니면 그들이 연구참여를 거절하여 반감을 사거나 보복을 당하는 것을 두려워하는 것에 의해 부당한 영향을 받을 수 있다(**가이드라인 9-**충분한 정보에 의한 동의를 할 능력이 있는 개인 참고). 연구계획서에는 개인들이 연구에 모집되는 때부터 위계관계에 있는 개인들을 보호하기 위한 대비책에 대한 설명이 포함되어 있어야만 한다.

시설에 수용되어 있는 사람들 Institutionalized persons

돌봄제공시설, 정신요양시설, 수감시설에 거주하는 사람들은 선택지가 거의 없는 제한된 상황에 있고 시설에 수용되어 있지 않은 사람들이 향유하는 특정한 자유를 거부당하기 때문에 종종 취약하다고 여겨진다. 예를 들어, 수감시설은 "본질적으로 강압적인 환경"으로 설명되고 있다. 또한 이들은 돌봄제공자나 보호자와 의존적인 관계에 있을 수 있다(**가이드라인 9-**충분한 정보에 의한 동의를 할 능력이 있는 개인 중 의존적인 관계 부분 참고).

시설에 수용되어 있는 개인들에 대한 보호방안 중 하나는 이러한 사람들을 연구참여자로 하는 연구계획이 심의될 때 연구윤리위원회에 일종의 옹호자(advocate)를 임명하는 것이다(**가이드라인 9-**충분한 정보에 의한 동의를 할 능력이 있는 개인 중 의존적인 관계 부분 참고). 또한 이러한 특성을 가지고 있는 일부 개인들은 동의 능력이 저하되어 있을 수 있고, 따라서 의사결정능력을 결여하고 있는 연구참여자를 위해 앞서 말한 추가적인 보호방안이 요구된다.

여성 Women

일반적으로 여성이 취약하다고 여겨지지 않아야만 하지만, 연구에 있어 여성이 취약할 수 있는 특유한 상황으로는 성노동자인 여성이나 성전환여성 대상 연구, 성적 파트너이자 친밀한 파트너에 의한 폭력에 관한 연구, 인신매매된 여성, 난민 및 망명 신청자 대상 연구, 낙태가 불법인 사법권에서의 낙태에 대한 연구 그리고 연구참여를 위해 여성 스스로 동의하는 것이 허용되지 않지만 배우자나 남성 친척의 허락이 요구되는 문화적 맥락에서 살고 있는 여성 대상 연구 등이 있다. 이러한 상황에 있는 여성이 연구에 있어 잠재적인 연구참여자일 때, 연구자는 특별한 주의를 기울여야 한다(**가이드라인 18**-연구참여자로서의 여성 참고).

임신부 Pregnant women

임신부는 단지 임신하고 있다는 이유만으로 취약하다고 여겨지지 않아야만 한다. 태아에게 위험을 미치는 것과 같은 특정한 상황에서는 **가이드라인 19**-연구참여자로서의 임신부와 수유부에 제시되어 있는 것과 같은 특별한 보호방안이 요구될 수 있다.

그 밖에 잠재적으로 취약한 개인들 Other potentially vulnerable individuals

전통적으로 취약하다고 여겨져 온 집단의 구성원 중에서 복지혜택이나 사회적 지원을 받는 사람과 그 밖의 가난한 사람 그리고 실업자, 연구참여를 의료적 치료에 접근하는 유일한 수단으로 인식하는 사람, 일부 민족적 · 인종적 소수자, 노숙자, 유목민, 난민 또는 실향민, 장애를 가지고 있는 사람, 교정하기 어렵거나 낙인 찍힐 만한 조건을 가지고 있거나 불치병/난치병을 앓고 있는 사람, 연령과 만성질환, 정치적으로 힘이 없다는 이유 등으로 인해 신체적 노쇠에 직면해 있는 사람, 현대적인 의학적 개념에 친숙하지 않은 지역사회 구성원 같은 사람들이 종종 언급된다. 게다가 일부 맥락에서는 취약성이 젠더(gender, 사회적 성별), 생물학적 성별(sexuality) 그리고 연령과 관련될 수 있다.

이런 사람들과 그 밖의 사람들로서 위에서 논의된 특성들 중 하나 이상을 가지고 있는 경우 연구윤리위원회는 그들의 권리와 복지를 위한 특별한 보호방안의 필요성을 심의해야만 하고, 필요한 경우에는 이러한 보호방안을 포함해야 한다. 연구자와 연구윤리위원회는 고정관념에 근거하여 이러한 집단의 배제에 관하여 판단하지 말아야만 한다. 고정관념을 피하기 위해 사용될 수 있는 메커니즘으로 제안되는 것 중 하나는 실현 가능하다면 연구가 진행되기 전, 진행되는 동안, 끝난 후에 해당 이해관계자와 협의하는 것이다(**가이드라인 7**-지역사회의 참여 참고).

특별한 보호 Special protections

이러한 집단들에 대한 특별한 보호는 연구참여자들에게 잠재적이고 개인적인 이익을 제공하지 않는 절차에 대해 최소위험을 넘지 않는 위험을 허용하는 것, 가족구성원, 법적 보호자, 적절한 대리인의 허락을 얻도록 하여 연구참여자의 동의를 보완하는 것, 연구가 오직 이러한 집단들에 영향을 미치는 조건들을 표적으로 하는 경우에만 수행되도록 요구하는 것을 포함할 수 있다. 안전조치는 자발적인 의사결정을 촉진하고, 비밀보장 위반에 대한 잠재성을 제한하며, 해를 입을 위험이 높은 사람들의 이익을 보호하기 위해 작동하도록 설계될 수 있다. 연구윤리위원회는 이러한 사람들을 지나치게 배제하지 않도록 하는 데에 민감할 필요가 있고, 특별한 보호조치가 취해지도록 요구하며, 그들이 연구에 참여하는 것을 허용할 필요가 있다.

집단적 취약성 Group vulnerability

전체 집단을 본질적으로 취약한 집단으로 분류하는 일을 피하는 것이 중요함에도 불구하고, 연구윤리위원회가 특정 집단이 대상이 되는 연구에 특별한 주의를 기울여야 하는 상황이 존재한다. 자원이 제한되어 있는 일부 국가나 지역사회에서 의학적 치료에 대한 접근의 결여, 민족적 · 인종적 소수자들에 있어 구성원 자격, 그 밖에 불이익을 당한 집단이나 소외된 집단은 취약성을 구성하는 요소들일 수 있다. 개인들의 취약성에 대해서와 마찬가지로, 집단이 취약한지에 대한 판단도 맥락 의존적이고 특별한 보호방안의 필요성을 문서화하기 위해서는 경험적인 증거를 요구한다.

Part 16

동의 능력이 없거나 불완전한 성인을 어떻게 보호하여야 하는가?

대리인으로부터의 동의 획득 그리고 본인 의사의 확인

이 글에 포함되어 있는 내용 중 일부는 한국생명윤리학회 학술지 『생명윤리』 제21권 제1호(2020.6)에 게재된 논문 "인간대상연구에서 취약성에 대한 접근방식 변화의 필요성과 방향"을 통해 이미 발표된 바 있음을 밝힙니다.

연구는 다양한 사람들을 대상으로 수행될 수 있다. 그러므로 동의 능력이 없거나 불완전한 성인도 연구대상자가 될 수 있다. 이러한 사람을 보호할 수 있는 방안으로 가장 먼저 제시되는 것은 이 사람의 대리인으로부터 동의를 획득하는 것이다.

「생명윤리법」에는 동의 능력이 없거나 불완전한 사람이 인간대상연구의 연구대상자가 되거나 인체유래물연구의 인체유래물 기증자가 되는 경우 대리인의 동의를 받아야 한다고 규정되어 있다. 그리고 여기에서 말하는 대리인으로는 법정대리인이 우선되나, 법정대리인이 없는 경우 배우자, 직계존속, 직계비속의 순으로 하되, 직계존속 또는 직계비속이 여러 사람일 경우 협의하여 정하고, 협의가 되지 아니하면 연장자가 대리인이 되는 것으로 규정되어 있다. 참고로, 여기에서 말하는 직계존속이란 본인과 혈연관계에 있는 부모와 조부모 등이고, 직계비속이란 본인과 혈연관계에 있는 자녀와 손자녀 등이다.

법정대리인에는 본인과의 일정한 신분관계에 의해 자연적으로 대리인이 되는 사람 외에 법원의 선임행위에 의해 대리인이 되는 사람도 포함된다. 일반적으로는 성인에게는 법정대리인이 존재하지 않는다. 그러나 「민법」에 따르면 질병, 장애, 노령, 그 밖의 사유로 인한 정신적인 제약으로 인해 사무 처리 능력의 지속적 결여된 성년의 경우 본인, 배우자, 4촌 이내의 친족, 미성년후견인, 미성년후견감독인, 한정후견인, 한정후견감독인, 특정후견인, 특정후견감독인, 검사 또는 지방자치단체의 장의 청구에 따라 가정법원이 본인의 의사를 고려하여 성년후견개시의 심판을 하여 피후견인의 보호를 위해 민법상의 직무를 수행할 후견인을 선임할 수 있다. 이렇게 선임된 성년후견인은 배우자, 직계존속, 직계비속보다 우선하여 대리인이 된다.

이러한 바는 임상시험에 있어서도 크게 다르지 않다. 의약품 임상시험에 있어 「약사법」에는 임상시험 대상자의 이해능력 · 의사표현능력의 결여 등의 사유로 동의를 받을 수 없는 경우에는 대리인의 동의를 받아야 한다고 규정되어 있고, 여기에서 말하는 대리인의 순서를 결정하는 기준은 동일하게 제시되어 있다. 그리고 의료기기 임상시험에 있어 「의료기기법」 시행규칙에는 피험자의 이해능력 · 의사표현능력의 결여 등의 사유로 동의를 받을 수 없는 경우에는 친권자 또는 후견인 등의 동의를 받아야 한다고 규정되어 있다. 또한 「첨단재생의료 및 첨단바이오의약품 안전 및 지원에 관한 법률」에 따르면 동의 능력이 없거나 불완전한 사람이 연구대상자가 되는 첨단재생의료 임상연구에 있어서도 이러한 대리인의 동의와 관련된 법적 기준은 동일하다.

대리인으로부터의 동의 획득과 관련하여 「의약품 임상시험 관리기준(KGCP)」에는 보다 자세한 내용이 있다. 임상시험 참여 관련한 임상시험대상자의 대리인의 동의에 관한 기준은 모두 임상시험대상자의 동의에 관한 기준과 같다. 예를 들면, 동의를 획득하기 전에 임상시험과 관련한 설명과 정보를 제공하는 일, 동의서 서식 및 임상시험과 관련한 정보에 이해할 수 있는 쉬운 용어를 사용하여야 하는 일, 동의에 영향을 줄 수 있는 새로운 임상시험 관련 정보를 취득한 경우에 이를 알리는 일, 동의서 서식 및 임상시험과 관련한 정보에 권리를 제한하거나 이를 암시하는 내용을 포함시키지 않아야 하는 일, 임상시험의 세부 사항에 대해 질문하고 해당 임상시험에의 참여 여부를 결정할 수 있도록 충분한 시간과 기회를 가질 수 있어야 하는 일, 임상시험과 관련한 모든 질문에 대하여 성실하게 답변을 받을 수 있는 일, 동의서에 서명하고 해당 날짜를 자필로 적어야 하는 일, 동의서 사본 및 그 밖에 문서화된 정보의 사본을 제공받는 일 등에 있어 임상시험 대상자를 배려하는 기준은 임상시험 대상자의 대리인에게도 동일하게 적용되어야 하는 것으로 규정되어 있다.

하지만 대리인의 동의를 획득하는 경우에도 대리인의 동의는 본인의 의사에 어긋나서는 안 된다. 이 역시 법에 정해져 있는 사항이다. 그리고 「생명윤리법」에는 이러한 성인 연구대상자와 인체유래물 기증자 본인의 의사를 확인하는 일에 대한 규정이 마련되어 있지 않으나, 「의약품 임상시험 관리기준

(KGCP)」에는 연구자에게 임상시험 대상자가 이해할 수 있는 정도까지 임상시험에 관한 정보를 주어야 하고 가능하면 임상시험 대상자가 동의서에 자필로 서명하고 날짜를 적도록 하여야 한다는 내용이 있다.

국제의과학기구협의회(CIOMS)의 2016년 〈건강 관련 인간대상연구에 대한 국제윤리가이드라인〉 중 **가이드라인 16**의 제목은 "충분한 정보에 의한 동의를 할 능력이 없는 성인을 대상으로 하는 연구"이다. 이 가이드라인에서는 특별한 이유가 없는 한 동의 능력이 없거나 불완전한 성인이라고 해서 연구에서 배제되어서는 안 되고, 이러한 성인이 연구에 참여하는 경우에는 그 대리인의 동의를 획득하되 본인에게서도 그 능력 범주에 맞게 정보를 제공해주고 찬성(승낙)을 받아야 한다는 점이 명시되어 있다. 그리고 **가이드라인 16**의 논평에는 일반적인 고려사항 외에, 잠재적이고 개인적인 이익과 위험, 찬성 그리고 반대, 법적으로 권한을 위임받은 대리인의 허락, 연구자가 대다수의 연구참여자가 동의를 할 수 없을 것으로 예상하는 응급치료상황, 법적으로 권한을 위임받은 대리인의 허락의 면제에 대한 내용이 포함되어 있다.

가이드라인

16

충분한 정보에 의한 동의를 할 능력이 없는 성인을 대상으로 하는 연구

RESEARCH INVOLVING ADULTS INCAPABLE OF GIVING INFORMED CONSENT

충분한 정보에 의한 동의를 할 능력이 없는 성인은 타당하고 과학적인 이유가 이들의 배제를 정당화하지 않는 한 건강 관련 연구에 포함되어야만 한다. 충분한 정보에 의한 동의를 할 능력이 없는 성인은 특유한 생리현상과 보건요구(health needs)를 가지고 있기 때문에 이들은 연구자와 연구윤리위원회에 의한 특별한 고려를 받을 자격이 있다. 동시에, 이들은 충분한 정보에 의한 동의를 할 능력이 결여되어 있기 때문에 자신들의 이익을 보호하지 못할 수 있다. 따라서 연구에서 이러한 사람들의 권리와 복지를 보호하기 위한 구체적인 보호방안이 필수적이다.

충분한 정보에 의한 동의를 할 능력이 없는 성인과 함께 연구에 착수하기 전에, 연구자와 연구윤리위원회는 다음을 보장해야만 한다.

- 충분한 정보에 의한 동의를 할 능력이 없는 사람에 대해서는 법적으로 권한을 위임받은 대리인이 허락을 해주고, 이러한 허락은 연구참여자가 이전에 형성한 선호와 가치관이 있다면 이를 고려한다.
- 연구참여자의 찬성(assent, 승낙)은 연구에 관한 적절한 정보를 연구참여자가 이해할 수 있는 수준에서 제공된 후, 그 사람의 능력 범주에서 얻어진다.

연구가 진행되는 동안 연구참여자가 충분한 정보에 의한 동의를 할 능력을 갖게 되면, 연구에 계속 참여할 것인지에 대한 그들의 동의가 획득되어야만 한다.

예외적인 상황으로, 연구참여는 충분한 정보에 의한 동의를 할 능력이 없는 개인에 대해 이용 가능한 최선의 의료적 선택지로 여겨지는 경우를 제외하고는 일반적으로 잠재적인 연구참여자의 연구 등록에 대한 거절은 존중되어야만 한다.

만약 연구참여자가 충분한 정보에 의한 동의를 할 수 있는 능력이 충분한 상태에서 연구참여에 대해 사전지시서(advance directives)를 작성했다면, 그 사전지시서는 존중되어야 한다.

충분한 정보에 의한 동의를 할 능력이 없는 성인에게 이익을 줄 잠재성을 가진 연구용 중재나 연구절차의 경우, 위험은 최소화되어야만 하고 잠재적이고 개인적인 이익을 발생시킬 전망에 의해 상쇄되어야만 한다. 연구참여자에게 잠재적이고 개인적인 이익이 없는 연구용 중재나 연구절차의 경우, 다음과 같은 2가지 조건이 적용된다.

▶ 연구용 중재와 연구절차가 충분한 정보에 의한 동의를 할 능력이 없는 사람들뿐만 아니라 그러한 능력이 있는 사람 모두에게 영향을 주는 조건을 표적으로 할 때에는 충분한 정보에 의한 동의를 할 능력이 없는 사람이 참여하지 않으면 연구에 필요한 필수적인 데이터가 획득될 수 없는 경우가 아니라면, 충분한 정보에 의한 동의를 할 능력이 있는 사람을 가장 먼저 대상으로 하여 연구되어야 한다.

▶ 위험은 최소화되어야만 하고 최소위험을 넘지 않아야만 한다.

그러한 연구용 중재와 연구절차를 두고 있는 연구의 사회적 가치가 주목할 만한 것이고, 이러한 연구가 충분한 정보에 의한 동의를 할 능력이 있는 개인을 대상으로 해서는 수행될 수 없을 때, 연구윤리위원회는 최소위험보다 사소하게 증가된 위험(minor increase above minimal risk, 최소위험을 약간 넘는 위험)을 허용할 수 있다.

가이드라인 16에 대한 논평 Commentary on Guideline 16

일반적인 고려사항 General considerations

일반적으로 역량이나 의사결정능력은 중요한 정보를 이해하고, 상황과 그 결과를 인식하며, 치료 선택지를 고려하고, 선택에 대해 의사소통하는 능력에 의해 결정된다. 사람은 달리 입증되지 않는 한 충분한 정보에 의한 동의를 할 능력이 있는 것으로 여겨져야 한다. 어떤 사람은 다양한 이유로(예를 들어, 치매, 어떠한 정신과적 상태, 사고) 충분한 정보에 의한 동의를 할 능력이 없을 수 있다. 사람은 특정 기간 이후에 충분한 정보에 의한 동의를 할 능력이 있게 될 수 있고, 혹은 특정 질환에 대해 치료를 받아야 할지 여부를 결정할 능력은 없을 수 있으나 식사를 즐기기를 원하는지 여부를 결정할 능력은 있을 수 있다. 이는 의사결정능력의 결여가 시점-특수성(time-specific), 과업-특수성(task-specific), 맥락-특수성(context-specific)에 따라 다르다는 것을 보여준다.

연구자가 잠재적인 연구참여자나 현재의 연구참여자가 충분한 정보에 의한 동의를 할 능력이 없다고 믿을 수 있는 이유가 있을 때, 연구참여자의 결정능력은 적절하게 평가되어야만 한다. 충분한 정보에 의한 동의를 할 능력이 없음이 합리적으로 예상되는 경우, 연구참여자는 정례적(routinely)으로 선별되어야 한다. 그러나 정신장애나 행동장애의 진단이 반드시 해당 개인들이 충분한 정보에 의한 동의를 할 능력이 없다는 것을 의미하지는 않는다는 점을 유의해야 한다.

잠재적이고 개인적인 이익과 위험 Potential individual benefits and risks

충분한 정보에 의한 동의를 할 능력이 없는 성인을 대상으로 하는 연구의 잠재적이고 개인적인 이익과 위험은 **가이드라인 4**-연구의 잠재적이고 개인적인 이익과 위험과 **가이드라인 5**-임상시험에서 대조군의 선택에 기초하여 평가되어야 한다.

찬성 그리고 반대 Assent and dissent

만약 연구참여자가 정신장애나 행동장애로 인해 동의를 할 수 없다면, 이들은 자기가 이해할 수 있는 수준에서 연구에 대한 논의에 참여해야만 하고, 연구참여에 동의(agree)하거나 거부할 공정한 기회를 부여받을 수 있어야만 한다. 또한 이것은 연구참여자의 찬성(assent, 승낙)을 얻거나 반대(dissent, 불승낙)를 확인하는 것으로 불릴 수 있다. 찬성(승낙)은 단순히 반대(불승낙)를 하지 않는 것이 아니라 개인의 인지상태의 변화에 대응하는 과정으로 고려되어야만 한다(**가이드라인 9**-충분한 정보에 의한 동의를 할 능력이 있는 개인 참고).

충분한 정보에 의한 동의를 할 능력이 없는 사람에 의한 명시적인 거부는 법적으로 권한을 위임받은 대리인이 허락한 경우에도 존중되어야만 한다. 충분한 정보에 의한 동의를 할 능력이 없는 사람이 연구의 맥락 외에서는 이용가능하지 않은 치료이지만 이전 연구가 이 치료의 중대한 이익을 입증해왔기에 이 치료를 필요로 하고(**가이드라인 4**-연구의 잠재적이고 개인적인 이익과 위험 참고), 치료를 하는 의사와 법적으로 권한을 위임받은 대리인이 해당 연구용 중재를 충분한 정보에 의한 동의를 할 능력이 결여된 사람에게 최선의 이용 가능한 의료적 선택지로 고려한다면, 충분한 정보에 의한 동의를 할 능력이 없는 사람의 명시적인 거부는 기각될 수 있다.

법적으로 권한을 위임받은 대리인의 허락

Permission of a legally authorized representative

관련 국내 규정에 따라, 직계가족의 허락(permission)이나 연구참여자와 긴밀한 개인적 관계를 가진 사람의 허락이 구해져야만 한다. 의사결정대리권자(surrogate decision-makers)는 만약 연구참여자가 이전에 형성한 선호와 가치관이 있다면 연구가 이와 어느 정도 일치하는지를 평가해야만 하고, 연구참여자에게 임상적 이익을 발생시킬 전망을 제공하는 연구의 경우 연구참여가 개인의 임상적 이익을 어느 정도 증진하는지를 평가해야만 한다. 연구에 등록하는 것에 대한 개인의 의지에 관하여 이전에 명시된 선호나 사전지시서(advance directive)에 있는 문서화된 선호는 존중되어야 한다. 연구자는 대리인이 그들의 허락에 대해 의구심을 불러일으킬 수 있을 만한 그들 자신의 이해(interest, 이익)를 가질 수 있다는 것을 인식해야만 한다. 게다가 법적으로 권한을 위임받은 대리인이 시의적절하게 등록을 허락할 수 없는 상황에서, 연구자는 사회적으로는 받아들여지지만 법에 의해 공식적으로 인정되지는 않는 대리인의 허락을 받을 수 있다.

연구자가 대다수의 연구참여자가 동의를 할 수 없을 것으로 예상하는 응급치료상황

Emergency care situations in which the researcher anticipates that many participants will be unable to consent

연구계획서는 때때로 환자나 연구참여자가 충분한 정보에 의한 동의를 할 능력이 없게 만드는 갑자기 발생하는 상황을 다루기 위해 설계된다. 이러한 예는 패혈증(sepsis), 두부외상(head trauma), 심폐정지(cardiopulmonary arrest), 뇌졸중(stroke)이다. 이러한 상황에서는 연구용 치료법을 평가하거나 원하는 지식을 개발하기 위해 이러한 상태가 발생한 직후에 연구용 중재를 진행해야 할 필요가 종종 있다.

만약 가능하다면 연구될 수 있는 상태에 이를 개연성이 있는 인구집단을 식별하기 위한 시도가 이루어져야만 한다. 예를 들어, 이러한 식별 시도는 대발작(grand mal seizures)이나 폭음(alcohol binges)과 같은 상태가 개인에게 주기적으로 반복되면 쉽게 이루어질 수 있다. 이러한 경우 연구자는 이상적으로 완전하게 충분한 정보에 의한 동의를 할 능력이 있는 잠재적인 연구참여자에게 연락해야 하고, 사전지시서를 통해 무능력해진 미래의 기간 동안 연구에 참여되는 것에 대한 그들의 동의를 획득해야 한다.

만약 완전하게 충분한 정보에 의한 동의를 할 능력이 있는 연구참여자에게 동의를 획득할 수 있는 기회가 없다면, 충분한 정보에 의한 동의를 할 능력이 없는 사람을 대상으로 응급치료연구를 수행하기 위한 계획은 실현 가능한 경우, 연구가 수행될 지역사회 내에서 공개되어야 한다. 연구의 설계와 수행에 있어, 연구윤리위원회, 연구자, 연구의뢰자는 지역사회의 우려에 대응해야만 한다. 만약 연구가 지역사회에 대한 실질적인 지원을 중요시하지 않는다면, 그러한 연구는 수행되지 않아야만 한다(**가이드라인 4-**연구의 잠재적이고 개인적인 이익과 위험 중 개인들의 집단에 대한 위험 부분, **가이드라인 7-**지역사회의 참여 참고).

충분한 정보에 의한 사전 동의를 획득하지 않고 진행하기 전에, 연구자는 응급치료를 필요로 하는 상태에 있어 충분한 정보에 의한 동의를 할 능력이 없는 환자의 입장에서 허락을 할 수 있는 법적으로 권한을 위임받은 대리인을 배치하기 위해 합당한 노력을 기울여야 한다. 만약 이러한 사람이 배치될 수 있으나 허락하기를 거절하는 경우, 환자는 연구참여자로 등록되지 않을 수 있다.

연구자와 연구윤리위원회는 동의를 할 수 없는 상태에 있는 사람이 연구참여자가 될 것으로 연구가 계획된다면, 해당 개인의 충분한 정보에 의한 동의나 대리동의(surrogate consent)를 획득하지 않고 그 개인을 연구에 참여시킬 수 있는 최대 시간에 합의해야 한다. 만약 그 최대 시간까지 연구참여자의 동의나 대리동의가 획득되지 않고, 연구참여자가 연구에서 중도탈락되는 것이 연구참여자의 상태를 악화시키지 않을 것이라면, 연구참여자는 연구에서 중도탈락되어야 한다. 연구참여자나 법적으로 권한을 위임받은 대리인은 자신들의 동의(consent)나 허락(permission) 없이 환자가 연구에 참여하게 되어 파생된 데이터의 사용에 반대할 수 있는 기회를 제공받아야 한다.

충분한 정보에 의한 동의를 할 능력이 없는 기간 동안의 연구참여에 대한 사전지시서가 없을 경우, 연구자는 법적으로 권한을 위임받은 대리인의 허락을 구해야만 한다. 만약 연구참여자가 이전에 표현한 선호와 가치관이 있다면, 대리인의 허락은 이를 고려해야만 한다.

갑작스럽게 발생한 상황이기 때문에 충분한 정보에 의한 동의를 할 능력이 없는 사람의 사전 동의 없이 연구가 승인된 모든 경우에 있어, 이러한 사람은 충분한 정보에 의한 동의를 할 능력을 회복하자마자 연구와 관련된 모든 정보를 제공받아야 하고, 연구에 남는 것에 대한 동의가 합리적으로 가능한 한 빨리 획득되어야만 한다. 또한 그들은 연구참여에 대해 옵트아웃(opt out, 거부)할 수 있는 기회를 부여받아야만 한다.

법적으로 권한을 위임받은 대리인의 허락의 면제

Waivers of the permission by a legally authorized representative

만약 충분한 정보에 의한 동의를 할 능력이 있는 연구참여자를 대상으로 하는 연구에서 충분한 정보에 의한 동의를 면제하기 위한 조건이 충족되면, 연구윤리위원회는 법적으로 권한을 위임받은 대리인으로부터 허락을 얻어야 한다는 요구를 면제할 수 있다(**가이드라인 10-**충분한 정보에 의한 동의의 변경과 면제 참고).

Part 17

연구대상이 되는 아동과 미성년자는 어떻게 보호하여야 하는가?

대리인으로부터의 동의 획득 그리고 본인 의사의 확인

이 글에 포함되어 있는 내용 중 일부는 한국생명윤리학회 학술지 『생명윤리』 제20권 제1호(2019.6)에 게재된 논문 "아동대상연구에 있어 대리동의 획득 원칙에 대한 예외인정의 필요성과 법적 문제", 이화여자대학교 생명의료법연구소 학술지 『생명윤리정책연구』 제13권 제1호(2019.11)에 게재된 논문 "아동인 연구대상자를 어떤 존재로 바라보고 어떻게 보호하여야 하는가?: <CIOMS 가이드라인 2016>상 아동대상연구 관련 주요내용의 분석을 중심으로", 한국생명윤리학회 학술지 『생명윤리』 제21권 제1호(2020.6)에 게재된 논문 "인간대상연구에서 취약성에 대한 접근방식 변화의 필요성과 방향"을 통해 이미 발표된 바 있음을 밝힙니다.

연구는 다양한 사람들을 대상으로 수행될 수 있다. 그러므로 아동과 청소년도 연구대상자가 될 수 있다. 이러한 사람을 보호할 수 있는 방안으로 가장 먼저 제시되는 것은 이 사람의 대리인으로부터 동의를 획득하는 것이다.

「생명윤리법」에는 동의 능력이 없거나 불완전한 사람이 인간대상연구의 연구대상자가 되거나 인체유래물연구의 인체유래물 기증자가 되는 경우 대리인의 동의를 받아야 한다고 규정되어 있다. 그리고 여기에서 말하는 동의 능력이 없거나 불완전한 사람은 「아동복지법」에 따른 아동을 말한다고 규정되어 있는데, 이 법에 아동은 18세 미만인 사람을 말하는 것으로 규정되어 있다. 일반적으로 법정대리인이란 본인과의 일정한 신분관계에 의해 자연적으로 대리인이 되는 사람을 말하는데, 「민법」에 따르면 19세에 이르지 않은 미성년자에 대해서는 친권을 행사하는 부 또는 모가 미성년자의 법정대리인이 된다. 왜냐하면 친권자에게는 자녀를 보호하고 교양할 권리와 의무가 있기 때문이다. 그러므로 이를 종합하면 인간대상연구와 인체유래물연구에 있어 18세 미만인 아동이 연구대상자가 되거나 인체유래물 기증자가 되는 경우에는 부모의 동의를 받아야 그 아동을 연구에 참여시킬 수 있다.

그러나 이러한 기준은 임상시험에 있어서는 약간 다르다. 의약품 임상시험과 의료기기 임상시험에 있어서는 임상시험대상자가 미성년자인지 아닌지, 즉 「민법」 상 성인 여부를 판단하는 기준인 19세를 넘은 사람인지 아닌지를 기준으로 대리인 동의의 필요성을 판단하도록 되어있다. 이는 임상시험 대부분이 환자를 대상으로 하기 때문에 임상시험이 아닌 인간대상연구의 연구대상자와 인체유래물연구의 인체유래물 기증자보다 더 강한 보호가 요구되기 때문일 수 있다. 미성년자가 연구대상자가 되는 경우 부모나 법정대리인의 동의를 받아야 하는 것은 「첨단재생의료 및 첨단바이오의약품 안전 및 지원에 관한 법률(이하 '첨단재생바이오법'이라 한다)」에 따른 첨단재생의료 임상연구에 있어서도 동일하다.

대리인으로부터의 동의 획득과 관련하여 「의약품 임상시험 관리기준(KGCP)」에는 보다 자세한 내용이 있다. 임상시험 참여 관련한 임상시험대상자의 대리인의 동의에 관한 기준은 모두 임상시험대상자의 동의에 관한 기준과 같다. 예를 들면, 동의를 획득하기 전에 임상시험과 관련한 설명과 정보를 제공하는 일, 동의서 서식 및 임상시험과 관련한 정보에 이해할 수 있는 쉬운 용어를 사용하여야 하는 일, 동의에 영향을 줄 수 있는 새로운 임상시험 관련 정보를 취득한 경우에 이를 알리는 일, 동의서 서식 및 임상시험과 관련한 정보에 권리를 제한하거나 이를 암시하는 내용을 포함시키지 않아야 하는 일, 임상시험의 세부 사항에 대해 질문하고 해당 임상시험에의 참여 여부를 결정할 수 있도록 충분한 시간과 기회를 가질 수 있어야 하는 일, 임상시험과 관련한 모든 질문에 대하여 성실하게 답변을 받을 수 있는 일, 동의서에 서명하고 해당 날짜를 자필로 적어야 하는 일, 동의서 사본 및 그 밖에 문서화된 정보의 사본을 제공받는 일 등에 있어 임상시험 대상자를 배려하는 기준은 임상시험 대상자의 대리인에게도 동일하게 적용되어야 하는 것으로 규정되어 있다.

하지만 대리인의 동의를 획득하는 경우에도 대리인의 동의는 본인의 의사에 어긋나서는 안 된다. 이 역시 법에 정해져 있는 사항이다. 그리고 「생명윤리법」에는 이러한 성인 연구대상자와 인체유래물 기증자 본인의 의사를 확인하는 일에 대한 규정이 마련되어 있지 않으나, 「의약품 임상시험 관리기준(KGCP)」에는 연구자에게 임상시험 대상자가 이해할 수 있는 정도까지 임상시험에 관한 정보를 주어야 하고 가능하면 임상시험 대상자가 동의서에 자필로 서명하고 날짜를 적도록 하여야 한다는 내용이 있다. 하지만 다른 연구의 경우에는 미성년자 본인의 동의를 획득하는 일에 대한 직접적인 규정이 포함되어 있지 않은 반면, 「첨단재생바이오법」에는 첨단재생의료 임상연구에 있어 연구대상자가 미성년자인 경우에는 반드시 본인의 동의를 받아야 하는 것으로 규정되어 있다는 차이점이 있다.

국제의과학기구협의회(CIOMS)의 2016년 〈건강 관련 인간대상연구에 대한 국제윤리가이드라인〉 중 **가이드라인 17**의 제목은 "아동과 청소년을 대상으로 하는 연구"이다. 이 가이드라인에서는 특별한 이유가 없는 한 아동이나 미성년자라고 해서 연구에서 배제되어서는 안 되고, 이러한 아동이나 미성년자가 연구에 참여하는 경우에는 그 대리인의 동의를 획득하되 본인에게도 그 능력 범주에 맞게 정보를 제공해주고 찬성(승낙)을 받아야 한다는 점이 명시되어 있다. 그리고 **가이드라인 17**의 논평에는 건강 관련 연구에 대한 아동과 청소년의 참여의 정당성, 연구참여의 순서, 잠재적이고 개인적인 이익과 위험, 찬성, 신중한 반대, 부모나 법적으로 권한을 위임받은 대리인의 허락, 부모 허락의 면제, 부모나 보호자에 의한 연구 참관, 연구자가 아동과 청소년이 참여할 것으로 예상하는 응급치료상황에 대한 내용이 포함되어 있다.

가이드라인
17

아동과 청소년을 대상으로 하는 연구

RESEARCH INVOLVING CHILDREN AND ADOLESCENTS

아동과 청소년은 그들의 배제를 정당화할 타당한 과학적인 근거가 없는 한 건강 관련 연구에 포함되어야만 한다. 아동과 청소년은 특유의 생리현상과 보건요구(health needs)를 가지고 있기 때문에 연구자와 연구윤리위원회에 의한 특별한 고려를 받을 자격이 있다. 하지만 그들의 독특한 생리와 정서 발달은 아동과 청소년이 연구 수행 중에 해(harm)를 입게 될 높은 위험에 처하게 할 수 있다. 또한 적절한 지원이 없다면 아동과 청소년은 충분한 정보에 의한 동의를 할 수 있는 그들의 능력을 발달시키고 있는 중이기 때문에 그들 자신의 이익을 보호하지 못할 수도 있다. 따라서 연구에서 아동의 권리와 복지를 보호하기 위한 구체적인 보호방안이 필요하다.

아동과 청소년을 대상으로 하는 연구를 수행하기 전에, 연구자와 연구윤리위원회는 다음과 같은 사항을 보장해야만 한다.

- ▶ 아동이나 청소년의 부모 또는 법적으로 권한을 위임받은 대리인이 허락(permission)한다.
- ▶ 아동이나 청소년의 성숙도에 맞게 연구에 대한 적절한 정보를 제공받은 후, 아동이나 청소년의 능력에 맞게 아동이나 청소년의 동의(agreement), 즉 찬성(assent, 승낙)을 얻는다.

만약 연구가 진행되는 동안 아동이 법적으로 성숙한 연령에 도달하면, 연구에 계속 참여할 것인지에 대해 그들의 동의가 획득되어야 한다.

일반적으로 연구참여가 아동이나 청소년을 위한 최선의 의료적 선택으로 여겨지는 예외적인 경우를 제외하고는 연구에 참여하거나 계속 참여하는 것에 대한 아동이나 청소년의 거절(refusal)은 존중되어야만 한다.

아동이나 청소년에게 이익을 줄 잠재성을 가진 연구용 중재나 연구절차의 경우, 위험이 최소화되어야만 하고, 위험이 연구참여자에게 발생할 잠재적이고 개인적인 이익을 발생시킬 전망에 의해 상쇄되어야만 한다.

연구참여자들에게 잠재적이고 개인적인 이익이 없는 연구용 중재나 연구절차의 경우, 다음과 같은 2가지 조건이 적용된다.

- ▶ 이러한 중재와 절차가 아동과 청소년뿐만 아니라 성인에게도 영향을 주는 조건을 표적으로 하는 경우에, 필수적인 데이터가 아동이나 청소년의 참여 없이 획득될 수 없는 경우를 제외하고는 이러한 중재와 절차는 성인을 대상으로 하여 먼저 연구되어야 한다.
- ▶ 위험은 최소화되어야만 하고, 최소위험을 넘지 않아야만 한다.

이러한 연구용 중재와 연구절차를 두고 있는 연구의 사회적 가치가 주목할만한 것인 경우와 이러한 연구가 성인을 대상으로 해서 수행될 수 없을 경우에 연구윤리위원회는 최소위험보다 사소하게 증가된 위험(minor increase above minimal risk, 최소위험을 약간 넘는 위험)을 허용할 수도 있다.

가이드라인 17에 대한 논평 Commentary on Guideline 17

건강 관련 연구에 대한 아동과 청소년의 참여의 정당성
Justification of the involvement of children and adolescents in health-related research

성인은 물론 아동과 청소년에게도 사용될 의약품에 대한 임상시험뿐만 아니라 아동기의 질병에 대한 연구와 그들에게 특히 민감한 조건에 대한 연구에 있어 아동과 청소년의 참여는 필수불가결하다. 과거에는 대다수의 신제품이 아동기에 발생하는 질병에 대해 처방되었던 것이었음에도 불구하고 아동이나 청소년을 대상으로 하여 검사되지 않았다. 어떤 경우에는 아동이나 청소년을 대상으로 하여 검사되지 않은 문제점으로 인해 결국 아동이나 청소년이 효과적이지 않거나 해로운 중재에 노출되는 결과를 초래했다. 일반적으로 이러한 정보의 결여로 인해 아동과 청소년이 그들 집단에 대한 특유한 영향이나 안전에 대해 알려진 것이 거의 없는 중재에 노출될 위험이 더 높아진다. 따라서 아동기 조건에 대한 연구용 중재이거나 아니면 아동과 청소년에게도 관련되지만 성인에 대해서만 이미 확립되어 있는 중재인데 아동과 청소년을 대상으로 하여 이전에 엄격한 검사를 거치지 않은 중재라면, 이러한 중재에 대해 알아보기 위한 연구에 아동과 청소년을 개입시키는 것은 반드시 해야 하는 일이다. 연구윤리위원회는 아동과 청소년을 대상으로 하는 연구가 유아부터 법적 성숙도가 약간 부족한 사람들까지, 매우 다른 신체적 · 인지적 · 정서적 능력을 가진 광범위한 개인들에 걸쳐져 있다는 것을 알아야 한다. 그러므로 아동과 청소년을 대상으로 하는 연구를 평가하기 위해서는 섬세한 접근이 요구된다.

연구참여의 순서 Order of involvement in research

어린 아동을 대상으로 연구가 수행되기 전에 성인이나 청소년을 대상으로 먼저 연구가 수행되어야만 하는지 여부에 대해 논란이 있다. 일부 사람들은 아동에 대한 위험을 최소화하기 위해 모든 연구가 성인을 대상으로 먼저 수행되어야 한다고 믿는다. 다른 사람들은 특히 연구가 아동의 중요한 보건요구나 보건우선순위에 부합하는 것을 다룰 때 모든 연구는 성인을 대상으로 먼저 수행되어야 한다는 요구가 아동에게 가치가 있고 시의적절한 연구를 불가능하게 할 수 있다고 주장한다.

이 가이드라인은 아동보다 성인을 먼저 포함시키는 일반적인 근거가 아동이 불필요한 해의 위험으로부터 보호되어야만 한다는 것이라는 점을 인정한다. 하지만 아동과 청소년이 맞닥뜨리고 있는 독특한 건강문제 때문에 소아과 연구에서는 이러한 요구사항에 대한 엄격한 준수가 항상 유지되지 못할 수도 있다. 아동기에 특유한 조건의 경우, 성인을 대상으로 하는 연구는 실현 가능하지 않거나 의미 있는 결과를 가져올 수 없을 것이다. 게다가 드문 경우(예를 들어, 질병이 아동과 청소년을 포함한 많은 사람들에게 영향을 미치는데, 이용 가능한 치료 선택지가 제한적이고 임상시험용 의약품이 대단한 장래성을 보여주는 경우)이기는 하지만, 소아과 연구를 시작하기 전에 성인을 대상으로 하는 연구에서 결정적인 결과를 기다리는 것은 아동을 위한 관련 데이터의 수집과 유익한 중재의 개발을 상당히 지연시킬 수 있다.

현행 가이드라인은 만약 연구가 아동과 청소년에게 잠재적이고 개인적인 이익을 발생시킬 전망을 가지고 있는 중재를 포함한다면 성인을 대상으로 연구가 먼저 수행되어야 한다는 것을 요구하지 않는다. 잠재적이고 개인적인 이익을 발생시킬 전망을 가지고 있지 않은 모든 연구용 중재와 연구절차의 누적위험이 최소위험을 넘지 않을 것 같다면, 이러한 전망은 중재와 절차에 관계되는 위험을 정당화하기에 충분하다. 만약 연구가 이러한 조건을 충족하지만 잠재적이고 개인적인 이익을 발생시킬 전망이 없는 모든 연구용 중재와 연구절차의 누적위험이 단지 최소위험을 약간 넘는 경우라면 연구윤리위원회는 연구가 아동이나 청소년과 특별한 연관성이 있다는 것과 연구가 성인 대상에서는 동등하게 잘 수행될 수 없다는 것에 대해 확신할 수 있어야만 한다. 이러한 경우, 더 어린 아동을 대상으로 하는 연구가 먼저 수행되어야 하는 것에 대해 타당한 과학적인 이유가 존재하지 않는 한, 더 어린 아동이나 유아에 앞서 찬성(승낙)할 수 있는 능력이 더 있는 나이 많은 아동이 선택되어야만 한다.

신약이 가지고 있을 수 있는 독성을 탐구할 때에는, 아동을 대상으로 연구가 수행되기 전에 항상 성인을 대상으로 연구가 먼저 수행되어야만 한다. 성인 인구집단에서 신약의 가능한 독성을 처음으로 탐색하는 것은 동일한 중재에 대한 후속연구에 개입될 수 있는 아동과 청소년에 대한 위험을 줄이는 방법이다.

잠재적이고 개인적인 이익과 위험 Potential individual benefits and risks

아동과 청소년을 대상으로 하는 연구의 잠재적이고 개인적인 이익과 위험은 **가이드라인 4-**연구의 잠재적이고 개인적인 이익과 위험과 **가이드라인 5-**임상시험에서 대조군의 선택에 기반하여 평가되어야 한다.

찬성 Assent

법적으로 미성년자인 아동과 청소년은 법적으로 유효한 충분한 정보에 의한 동의를 할 수는 없지만 찬성(assent, 승낙)은 할 수 있다. 찬성(승낙)을 한다는 것은 아동이나 청소년이 자신의 능력에 맞게 연구에 대한 의논(discussion)에 의미 있게 관여된다는 것을 의미한다. 찬성은 과정으로 여겨져야만 하며(**가이드라인 9-**충분한 정보에 의한 동의를 할 능력이 있는 개인 참고), 단지 반대(dissent, 불승낙)를 하지 않는 것이 아니다. 게다가 연구자는 실제 의사결정 과정에 아동이나 청소년을 참여시켜야 하고, 그들의 연령에 적합한 정보를 사용해야 한다. 아동이나 청소년에게 정보를 제공해주고 위에 서술되어 있는 것처럼 찬성을 얻되, 글을 읽고 쓸 줄 아는 아동과 청소년을 위해 가급적 서면으로 하는 것이 가장 중요하다. 찬성을 얻는 과정은 아동과 청소년의 나이뿐만 아니라 그들의 개인적인 상황, 인생 경험, 정서적 · 심리적 성숙도, 지적 능력 그리고 아동이나 청소년의 가족 상황을 고려해야만 한다.

성숙한 연령대(age of majority, 성인 연령)에 가까운 청소년이 연구에 참여하기로 합의(agreement)한 것은 (법적으로는 동의와 동등하지 않지만) 윤리적으로는 동의(consent)와 동등할 수 있다. 이러한 상황에서 부모의 동의는 윤리적으로는 '공동동의(co-consent)'로 여겨지지만 법적으로는 청소년의 합의가 찬성(assent, 승낙)으로 남는다. 만약 연구가 진행되는 동안 아동이나 청소년 연구참여자가 적용 가능한 법률(applicable law)에 따른 법적 성인 연령에 도달하여 충분한 정보에 의한 동의를 독립적으로 할 수 있는 능력을 갖게 되면 연구에 계속 참여할 것인지에 대한 그들의 충분한 정보에 의한 서면 동의(written informed consent)가 획득되어야만 하고, 그들의 결정은 존중되어야만 한다.

신중한 반대 Deliberate objection

너무 미성숙하여 찬성(승낙)을 할 수 없는 일부 아동과 청소년은 자신들에게 제안된 절차를 미승인하거나 거절하는 표현을 의미하는 '신중한 반대(deliberate objection)'를 표명할 수 있다. 예를 들어, 조금 더 큰 아동이나 청소년의 신중한 반대는 거의 모든 부정적인 자극에 대한 대응으로 울기 쉽거나 물러나기 쉬운 유아의 행동과 구별되어야 한다. 아동이나 청소년이 연구의 맥락을 벗어나서는 사용할 수 없는(연구용 중재로서만 사용할 수 있는) 치료를 필요로 하고, 아동이나 청소년에게 사용될 연구용 중재가 그들에게 임상적 이익을 발생시킬 분명한 전망을 가지고 있으며, 아동이나 청소년을 치료하는 의사와 법적으로 권한을 위임받은 그들의 대리인(예를 들어, 부모)이 연구용 중재가 아동이나 청소년에게 최선의 이용 가능한 의료적 선택지가 될 수 있다고 여기지 않는 한, 아동이나 청소년의 연구참여에 대해 그들의 부모가 허락(permission)을 했다고 하더라도, 아동이나 청소년이 연구참여에 대해 신중하게 반대하면 이는 존중되어야만 한다. 그러한 경우 특히 아동이 너무 어리거나 미성숙하다면 아동의 부모나 보호자는 아동의 거절을 무시할 수 있다. 하지만 어떤 경우에는 부모가 아동의 바람에 반하는 연구용 중재를 계속하도록 압력을 가할 수 있다. 때때로 이러한 압력은 아동의 이익보다는 부모의 이익을 위한 것이다. 이 경우 연구자가 아동이 연구참여자로 등록되는 것이나 연구참여를 계속하는 것이 아동에게 임상적으로 최선의 이익(best clinical interest)이 아니라고 믿는다면, 부모의 결정은 무시되어야만 한다.

부모나 법적으로 권한을 위임받은 대리인의 허락
Permission of a parent or legally authorized representative

연구자는 적용 가능한 법률과 규정(applicable law and regulations)에 따라 최소한 1명의 부모 또는 보호자의 허락을 서면으로 획득해야 한다. 아동이 동의를 할 수 있는 법적 능력을 가지게 되는 연령은 관할권별로 상당히 다르다. 단독으로 동의를 할 수 있는 법적 성인 연령에 아직 도달하지 못한 아동이 종종 연구참여의 함의(implications)를 이해하고 충분한 정보에 의한 동의의 표준절차를 밟을 수 있다. 그러나 법적으로 그들은 오직 연구참여자로서 도움을 주겠다는 것에 대해 찬성(승낙)할 수 있다. 찬성의 질(quality)에 관계없이, 부모, 법적 보호자 또는 그 밖에 정식으로 권한을 부여받은 대리인의 허락에 의해 보충되지 않는 한 아동의 찬성은 연구에 참여하는 것을 허락하기에 결코 충분하지 않다. 연구가 진행되는 동안 단독으로 동의할 수 있는 법적인 능력을 가지게 되는 아동이나 청소년에 의해 참여를 계속할지 또는 중단할지에 대해 내려진 결정은 그들의 부모나 법적 보호자의 결정보다 우선시된다.

부모 허락의 면제 Waiver of parental permission

특정 상황에서 연구윤리위원회는 아동이나 청소년을 연구에 참여시키기 전에 그들의 부모에게서 허락(permission)을 받는 일을 면제할 수 있다. 이러한 경우, 아동이나 청소년의 최선의 이익(best interests)이 제공된다는 것을 보장하기 위해 특별한 보호조치가 고안되어야만 한다. 이러한 상황에는 부모의 허락이 실현 가능하지 않거나 바람직하지 않은 경우가 포함될 수 있다. 어떤 사법권에서는 일반적인 동의 연령보다 낮은 연령의 특정 개인들이 '해방된(emancipated, 자녀에 대한 친권을 가진 부모의 영향력이 미치는 범주에서 벗어난)' 미성년자나 '성숙한' 미성년자로 간주되고, 그들의 부모나 보호자가 동의(agreement)하지 않거나 인식하지 못한 상태에서 미성년자인 개인들이 동의(consent)를 할 수 있는 권한을 부여받는다. 그들은 결혼을 했거나, 임신을 했거나, 이미 부모가 되었을 수 있고, 독립적으로 살고 있을지도 모른다. 또다른 경우로, 연구가 성생활/성적취향(sexuality)이나 기분전환용/오락성 의약품(recreational drugs)에 대한 청소년의 신념과 행동에 대해 조사하는 것과 관계된다. 또한 연구는 가정폭력, 성병, 임신, 낙태 또는 아동학대를 다룰 수 있다.

이러한 경우, 부모가 연구주제에 대해 아는 것은 아동이나 청소년을 그들의 부모에 의한 심문/따져묻기(questioning), 협박 또는 심지어 신체적 해의 위험에 처하게 할 수 있다. 그러한 경우에는 아동이나 청소년의 최선의 이익을 증진하기 위한 특별한 보호조치는 독립적인 아동 옹호자(advocates)의 개입을 포함해야 한다. 또한 아동은 연구프로젝트에 관여하지 않는 사람이면서 아동의 입장을 대변할 수 있는 친척, 신뢰할 수 있는 친구 또는 가족의 주치의를 선택하도록 요청받을 수 있다. 연구에 참여하는 아동과 청소년에 대한 독립적인 심리적 · 의학적 지원은 또 다른 특별한 보호조치인데, 일부 지역사회에서는 이것이 실현되기 어려울 수 있다. 그러한 지역사회에서는 연구자가 심리적 · 의학적 지원이 필요한 아동과 청소년을 도울 수 있는 충분한 자격을 갖추어야만 한다.

연구윤리위원회는 만약 **가이드라인 10-**충분한 정보에 의한 동의의 변경과 면제에 제시되어 있는 조건이 충족되면, 부모 허락의 면제를 허용할 수 있다.

부모나 보호자에 의한 연구 참관 Observation of the study by a parent or guardian

아동이나 청소년이 연구에 참여하도록 허락하는 부모나 보호자는 연구가 진행될 때 합리적인 범위에서 그리고 다른 연구참여자의 사생활을 침해하지 않으면서 해당 아동이나 청소년의 연구참여를 관찰할 기회를 부여받아야만 한다. 만약 부모나 보호자가 아동의 연구참여를 철회하는 것이 아동의 최선의 이익이라고 결정하면 그렇게 할 수 있다.

연구자가 아동과 청소년이 참여할 것으로 예상하는 응급치료상황 Emergency care situations in which the researcher anticipates that children and adolescents will participate

아동과 청소년이 응급치료 연구에 참여할 때, **가이드라인 16-**충분한 정보에 의한 동의를 할 능력이 없는 성인을 대상으로 하는 연구에 명시되어 있는 원칙이 적용된다.

Part 18

연구대상이 되는 여성은 어떻게 보호하여야 하는가?

이유 없는 배제의 금지와 특성에 맞는 보호조치

이 글에 포함되어 있는 내용 중 일부는 이화여자대학교 법학연구소 학술지 『법학논집』 제22권 제2호(2017.12)에 게재된 논문 "의생명과학기술 법정책에서 성주류화의 필요성: 보조생식술과 임상시험을 중심으로", 한국생명윤리학회 학술지 『생명윤리』 제21권 제1호(2020.6)에 게재된 논문 "인간대상연구에서 취약성에 대한 접근방식 변화의 필요성과 방향"을 통해 이미 발표된 바 있음을 밝힙니다.

건강은 성별과 무관하게 여성과 남성에게 모두 중요한 것이지만, 여성과 남성의 생물학적 차이는 건강을 위해 필요한 의약품 임상시험에 있어 반드시 고려되어야 하는 사항이다. 그러나 여성가족부가 발표한 『2016년 성별영향 분석평가 종합분석 결과보고서』에 의하면, 2014년 식품의약품안전처에서 허가된 국내 개발 신약의 초기 임상시험(1상)의 여성 참여율을 분석한 결과, 총 28건 문헌의 630명 대상자에서 여성인 임상시험대상자가 참가한 문헌은 3건으로 43명에 불과했던 것으로 확인되었다. 이에 여성가족부는 의약품 승인 · 사용 정책과 관련하여 몇몇 영역에 대한 개선권고안을 제시했고, 이에 따라 관련 부처가 2018년 9월 말까지 개선을 추진하도록 했던 바 있다. 여성은 임신 가능성과 태아에 대한 부정적인 영향의 발생 가능성으로 인해 연구자나 연구의뢰자에 의해 그리고 경우에 따라서는 여성 스스로에 의해서도 임상시험 참여가 꺼려져 온 측면이 있고, 이는 결과적으로 여성에게 안전하고 유효한 의약품이 시판되는 일을 저해해왔다고 할 수 있다.

「생명윤리법」에는 이 법에 따라 설치되는 기관생명윤리위원회의 위원을 구성함에 있어 여성과 남성 둘 중 하나의 성별로만 구성해서는 안 된다는 기준이 있다. 이러한 기준을 통해 기관생명윤리위원회가 어느 한쪽 성별을 가진 위원들로만 구성되어 성편향적인 판단을 내릴 우려를 없애려고 한 것으로 보이지만, 이를 제외하고는 이 법에 성별 관련 문제에 대한 더 이상의 구체적인 사항은 없다. 그리고 「의약품 임상시험 관리기준(KGCP)」에는 동의를 받는 과정에서 대상자나 대상자의 대리인에게 제공되는 정보, 동의서 서식, 시험대상자설명서, 그 밖의 문서화된 정보에 임신한 여성과 수유 중인 여성이 임상시험대상자가 되는 경우 임상시험 참여에 따른 위험과 불편으로 임신 중인 태아와 수유 대상이 되는 영유아에게 미칠 것으로 예상되는 위험과 불편에 대한 내용을 포함하도록 하고 있지만, 이에도 성별 관련 문제에 대한 더 이상의 자세한 내용은 없다.

다만, 식품의약품안전처는『의약품 임상시험 시 성별 고려사항(2015.12)』이라는 가이드라인을 통해 임상시험에 있어 성별 고려가 필요한 이유로 성별에 따라 의약품에 대한 안전성과 유효성이 다르게 나타날 수 있으므로 성별에 따른 약물 반응의 차이를 평가하여야 한다는 점을 제시했다. 그리고 임상시험을 계획함에 있어 초기 임상시험 단계에서는 여성과 남성 모두를 시험대상자에 포함하여 약물대사에서의 성별 차이를 확인할 것, 가임기 여성의 참여를 고려할 경우 건강한 여성에게 생식독성의 잠재력이 있는 약물에 노출되는 경우에 있어 유익성과 위험성을 평가할 것, 남성과 여성 사이에 유의한 차이가 있다면 이를 고려하여 다음 단계의 임상시험에서 이러한 차이를 명확하게 임상적으로 규명할 수 있도록 임상시험을 설계할 것, 남성과 여성의 잠재적 차이가 나타나지 않더라도 성별 차이가 존재하지 않는다고 가정하지 말고 성별에 따른 사후 검증이 이루어질 수 있는 제3상 임상시험을 설계하고 이에서 성별 차이가 나타난다면 시판 전 추가 연구를 통해 이를 검증하거나 관련 자료를 수집할 것, 의약품 시판 허가 신청 시 안전성과 유효성에 대한 분석에 있어 성별에 따른 영향을 평가할 것, 성별에 따른 약물 반응의 차이가 확인되는 경우 그 원인을 규명하고 이를 통해 임상시험 계획 단계에서 성별에 따른 오차 및 차이를 어떻게 줄일 수 있을지 결정할 것, 성별에 따른 약물 반응의 차이가 발견되면 의약품 정보에 이를 반영할 것, 임상시험용 의약품으로 인해서 태아에게 문제가 발생하지 않도록 하기 위해 피임방법의 사용을 고려하고 임상시험에 참여시키기 전에 임신 여부를 확인하며 임신부를 배제시킬 것 등을 고려사항으로 제시했다.

참고로, 미국에서는 탈리도마이드 사건 발생 이후 식품의약품청(Food and Drug Administration, 이하 'FDA'라 한다)은 1977년에 아이를 출산할 잠재성(child-bearing potential)을 가진 여성, 임부가 될 가능성을 가진 모든 여성을 제1상과 초기 제2상 임상시험에서 배제시키고 후기 제2상과 제3상 임상시험에만 참여시키도록 하는 내용이 담긴 지침(General Considerations for the Clinical Evaluation of Drugs)을 발행했다. 그러나 이는 여성에게는 임신된 태아에게 미칠 위험을 고려하여 임상시험 참여 여부를 결정할 독립적인 권한이 있고 여성이 임상시험에 참여하여야 성별 차이에 대한 의학적 지식을 발전시킬 수 있다는 이유에서 비판되었다. 이후 미국 FDA는 1993년에 다른 가이드라인(Guidelines for the Study and Evaluation of Gender Differences in the Clinical Evaluation of Drugs)을 통해 이 지침을 개정하여 여성의 임상시험 참여를 제한하는 일에 대한 금지를 해제하고 이에 대해 연구자와 IRB 그리고 여성 스스로가 결정을 내리도록 하는 것으로 입장을 바꾸었다. 또한, 미국 FDA는 1998년 발행한 규정(Presentation of Safety and Effectiveness Data for Certain Subgroups of the Population in Investigational New Drug Application Reports and New Drug Applications)을 통해 의약품 시판 허가를 받기 위해서는 성별이나 연령 등으로 구분되는 중요한 인구집단에 대한 안전성과 유효성을 확인할 수 있는 데이터가 제출되어야만 한다는 것을 명확히 했고, 임상시험 계획이 성별에 따라 적절하게 데이터를 분석하지 않는 경우 FDA가 이의 승인을 거절할 수 있는 권한을 가지고 있다는 것도 명확히 했다. 또한 캐나다 정부가 2013년 5월에 발표한 『임상시험에 여성을 포함시키는 일에 대한 고려와 성별 차이 분석』이라는 지침에서는 여성에게 특수하게 사용되는 치료용 의약품의 경우 그 임상시험에 있어 대표될 만한 수의 여성이 포함되어야 하고, 제3상 임상시험 수행 시 성별과 연관성 있는 잠재적인 차이를 확인하고 이를 고려할 수 있도록 아이를 출산할 잠재성이 있는 여성과 폐경기 여성을 비롯하여 여성이 초기 임상시험에 포함되어야 함을 명확히 했다. 그리고 동의를 획득함에 있어 여성과 남성 임상시험 대상자 모두에게 생식능력에 미칠 잠재적 위험은 물론, 태아에 대한 독성과 태아 기형 발생의 우려를 비롯한 잠재적 위험에 대해 충분한 정보를 제공하고, 임상시험에 참여하는 동안 피임을 언제 어떠한 방법으로 하여야 하는지에 대해서도 충분한 정보를 제공할 책무가 있다는 점과 피임을 위해서는 신되할 수 있을 만한 방법이 사용되어야 하고 임상시험 참여 전에 임신 여부를 확인하여야 하지만 필요하다면 참여 중에도 확인하여야 한다는 점도 추가로 언급했다.

국제의과학기구협의회(CIOMS)의 2016년 〈건강 관련 인간대상연구에 대한 국제윤리가이드라인〉 중 **가이드라인 18**의 제목은 "연구참여자로서의 여성"이다. 이 가이드라인에서는 여성의 배제를 정당화할 수 있는 명확한 이유가 있지 않다면 임신 가능성을 이유로 여성을 배제해서는 안 된다는 점을 기본으로, 연구참여자로서의 여성은 여타 연구참여자와 마찬가지로 타인의 간섭 없이 독립적으로 동의할 수 있어야 한다는 점, 임신 가능성과 관련하여 연구에 참여하는 도중에 임신하게 되는 경우 본인과 태아에게 미칠 위험에 대해 사전에 고지를 받아야 한다는 점, 의도하지 않은 임신의 발생을 예방하고 여성과 태아에게 미칠 위험에 대응하기 위해 예방적으로는 임신 여부가 검사되고 효과적인 피임 방법이 사용되어야 하며 사후적으로는 안전하고 합법적인 낙태를 할 수 있어야 한다는 점이 명시되어 있다. 그리고 **가이드라인 18**의 논평에는 일반적인 고려사항 외에, 여성의 취약성, 충분한 정보에 의한 동의와 허락, 임신 가능성이 있는 여성의 포함, 연구에 참여하는 도중에 임신하게 되는 여성에 대한 내용이 포함되어 있다.

가이드라인

18

연구참여자로서의 여성

WOMEN AS RESEARCH PARTICIPANTS

타당한 과학적인 이유가 여성의 배제를 정당화하지 않는 한 여성은 건강 관련 연구에 연구참여자로 포함되어야만 한다. 여성은 임신 가능성(child-bearing potential)을 이유로 많은 건강 관련 연구에서 배제되어 왔다. 여성들에게는 특유한 생리현상과 보건요구(health needs)가 있기 때문에 여성은 연구자와 연구윤리위원회에 의한 특별한 고려를 받을만한 자격이 있다. 여성의 연구참여에 대해서는 오직 여성 스스로에 의한 충분한 정보에 의한 동의만이 요구되어야 한다. 어떤 사회는 여성의 자율성에 대한 존중이 결여되어 있다. 그러나 어떤 경우에서도 다른 사람의 허락(permission)이 여성에 의한 개인별 충분한 정보에 의한 동의의 요구를 대체해서는 안 된다.

임신 가능성이 있는 여성이 연구에 참여하는 도중에 임신하게 되는 경우 연구참여가 태아에게 미칠 위험의 가능성에 대해 사전에 정보를 제공받아야만 한다. 만약 여성이 연구에 참여하는 도중에 임신을 하게 되면 연구참여가 태아나 여성에게 위험한 경우, 연구자와 연구의뢰자는 임신 여부 검사, 연구에 참여하기 전과 연구에 참여하는 동안에 이용 가능한 효과적인 피임 방법, 안전하고 합법적인 낙태에 대한 접근을 보장해야만 한다.

가이드라인 18에 대한 논평 Commentary on Guideline 18

일반적인 고려사항 General considerations

대다수의 사회에서 여성은 연구에서 배제되어 왔다. 예를 들어, 초기심혈관 질환연구(early cardiovascular disease studies)의 대부분은 이러한 질환이 여성에게서 일반적이지 않은 것으로 여겨졌기 때문에 여성을 배제해 왔다. 특히 임신 가능성이라는 생물학적 능력이 있는 여성들은 연구가 태아에게 미칠 수 있는 확인되지 않은 위험에 대한 우려로 인해 의약품, 백신, 의료기기에 대한 임상시험에서 전통적으로 배제되어 왔다(**가이드라인 15**-취약한 개인과 집단을 대상으로 하는 연구 참고). 여성을 연구대상자에 포함시키지 않는 이유(presumption, 증거는 없지만 사실일 것이라고 추정되는 것)가 최근 몇 년간 바뀌어 왔지만, 많은 연구들에 있어 여성은 적절한 정당성이 없는데도 여전히 배제되고 있다. 의료적 실제(관행)에서 여성에 의해 사용되는 대부분의 의약품, 백신, 의료기기의 안전성과 유효성에 대해 알려지지 않은 부분이 상당히 남아있는데, 이러한 지식의 결여는 위험할 수 있다. 예를 들어, 여성에게 발생하는 심장발작(heart attacks)은 남성에게 발생하는 심장발작과는 다르므로 여성에게 최선인 진단법과 치료법이 무엇인지를 결정하기 위한 연구가 필요하다.

여성의 취약성 Vulnerability of women

여성이 연구에 포함되는 것을 선호하는 현재의 일반적인 이유(general presumption, 증거는 없지만 일부에 한정되지 않고 전체에 걸쳐 사실일 것이라고 추정되는 것)에도 불구하고, 대다수의 사회에서 여성은 연구 수행에 있어 사회적으로 취약한 채로 남아있다. 예를 들어, 여성은 권위에 복종해야 한다는 것, 여성은 질문을 주저해하거나 아예 할 수 없다는 것, 여성은 자신이 겪는 통증과 고통을 부정하거나 참아야 한다는 문화적 경향 때문에 무시(negligence)당하거나 해를 입을 수 있다. 이러한 상황에 있는 여성이 연구에 있어 잠재적인 연구참여자일 때, 연구자, 연구의뢰자, 연구윤리위원회는 여성이 자신에게 제공되는 정보를 기반으로 연구참여 여부에 대한 결정을 내릴 수 있도록 필요한 시간과 적절한 환경을 확보한다는 것을 보장하기 위해 충분한 정보에 의한 동의의 과정뿐만 아니라 연구설계, 위험과 이익의 평가에 있어 특별한 주의를 기울여야만 한다.

일부 여성은 심리적 · 사회적 · 신체적 · 법적 위험이 높기 때문에 연구에 있어 취약해진다. 이러한 연구의 예에는 친밀한 파트너에 의한 폭력과 강간에 대한 설문조사나 면담, 성노동자나 약물을 주사하는 여성을 대상으로 하는 사회행동연구, 성적 행동에 관한 정보를 요구하는 연구가 포함된다. 연구가 가족구성원을 대상으로 하는 설문조사나 면담을 포함할 때, 연구자는 다른 가족구성원이 마음대로 들어올 가능성이 없는 사적인 공간에서 여성이 인터뷰에 응할 수 있다는 것을 보장하기 위해 특별한 주의를 기울여야만 한다. 그러한 연구에 있어 여성은 자신이 선택한 집 밖의 환경에서 면담할 수 있는 선택지를 제공받아야만 한다. 이러한 유형의 연구에서 비밀보장 위반은 공개되는 정보가 단지 여성이 연구에 참여했다는 사실뿐이더라도, 해당 여성에게 심각한 해를 초래할 수 있다. 성에 기반한 폭력을 경험한 여성을 대상으로 하는 연구에서 여성이 면담에 참여하는 것은 해당 여성에게 정서적 고통을 유발할 수 있다. 만약 필요성이 제기된다면 연구자는 해당 여성이 심리상담을 받을 수 있도록 하기 위해 의뢰를 준비해야만 한다.

충분한 정보에 의한 동의와 허락 Informed consent and authorization

일부 문화권에서는 일반적으로 배우자나 지역사회의 지도자가 여성이 연구에 참여하기 위해 초대되는 것을 허락해 준다. 그러나 이러한 허락이 여성이 하는 개인별 충분한 정보에 의한 동의를 대신하는 것으로 사용되지 않아야만 한다. 여성이 연구참여자로 등록하는 것에 대해 결정할 수 있도록 적절한 시간을 가져야만 하고 적절한 환경에 있어야만 한다.

임신 가능성이 있는 여성의 포함 Inclusion of women of child-bearing potential

생물학적으로 임신 가능성이 있는 여성을 임상연구에서 배제시키는 일반적인 정책은 여성에게서 이러한 연구에서 파생된 새로운 지식의 혜택을 박탈한다는 점에서 부당하다. 또한 이는 여성의 자기결정권에 대한 모욕이기도 하다. 비록 가임연령(child–bearing age)의 여성에게 연구에 참여할 기회가 주어져야 하지만, 이러한 여성은 만약 연구에 참여하는 도중에 임신을 하게 됐을 때 연구참여가 태아에게 미칠 위험을 포함할 수 있다는 정보를 제공받아야 한다(**가이드라인 19-**연구참여자로서의 임신부와 수유부 참고). 임신 여부 검사, 효과적인 피임 방법, 안전하고 합법적인 낙태에 접근하는 것은 기형이나 돌연변이를 유발할 잠재성이 있는 연구용 중재에 노출되기 전에 보장되어야 한다. 효과적인 피임과 안전한 낙태가 가능하지 않으면서 다른 연구기관에서 대체 가능한 연구를 하는 것이 실현 가능하지 않은 경우, 충분한 정보에 의한 동의는 의도하지 않은 임신 위험과 낙태에 대한 법적 근거에 관한 정보, 안전하지 않은 낙태와 이에 따른 합병증으로 인한 피해를 줄이는 것에 관한 정보를 포함해야만 한다. 또한 만약 임신이 중단되지 않는다면, 연구참여자는 자신과 영유아 자녀의 건강에 대한 의료적 추적관찰을 보장받을 수 있어야만 한다.

연구에 참여하는 도중에 임신하게 되는 여성
Women who become pregnant during research

대다수의 생명의학 연구계획서는 연구에 참여하는 도중에 임신한 여성의 연구참여를 중단시킬 것을 요구한다. 의약품이나 생물학적 제제가 태아의 기형이나 돌연변이를 유발하는 것으로 알려진 경우, 연구에 참여하는 도중에 임신한 여성은 연구에서 제외되어야만 하고, 임신 · 출산 기간 동안 추적관찰되며 돌봄을 제공받을 수 있어야만 한다. 이러한 여성에게는 태아의 기형 여부를 밝히기 위한 진단검사가 제공되어야만 한다. 만약 태아에게서 이상이 발견되면 낙태를 원하는 여성은 낙태를 알아볼 수 있다. 태아에 대한 잠재적인 해가 있다고 가정할 수 있는 근거가 없는 경우에는 연구에 참여하는 도중에 임신했다고 해서 여성이 자동적으로 연구에서 제외되어서는 안 되지만, 해당 여성은 연구참여를 계속하거나 끝낼 수 있는 선택권을 제공받아야만 한다. 예를 들어, 어떤 경우에는 여성이 안전성 모니터링을 위해 연구에 계속 참여하지만 연구용 약물은 복용하지 않도록 하는 것이 적절할 수 있다. 만약 여성이 연구에 계속 참여하기를 원한다면, 연구자와 연구의뢰자는 적절한 모니터링과 지원을 제공해야만 한다.

Part 19

연구대상이 되는 임신부와 수유부는 어떻게 보호하여야 하는가?

연구의 필요성과 특성에 맞는 보호조치

이 글에 포함되어 있는 내용 중 일부는 이화여자대학교 법학연구소 학술지 『법학논집』 제22권 제2호(2017.12)에 게재된 논문 "의생명과학기술 법정책에서 성주류화의 필요성: 보조생식술과 임상시험을 중심으로", 한국생명윤리학회 학술지 『생명윤리』 제21권 제1호(2020.6)에 게재된 논문 "인간대상연구에서 취약성에 대한 접근방식 변화의 필요성과 방향"을 통해 이미 발표된 바 있음을 밝힙니다.

임신부와 수유부를 위한 연구가 필요할 수 있다. 그러나 이들은 임신하고 있고 출산한 지 얼마 되지 않았고 수유를 하고 있기 때문에 그렇지 않은 다른 여성들과 건강상태에 차이가 있을 수 있어 이들이 연구대상자가 되는 경우 이러한 측면이 반드시 고려되어야 한다. 더욱이 임신 중인 태아와 수유의 대상이 되는 영유아의 건강상태는 임신부와 수유부의 건강상태의 영향을 받을 수 있으므로 이들에 대한 고려도 함께 요구된다.

이와 관련하여 「의약품 임상시험 관리기준(KGCP)」에는 임신한 여성과 수유 중인 여성이 임상시험대상자가 되는 경우 임상시험 참여에 따른 위험과 불편에 대한 정보 제공 시 임신 중인 태아와 수유 대상이 되는 영유아에게 미칠 것으로 예상되는 위험과 불편에 대한 내용을 포함하도록 하는 규정이 있고, 중대한 이상반응과 중대한 약물이상반응에 대한 정의에 '태아에게 기형 또는 이상이 발생한 경우'가 포함되는 것으로 제시되어 있다. 그러나 임신부와 수유부가 연구대상자가 되는 경우 그러한 연구의 필요성을 판단할 수 있는 구체적인 기준이나 이들의 특성에 맞는 보호조치가 어떻게 취해지는 것이 적절한지를 확인할 수 있는 자세한 내용은 제시되어 있지 않다.

「의약품 등의 안전에 관한 규칙」에는 임상시험 계획서에 대상자 안전보호 대책이 윤리적 고려사항으로 포함되어야 하는 것으로 규정되어 있으므로 임신부와 수유부를 연구대상자로 하여야 하는 연구의 연구자나 연구의뢰자는 분명 이들을 위한 안전보호 대책을 마련할 것이다. 이와 관련하여 식품의약품안전처는 『의약품 임상시험 시 성별 고려사항 가이드라인(2015.12)』을 통해 임신부와 수유부를 대상으로 하는 임상시험이 고려될 수 있는 경우로 분만 또는 임신과 관련하여 임산부 및 수유기 여성에게 특별히 사용되는 의약품, 사용가능한 대체 의약품이 없거나 후천성면역결핍증과 같이 생명에 지장을 주는 질병을 가진 임산부를 치료하기 위한 의약품, 임산부와 태아에게 기존 치료법보다 효과가 좋을 것으로 기대되는 의약품, 가임기 여성 및 임산부를 대상으로 사용될 신약 또는 적응증이 추가된 의약품, 임산부(합병증이 있는 임산부 포함)에게 일반적으로 널리 사용되는 의약품으로서 태아에 대한 위험성이 크지 않은 의약품, 임산부가 임상시험 의약품 복용에 따른 태아나 신생아 위험성을 충분히 인지한 경우, 치료역이 좁은 약물이나 항암화학요법과 같이 임산부에서의 용량 조절이 중요한 의약품이나 임산부에게서 약물동태 변화가 예상되는 의약품에 대하여 임산부를 대상으로 한 약물동태학 연구를 수행하는 경우, 수유기 여성을 대상으로 사용될 신약 또는 적응증이 추가된 의약품, 수유기 여성에게 기존 치료법보다 효과가 좋을 것으로 기대되는 의약품, 항우울제, 항고혈압제, 항생제, 당뇨병 치료제, 진통제 등 시판 후 가임기 여성도 사용할 것으로 예상되는 의약품을 제시했다. 그리고 이에는 임신부와 수유부가 특별한 상황에 놓여 있기 때문에 임상시험 참여가 제한되기도 하므로 가능하다면 시판 허가를 받은 의약품의 사용에 대해 단기간 또는 장기간 모니터링을 함으로써 다양한 자료를 수집하는 일부터 이루어지는 것이 적절하다는 내용이 있다. 하지만 이러한 방법만으로 충분하지 않기에 이들을 직접 대상으로 하는 임상시험이 수행될 필요가 있으나, 이러한 경우에는 비임상시험과 임신부나 수유부가 아닌 여성을 대상으로 먼저 연구가 수행되어야 하고, 임신부와 수유부인 연구대상자와 임신 중인 태아와 수유 대상인 영유아에 관계되는 위험과 이익이 종합적으로 평가되어야 하며, 이러한 위험과 이익에 대한 충분한 정보를 제공해준 후 동의를 획득한 상태에서 임상시험이 수행되어야 한다는 점을 제시한 바 있다.

참고로, 미국 연방규정 45CFR46의 Subpart B에는 임신한 여성이 연구대상자가 되는 경우와 관련된 사항을 규정하고 있는 부분이 있고, 이에는 태아와 신생아에 대한 추가적인 보호와 관련된 사항도 함께 규정되어 있다. 이 부분에는 임신한 동물을 대상으로 하는 전임상연구와 임신하지 않은 여성을 대상으로 하는 임상연구가 먼저 수행되어 임신한 여성과 태아에게 미칠 잠재적 위험을 평가하기 위한 데이터가 제공될 수 있고, 태아에게 미칠 위험이 오로지 임신한 여성 또는 태아에 대해 직접적인 이익을 줄 것으로 예상되는 중재 또는 시술에 의해서만 야기되거나 만약 이러한 이익이 없을 것으로 예상되는 경우라면 태아에게 미칠 위험이 최소위험보다 크지 않고, 이러한 연구가 아닌 다른 수단으로는 얻을 수 없는 중요한 생의학적 지식의 발전을 목적으로 하며, 연구의 위험은 최소화된 위험이어야 할 뿐만 아니라, 연구가 임신한 여성에게 또는 임신한 여성과 태아 모두에게 직접적인 이익을 줄 것으로 예상되는 연구이거나 임신한 여성과 태아 모두에게 직접적인 이익을 줄 것으로 예상되지 않지만 이러한 연구가 아닌 다른 수단으로 얻을 수 없는 중요한 생의학적 지식의 발전을 목적으로 하는 연구의 경우에는 임신한 여성으로부터 동의를 얻어서 수행되어야 하고, 오로지 태아에게만 직접적인 이익을 줄 것으로 예상되는 연구의 경우에는 임신한 여성 및 아이의 아버지로부터 동의를 얻되 만약 아이의 아버지와 연락이 닿지 않거나 아이의 아버지가 의사결정을 할 수 있는 능력이 없거나 임신이 강간으로 인해 야기된 경우라면 아버지로부터 동의를 얻지 않아도 된다는 등의 조건이 충족되어야 임신한 여성을 연구에 참여시킬 수 있다는 내용이 제시되어 있다. 또한 캐나다의 『임상시험에 여성을 포함시키는 일에 대한 고려와 성별 차이 분석』이라는 지침에는 연구 대상이 되는 의약품의 용도가 임신부와 수유부를 위한 것이면서, 연구 대상이 되는 의약품이 이들의 요구를 충족시키지 못하고 있거나 적절하지 않게 충족시키고 있는 것이면서 기존의 것과 비교할 때 사용 결과를 개선할 것으로 기대되는 것으로서, 임신한 동물과 임신하지 않은 여성을 대상으로 먼저 연구가 수행되어 임신한 여성과 태아에게 미칠 잠재적 위험을 평가하기 위한 데이터가 있는 등의 조건이 충족되는 경우이고, 수유 중인 여성이 사용함에 있어 적절한 용량에 대한 정보가 없기 때문에 이의 사용 결과가 잠재적으로 심각한 문제를 발생시킬 것으로 우려되는 경우 등의 조건이 충족되는 경우에 임신부와 수유부를 대상으로 연구를 수행할 수 있다는 내용이 제시되어 있다.

국제의과학기구협의회(CIOMS)의 2016년 〈건강 관련 인간대상연구에 대한 국제윤리가이드라인〉 중 **가이드라인 19**의 제목은 "연구참여자로서의 임신부와 수유부"이다. 이 가이드라인에서는 임신부와 수유부의 보건요구와 관계되는 지식을 얻기 위한 연구가 증진되어야 한다는 점과 함께, 이러한 연구에 있어 준수되어야 할 사항들을 제시하고 있다. 그리고 **가이드라인 19**의 논평에는 일반적인 고려사항 외에, 임신부와 수유부를 대상으로 하는 연구에 있어 충분한 정보에 의한 동의, 잠재적이고 개인적인 이익과 위험, 심각한 해와 낙태에 대한 접근, 수유부에 대한 내용이 포함되어 있다.

가이드라인

19

연구참여자로서의 임신부와 수유부

PREGNANT AND BREASTFEEDING WOMEN AS RESEARCH PARTICIPANTS

임신부와 수유부에게는 특유의 생리현상과 보건요구(health needs)가 있다. 임신부와 수유부의 보건요구와 관계되는 지식을 얻기 위해 설계되는 연구는 증진되어야만 한다. 임신부에 대한 연구는 가장 유용한 관련 데이터를 신중하게 고려한 후에 시작되어야만 한다.

어떤 경우라도 다른 사람의 허락이 임신부나 수유부인 여성에 의한 개인별 충분한 정보에 의한 동의의 요구를 대체하지 않아야 한다.

임신부나 수유부 그리고 이들의 태아나 영아에게 이익을 줄 수 있는 잠재성을 가진 연구용 중재나 연구절차의 경우, 위험은 최소화되어야만 하며, 잠재적이고 개인적인 이익을 발생시킬 전망에 의해 상쇄되어야만 한다.

임신부나 수유부에게 잠재적이고 개인적인 이익이 없는 연구용 중재나 연구절차의 경우는 다음과 같아야 한다.

- ▶ 위험은 최소화되어야만 하고 최소위험을 넘지 않아야만 한다.
- ▶ 연구의 목적이 임신부와 수유부 또는 이들의 태아와 영아의 특정한 보건요구와 관계되는 지식을 얻기 위한 것이어야만 한다.

임신부와 수유부 또는 이들의 태아와 영아에 대한 연구의 사회적 가치가 주목할 만한 것일 때, 연구가 임신부나 수유부가 아닌 여성을 대상으로 수행될 수 없을 때, 연구윤리위원회는 최소위험보다 사소하게 증가된 위험(minor increase above minimal risk, 최소위험을 약간 넘는 위험)을 허용할 수 있다.

임신부와 수유부를 대상으로 하는 연구에서는 연구용 중재와 이의 잠재적인 위험에 따라 이들의 태아와 아동에 대한 단기적 · 장기적 추적관찰이 요구될 수 있다.

일반적인 규칙으로 임신부를 대상으로 한 건강 관련 연구로서 태아에 대한 해의 잠재성을 가지고 있는 연구는 연구참여가 임신상태의 유지를 원하지 않게 만드는 상황이 발생하는 경우에는 여성이 안전하고 시의적절하며 합법적인 낙태에 접근할 수 있음이 보장될 수 있는 여건에서 수행되어야만 한다.

가이드라인 19에 대한 논평 Commentary on Guideline 19

일반적인 고려사항 General considerations

의사는 임신부와 수유부에게 약물을 처방하지만, 대부분의 의사는 종종 그러한 여성과 관련된 연구가 없어 안전성과 유효성에 대한 적절한 증거가 없는데도 처방을 한다. 이러한 일상적인 치료는 암에 대한 방사선요법이나 화학요법과 같이 태아에게 심각한 해를 발생시킬 전망이 있을 수 있는 약물을 포함한다. 임상시험에서 임신부를 통상적으로 배제시킴에 따른 직접적인 결과는 임신부와 그들의 태아와 미래의 아동에 대한 잠재적이고 개인적인 이익과 유해성에 대한 임상시험에서 도출된 데이터가 결여되어 있는 (처방 및 비처방) 의약품을 사용하게 된다는 것이다. 따라서 가장 유용한 관련 데이터를 신중하게 고려한 후에, 태아나 영아에 대해서뿐만 아니라 임신부와 수유부에 대해 현재 알려지지 않은 위험과 잠재적이고 개인적인 이익을 알아보기 위해 임신부와 수유부를 위한 연구를 설계하는 것이 필수적이다.

가장 중요한 사례는 탈리도마이드 에피소드(thalidomide episode)로, 전 세계적으로 (대다수는 서유럽에서) 약 10,000명의 아기가 심하게 변형된 팔다리를 가지고 태어났는데, 이는 이 아기들의 엄마가 임신 상태에서 약물을 복용했기 때문이다. 이러한 비극은 종종 건강 관련 연구에서 임신부를 배제시키는 이유로 인용되지만, 이 에피소드를 통해 배워야 하는 교훈은 그 반대이다. 해당 약물은 임신부를 대상으로 하여 검사된 적이 없었음에도 불구하고 시장에서 시판되었고, 비교적 온화한 상태의 입덧에 쉽게 사용될 수 있었다. 만약 그 약물이 임상시험에서 극소수의 여성에 대해서라도 검사되었다면 태아에 대한 돌연변이 유발 효과가 발견되었을 것이기에 기형으로 태어난 아기의 수는 훨씬 적었을 것이다.

임신부와 수유부의 보건요구와 관련된 지식을 얻기 위해 설계된 연구는 다음과 같은 영역에서 증진되어야 한다.

- ▶ 임신으로 인해 초래되는 건강상태에 대한 중재
- ▶ 일반적인 인구집단에게 효과가 있기 때문에 임신 기간 동안에도 적절한 근거 없이 사용될 것으로 합리적으로 예상되는 중재. 예를 들어, 허가범위를 벗어난(off-label) 약물의 사용
- ▶ 발달 중인 태아에게 영향을 미치는 건강상태에 대한 중재

충분한 정보에 의한 동의와 위험과 잠재적이고 개인적인 이익

Informed consent and risks and potential individual benefits

연구에 있어 임신부의 참여는 태아뿐만 아니라 여성에 대한 위험과 잠재적이고 개인적인 이익이 존재할 수 있다는 사실로 인해 복잡하다. 생명의학연구에 있어 수유부의 참여도 영아에게 위험을 제기할 수 있다. 임신부와 수유부에 대한 연구는 임신동물모델을 대상으로 하는 전임상연구(preclinical research), 비임신부 대상 연구, 후향적 관찰연구(retrospective observational studies) 그리고 임신레지스트리(pregnancy registries)에서 최선의 이용 가능한 데이터를 신중하게 고려한 후에 시작해야 한다.

연구자와 연구윤리위원회는 잠재적인 연구참여자가 수유부와 영아인 자녀에 대한 위험 그리고 (향후 가임력을 포함하여) 임신부와 임신상태에 대한 위험, 태아와 그들의 후손에 대한 위험에 대해 적절한 정보를 제공받는다는 것을 보장해야만 한다. 정보는 잠재적이고 개인적인 이익을 극대화하고 위험을 최소화하기 위해 취해질 단계적인 조치를 포함해야만 한다(**가이드라인 4-연구의 잠재적이고 개인적인 이익과 위험 참고**). 위험에 관한 증거가 알려지지 않았거나 상충되는 경우, 이러한 사실은 충분한 정보에 의한 동의 절차의 일부로서 임신부나 수유부에게 공개되어야만 한다. 임신부와 수유부는 자신과 자신의 태아나 영아인 자녀에 대한 이러한 위험을 수용할 것인지에 대해

최종적인 결정을 내릴 수 있는 유일한 사람이다. 또한 임신부나 수유부는 자신의 태아나 영아인 자녀에게 이상이 발생하는 경우에 있어 인과관계를 결정하는 것이 종종 어렵다는 정보를 제공받아야만 한다. 임신부는 오직 중재의 위험이 최소위험인 경우에만 임신부나 태아에 대한 잠재적이고 개인적인 이익을 발생시킬 전망이 없는 연구를 위해 모집될 수 있다. 이러한 예는 새로운 진단기법에 대한 최소한의 침습적인 연구를 포함한다. 특별한 상황에서는 최소위험보다 사소하게 증가된 위험(minor increase above minimal risk, 최소위험을 약간 넘는 위험)이 받아들여질 수 있다.

임신부를 대상으로 하는 일부 연구는 태아의 건강상태에 연구방향이 설정되어 있을 수 있다. 이러한 경우 임신부의 역할은 동일하게 유지된다. 임신부는 자신에게 영향을 미치는 모든 중재에 대한 의사결정자이다. 만약 임신부가 원한다면 임신부가 태아의 아버지와 상의할 가능성을 배제하지 않는다.

특히 여성의 삶이나 건강보다 태아를 더 중요하게 여기는 문화적 신념이 있는 지역사회나 사회에서 임신부는 연구에 참여하거나 참여하지 않는 것에 대해 제약을 받는다고 느낄 수 있다. 중재가 태아에 대한 잠재적이고 개인적인 이익을 발생시킬 전망을 가지고 있으나 임신부에게는 그렇지 않은 연구에 임신부가 참여하도록 부당하게 유도되는 것을 막기 위해 특별한 안전조치가 마련되어야만 한다.

연구자는 임신부를 대상으로 한 연구의 연구계획서에 임신부의 건강상태 그리고 영아와 아동의 단기적 · 장기적 건강상태 모두와 관련하여 임신의 결과를 모니터링하는 계획을 포함해야만 한다. 임신 중에 그리고 수유 기간 동안 연구와 관련된 이상사례(adverse events)는 즉시 발생하지 않을 수 있다.

잠재적이고 개인적인 이익과 위험 Potential individual benefits and risks

임신부와 수유부를 대상으로 하는 연구에서의 잠재적이고 개인적인 이익과 위험은 **가이드라인 4-**연구의 잠재적이고 개인적인 이익과 위험 및 **가이드라인 5-**임상시험에서 대조군의 선택에 기반하여 평가되어야 한다.

심각한 해와 낙태에 대한 접근 Serious harm and access to abortion

임신부를 대상으로 하는 연구는 임신부가 안전하고 합법적인 낙태에 접근할 수 있음이 보장되는 여건에서만 실시되어야 한다. 이 규칙은 여성이 원치 않는 태아를 임신하고 연구로 인한 부정적인 영향을 받은 아기를 그녀의 바람에 반하여 출산하는 것을 막는 역할을 한다. 연구자는 임신부가 등록되기 전에 최소한 태아의 장애와 정신건강상태가 해당 관할지역에서 낙태에 대한 법적 근거로 인정되는지의 여부를 결정해야만 한다. 그렇지 않은 경우, 임신부는 연구참여의 결과로서 중대한 태아 이상이 발생할 수 있다는 우려에 대한 현실적인 근거가 있는 연구를 위해 모집되어서는 안 된다. 동시에, 이 규칙은 여성이 낙태에 대한 접근을 보장받을 수 없는 국가에서 잠재적으로 가치 있는 연구가 수행되지 못하도록 제한할 수 있다. 그러한 경우, 연구는 오직 해당 지역의 연구윤리위원회가 그 연구가 임신부를 위한 주목할만한 사회적 가치를 가지고 있다는 것 그리고 여성이 낙태에 대한 금지가 존재한다는 점과 다른 나라에서 낙태를 할 수 있는지와 같은 가능한 선택지에 대한 정보를 제공받는다는 것을 결정한 경우에만 수행될 수 있다.

수유부 Breastfeeding women

가이드라인 17-아동과 청소년을 대상으로 하는 연구에 따라, 수유부를 대상으로 하는 연구에서는 모유를 먹는 영아의 아버지와 상의해야 할 수 있다. 만약 모유를 먹는 영아가 모유를 통해 임상시험용 의약품에 노출될 수 있다면 (또는 영아가 노출되는지 여부가 알려지지 않았다면) 그러한 연구는 **가이드라인 17-**아동과 청소년을 대상으로 하는 연구에 따라 수행되어야 한다.

Part 20

재난발생 상황과 질병창궐 상황에서 연구는 어떻게 수행되어야 하는가?

코로나바이러스감염증19 관련 임상시험에 있어 원칙에 대한 예외인정을 예로

이 글에 포함되어 있는 내용 중 일부는 한국의료윤리학회 학술지 『한국의료윤리학회지』 제19권 제2호(2016.6)에 게재된 논문 “임상시험용의약품의 치료목적사용에 있어 환자로부터의 동의 획득 기준: 임상시험용의약품의 응급사용 및 임상시험과의 비교를 중심으로”, 이화여자대학교 생명의료법연구소 학술지 『Asia Pacific Journal of Health Law & Ethics(생명윤리정책연구)』 제10권 제1호(2016.12)에 게재된 논문 “기관생명윤리위원회 신속심의에 대한 법정책적 기준 마련에 관한 제언”, 한국윤리학회 학술지 『윤리학』 제10권 제1호(2021.6)에 게재된 논문 “재난 연구에 대한 연구자 및 기관생명윤리위원회의 윤리적 고려사항”을 통해 이미 발표된 바 있음을 밝힙니다.

'재난'의 사전적 정의는 '뜻밖에 일어난 재앙과 고난'이다. 그러나 법적인 의미에서 재난은 「재난 및 안전관리 기본법」에 '국민의 생명 · 신체 · 재산과 국가에 피해를 주거나 줄 수 있는 자연재난과 사회재난'으로 정의되어 있다. 여기에서 말하는 자연재난은 태풍, 홍수, 호우, 강풍, 풍랑, 해일(海溢), 대설, 한파, 낙뢰, 가뭄, 폭염, 지진, 황사, 조류 대발생, 조수, 화산활동, 소행성 · 유성체 등 자연우주물체의 추락 · 충돌, 그 밖에 이에 준하는 자연현상으로 인하여 발생하는 재해이고, 사회재난은 화재 · 붕괴 · 폭발 · 교통사고(항공사고 및 해상사고를 포함한다) · 화생방사고 · 환경오염사고 등으로 인하여 발생하는 대통령령으로 정하는 규모 이상의 피해와 국가핵심기반의 마비, 「감염병의 예방 및 관리에 관한 법률(이하 '감염병예방법'이라 한다)」에 따른 감염병 또는 「가축전염병예방법」에 따른 가축전염병의 확산, 「미세먼지 저감 및 관리에 관한 특별법」에 따른 미세먼지 등으로 인한 피해이다. 코로나바이러스감염증19(이하 '코로나19'라 한다)는 이 중 「감염병예방법」에 따른 감염병 중에서도 제1급감염병에 해당하여 사회재난에 해당한다.

전세계적으로 공중보건 비상사태를 초래한 코로나19는 우리나라에서도 재난발생 상황과 질병창궐 상황에서 연구, 특히 임상시험이 어떻게 이루어져야 하는지에 대한 논의가 본격화 되도록 만들었다. 식품의약품안전처는 코로나19의 예방과 치료에 필요한 의약품을 개발하기 위한 연구에 있어 일반적인 임상시험에 있어 준수되어야 하는 원칙에 대한 예외를 인정해줄 수 있는 부분이 무엇인지에 대해 공문(COVID-19 관련 임상시험 고려사항, 2021년 1월 12일자)을 통해 제시한 바 있다.

임상시험계획에 대한 임상시험심사위원회(Institutional Review Board, 이하 'IRB'라 한다)의 심사는 정기적으로 개최되는 대면회의에서 이루어지는 것이 원칙이다. 통상 정기회의는 미리 정해진 일정에 따라 개최된다. 그러나 코로나19 임상시험은 시급하게 진행되어야 하므로 식품의약품안전처는 IRB가 긴급하게 임시회의를 소집하여 그리고 원격화상회의 등 비대면회의로 변경하여 개최함으로써 임상시험계획을 우선 심사하도록 할 것을 권고했다. 이는 코로나19 임상시험이 신속하게 이루어질 수 있도록 하기 위한 것이다. 이와 동일한 이유로 임상시험종사자교육에 있어서도 원칙은 임상시험종사자교육실시기관으로 지정을 받은 기관에서 실시하는 교육을 이수하여야 하는 것이 원칙이지만 단기간 내에 이러한 교육을 이수하기 어려운 경우에는 의뢰자와 임상시험실시기관의 장과 임상시험책임자가 협의하여 자체적으로 실시하는 교육으로 의무교육을 대체하는 것이 허용될 수 있도록 했다.

법적으로 임상시험은 임상시험실시기관으로 지정된 의료기관에서 수행되는 것이 원칙이지만, 임상시험실시기관으로 미지정된 의료기관에서도 코로나19 임상시험이 수행될 필요가 있어 이를 예외적으로 허용될 수 있도록 하였다. 그러나 이를 위해서는 임상시험실시기관으로 미지정된 의료기관의 장과 이 의료기관을 관리 · 감독할 임상시험실시기관의 장이 각각 식품의약품안전처에 공문으로 신청하도록 함은 물론, 미지정 의료기관에 대한 관리 · 감독을 담당하는 임상시험실시기관은 임상시험이 임상시험계획서와 관련 규정에 따라 진행될 수 있도록 하면서 IRB의 책무를 수행하여야 하고, 미지정 의료기관은 관리 · 감독을 담당하는 임상시험실시기관에 협조하고 관련 사항을 준수하여야 하며, 의뢰자는 임상시험이 임상시험계획서와 관련 규정에 따라 수행되는지를 확인하기 위해 모니터링 계획을 수립하여 수행하여야 함을 명확히 했다.

임상시험대상자로부터의 동의 획득은 임상시험을 수행하는 시험자와 임상시험에 참여하는 시험대상자가 만나 서로 소통하고 함께 동의서를 작성하는 것으로 마무리가 되어야 한다. 그러나 코로나19로 인해 격리된 상황에 있는 사람을 대상으로 하는 임상시험은 이러한 방식으로 동의를 획득하는 것이 현실적으로 불가능하므로 식품의약품안전처는 일단 대상자가 먼저 동의서를 작성하도록 하고 이를 사진으로 찍어 일단 보관해두고 이후 격리가 해제되면 그때 동의서를 다시 작성하도록 할 것을 권고했다.

임상시험용 의약품 처방과 관리에 있어서도 원칙적으로는 시험대상자가 임상시험실시기관인 병원에 방문하여 시험자를 만나 임상시험용 의약품을 수령하여야 한다. 그러나 식품의약품안전처는 감염병 확산 방지 등을 위해 시판의약품과 동일한 기준으로 임상시험용 의약품도 전화상담 · 처방, 대리처방 및 시험참여자에게 의약품 배송공급 등을 한시적으로 허용한 바 있다. 다만, 이에 있어 질환 종류(경증 · 중증 등) 및 대상자 상태 등 개별 안전요소를 충분히 고려할 때 조치해도 안전하다는 판단이 선행되어야 하고, 이 경우 관련 내용을 의무기록, 증례기록서 등에 문서화할 필요가 있다는 점, 사전에 정한 배송업체를 통해 안정적으로 배송이 가능한지 여부를 판단하여야 하고, 이 경우 관련 내용을 의약품 관리 기록 등에 문서화하여야 한다는 점, 시험책임자와 의뢰자는 시험계획서를 준수하되 이러한 조치에 따라 불가피하게 발생할 수도 있는 일탈 등을 적정하게 관리할 수 있도록 하기 위한 방안을 사전에 강구하여야 한다는 점, 이러한 조치가 가능한지 여부에 대해 임상시험대상자 별로 IRB에 사전에 신속하게 승인을 얻어 임상시험대상자의 안전뿐만 아니라 윤리적인 측면 등에 대해서도 고려할 필요가 있다는 점, 시험책임자와 의뢰자의 의무를 약사법령에 따라 정하되, 사전에 이러한 조치에 필요한 역할과 책임을 구분하고 실제로 조치를 취하기 전에 이러한 내용에 대해 임상시험 별로 검토할 필요가 있다는 점을 함께 제시했다.

국제의과학기구협의회(CIOMS)의 2016년 〈건강 관련 인간대상연구에 대한 국제윤리가이드라인〉 중 **가이드라인 20**의 제목은 "재난발생 상황과 질병창궐 상황에서의 연구"이다. 이 가이드라인에서는 재난과 질병이 미치는 부정적인 영향을 완화할 수 있는 효과적인 방법을 확인하기 위한 연구가 재난과 질병에 대응하는 필수적인 부분이어야 하고, 이러한 연구에 있어서도 연구의 과학적 타당성이 보장되어야 하고 윤리원칙이 지켜져야 한다는 점이 강조되어 있다. 그리고 **가이드라인 20**의 논평에는 재난발생과 질병창궐의 급성기에 있어 인도주의적 대응과 연구, 재난발생 상황에서의 연구에 있어 일반적인 과제들, 임상시험 외에서 연구용 중재와 임상시험용 의약품의 치료목적 응급사용의 잠재적이고 개인적인 이익과 위험, 위험과 이익의 공정한 분배, 과학적 타당성과 대체 가능한 임상시험 설계, 지역사회의 참여, 윤리적인 측면에 대한 심의와 감독, 충분한 정보에 의한 동의에 대한 내용이 포함되어 있다.

가이드라인

20

재난발생 상황과 질병창궐 상황에서의 연구

RESEARCH IN DISASTERS AND DISEASE OUTBREAKS

지진, 쓰나미(tsunamis), 군사분쟁과 같은 사건으로 인해 발생하는 재난과 질병창궐(disease outbreaks)은 대규모 피해를 입은 인구집단의 건강에 갑작스럽고 대단히 파괴적인 영향을 미칠 수 있다. 재난과 질병창궐이 건강에 미치는 영향을 완화할 수 있는 효과적인 방법을 확인하기 위해서는 건강 관련 연구가 재난 대응의 필수적인 부분을 구성해야 한다. 그러나 연구의 수행이 재난 피해자에 대한 대응에 부당하게 영향을 주어서는 안 된다.

재난과 질병창궐에 대한 연구 수행에 있어, 이 가이드라인에 구현된 윤리원칙들을 준수하는 것이 필수적이다. 이러한 상황에서 연구를 수행하는 것은 지식을 신속하게 생성해야 할 필요성, 대중의 신뢰를 유지해야 할 필요성, 연구를 시행하는 것에 실질적인 장애를 극복해야 할 필요성과 같은 중요한 과제를 제기한다. 이러한 과제는 연구의 과학적 타당성을 보장해야 할 필요성, 연구 수행에 있어 윤리원칙을 준수해야 할 필요성과 신중하게 균형이 맞추어질 필요가 있다.

연구자, 연구의뢰자, 국제기구, 연구윤리위원회와 그 밖의 관련 이해관계자는 다음을 보장해야 한다.

- ▶ 재난발생 상황과 질병창궐 상황의 여건에 이의를 제기하고 종종 이러한 여건을 빠르게 개선하고자 하는 상황에서 연구가 과학적으로 타당한 결과를 산출하기 위하여 설계되었다(**가이드라인1**-연구의 과학적 · 사회적 가치 그리고 연구참여자의 권리에 대한 존중 참고).
- ▶ 이 연구는 재난의 피해자와 재난으로 인해 영향을 받은 지역사회의 보건요구나 우선순위에 대응하는 것이고 재난 상황 이외의 상황에서 수행될 수 없다(**가이드라인 2**-저자원 상황에서 수행되는 연구 참고).
- ▶ 연구참여자는 공정하게 선정되고, 보건종사자와 같이 특정 인구집단이 표적이 되거나 배제될 때에는 적절한 정당성이 부여된다(**가이드라인3**-연구참여자로 개인과 집단을 선정함에 있어 이익과 부담의 공정한 분배 참고).
- ▶ 연구참여의 잠재적인 부담과 이익 그리고 연구의 가능한 이익이 공정하게 분배된다(**가이드라인3**-연구참여자로 개인과 집단을 선정함에 있어 이익과 부담의 공정한 분배 참고).
- ▶ 연구용 중재의 위험과 잠재적이고 개인적인 이익은, 특히 이러한 중재가 개발 초기단계에 있는 경우에 현실적으로 평가된다(**가이드라인4**-연구의 잠재적이고 개인적인 이익과 위험 참고).
- ▶ 지역사회는 문화적 민감성을 보장하기 위해 연구를 계획하는 일에 적극적으로 참여하고, 이와 동시에 관련된 실질적인 과제를 인식하고 다룬다(**가이드라인7**-지역사회의 참여 참고).
- ▶ 충분한 정보에 의한 동의의 면제에 대한 조건이 충족되지 않는 한, 어떠한 강압이 있는 상황에서도 연구참여자의 개인별 충분한 정보에 의한 동의가 획득된다(**가이드라인9**-충분한 정보에 의한 동의를 할 능력이 있는 개인, **가이드라인10**-충분한 정보에 의한 동의의 변경과 면제 참고).
- ▶ 연구결과가 보급되고, 데이터가 공유되며, 개발된 효과적인 중재나 생성된 지식이 재난이나 질병창궐로 인해 영향을 받은 지역사회에서 이용 가능해진다(**가이드라인2**-저자원 상황에서 수행되는 연구, **가이드라인23**-연구윤리위원회 설치 요건 및 연구윤리위원회의 연구계획서 심의 요건 참고).

재난이나 질병창궐에 관한 연구는 사전에 이상적으로 계획되어야 한다. 보건 공무원과 연구윤리위원회는 연구계획의 윤리적인 측면에 대한 심의와 감독을 위해 적절하고 간편하며 유연한 메커니즘(mechanisms)과 절차를 보장하기 위한 절차를 개발해야 한다. 예를 들어, 연구윤리위원회는 위기 상황에서 연구계획의 윤리적인 측면에 대한 심의를 용이하게 하고 신속하게 처리하기 위해 연구계획을 사전검토(pre-screen)할 수 있다. 마찬가지로, 연구자와 연구의뢰자는 사전에 연구윤리위원회가 심의하는 데이터 공유와 인체유래물 공유에 대한 사전준비를 할 수 있다.

연구의뢰자와 연구윤리위원회는 재난 상황의 맥락에서 연구를 수행하는 연구자와 보건전문가에 대한 위험을 평가하고 최소화해야 한다. 연구의뢰자는 이상사례(adverse events)를 완화시키는 것에 대한 계획을 연구계획서에 포함시켜야 한다. 또한 완화조치를 위한 적절한 자원이 연구비예산(protocol budget)에 포함되어야 한다.

가이드라인 20에 대한 논평 Commentary on Guideline 20

재난발생과 질병창궐의 급성기에 있어 인도주의적 대응과 연구
Humanitarian response and research in the acute phase of disasters and diseases outbreaks

재난은 엄청난 고통이나 삶의 손실을 가져오는 갑작스러운 사건이다. 질병과 질환은 재난의 원인일 수도 있고 결과일 수도 있다. 예를 들어, 전염병은 재난발생으로 이어질 수 있으며, 정치기관을 불안정하게 만들거나 경제활동을 저해할 수도 있다. 반대로, 지진 같은 자연재난의 발생과 전쟁 같은 인위적인 재난(man-made disasters, 인재)의 발생은 보건시스템을 약화시키거나 파괴할 수 있고 개인과 인구집단의 건강에 치명적인 영향을 미칠 수 있다. 극심한 재난발생 상황에서 다른 무엇보다 가장 우선적이고 가장 중요한 의무는 재난발생으로 인해 영향을 받은 사람들의 요구에 대응하는 것이다. 동시에 재난발생은 예방하기가 어려울 수 있고 공중보건에 미치는 영향을 효과적으로 예방하거나 완화하는 것에 대한 근거가 제한적이기 때문에, 이러한 대응 의무는 건강 관련 연구를 수행하는 것에 있다. 이러한 2가지 의무는 상충될 수 있다. 이는 인도주의적 대응과 건강 관련 연구가 종종 동일한 기반시설(infrastructure)과 동일한 인력에 의존하기 때문이며 따라서 이 2가지 의무 사이에서의 우선순위가 정해질 필요가 있을 것이다. 만약 간호사와 의사가 연구자가 되면, 이 또한 의존적인 관계를 형성할 수 있다(**가이드라인 9-충분한 정보에 의한 동의를 할 능력이 있는 개인** 참고). 인도주의 활동가, 연구자와 연구의뢰자는 이러한 갈등을 인식해야만 하고, 자신들의 연구가 재난에 대한 대응을 지나치게 위태롭게 하지 않는다는 것을 보장해야만 한다. 또한 연구자와 연구의뢰자는 재난에 대한 인도주의적 대응을 위한 기반시설에 기여하는 것과 그들의 연구활동을 이러한 대응과 통합하는 것을 목표로 해야 한다. 중요한 점은 모든 연구가 재난발생으로 인해 영향을 받은 인구집단의 보건요구나 보건우선순위에 빠르게 반응을 보여야만 한다는 것이고, 재난발생 상황을 벗어나서는 연구를 수행할 수 없어야만 한다는 것이다.

재난발생 상황에서의 연구에 있어 일반적인 과제들
General challenges in disaster research

전염성 질병이 창궐하는 상황에서 연구를 수행하는 것은 상당한 압력이 있을 수 있다. 사망률이 높고 치료 선택지가 제한된 질병에 대한 연구인 경우에 특히 그러하다(예를 들어, 2014년에 에볼라가 창궐한 기간 동안). 반대로, 자연재난이나 인재가 발생한 상황에서의 연구는 큰 회의론이나 심지어 적대감에 직면할 수 있고, 연구자는 신체적 해의 위험에 처할 수 있다. 연구자와 연구의뢰자는 일반적으로 손상되기 쉬운 정치적 · 사회적 상황에서 이러한 압력에 대해 협상하기 위한 준비가 되어 있어야만 한다. 또한 이러한 도전적인 환경에서 효과적으로 일을 할 수 있으려면 연구자와 연구의뢰자는 충분한 운영지원(operational support)과 보안지원(security support)을 받을 수 있어야만 한다. 극심한 재난발생은 윤리적으로 책임 있게 연구를 수행하는 것에 대해 수없이 많은 과제를 제기한다. 예를 들어, 심각한 신체적 · 심리적 보건기반시설(health infrastructures)로 인해 종종 고통받는 잠재적인 연구참여자는 선호하는 연구설계와 데이터 수집의 시행을 요구할 수 있다. 그리고 극심한 재난발생 상황에서는 연구에서 개발된 중재나 제품을 재난으로 인해 영향을 받은 지역사회에서 가능한 빨리 이용 가능할 수 있도록 하기 위한 노력이 종종 더 요구된다(**가이드라인 2**-저자원 상황에서 수행되는 연구 참고). 이러한 과제에도 불구하고, 연구자와 연구의뢰자가 이 가이드라인에 구현된 윤리원칙들을 준수하는 것은 필수적인데, 이러한 원칙을 준수하는 표준적인 방법이 수정될 필요가 있는 경우에도 그러하다. 실제로, 극심한 재난발생 상황은 윤리원칙들이 가능한 가장 간편한 방법으로 지지될 수 있도록 표준 절차를 수정해야 할 수도 있다. 예를 들어, 윤리적인 측면에 대한 감독은 모든 연구에서 필수적이다. 그렇지만 재난이 발생한 기간 동안 윤리적인 측면에 대한 가속심의(accelerated ethical review)는, 때로는 이러한 심의를 신속심의(expedited review)라고 하는데, 가치 있는 연구가 윤리적인 요구사항을 위태롭게 하지 않고 가능한 한 빨리 시작될 수 있다는 것을 보장할 필요가 있을 수 있다(이에 대해서는 다음의 내용 참고).

이 가이드라인에 있는 모든 윤리원칙들이 준수되어야 하지만, 일부에서는 특별한 주의를 요구한다.

임상시험 외에서 연구용 중재와 임상시험용 의약품의 치료목적 응급사용의 잠재적이고 개인적인 이익과 위험

Potential individual benefits and risks of investigational interventions and emergency use outside clinical trials

특히 전염성이 있거나 심각한 질병, 예를 들어 인플루엔자(influenza), 에볼라(Ebola)로 인해 재난이 발생하는 경우에는 효과적인 치료법과 백신 개발에 대한 큰 압박이 있다. 심각하고 생명을 위협하는 감염에 직면할 때, 대다수의 사람들은 기꺼이 높은 위험을 감수하고 임상시험 내외에서(within or outside) 입증되지 않은 의약품을 사용하고자 한다. 그러나 연구자와 연구의뢰자가 연구용 중재의 잠재적이고 개인적인 이익과 위험을 현실적으로 평가하고, 잠재적인 연구참여자와 위험에 처한 개인들과 의사소통하여 이들에게 이를 명확하게 전달하는 것이 필수적이다. 일반적인 상황에서조차도 많은 유망한 임상시험용 의약품(experimental agents)이 안전하지 않고 효과적이지 않을 수 있으며, 연구용 중재는 임상시험에서 체계적으로 평가되어야만 한다. 게다가 응급사용은 연구참여자의 모집을 위태롭게 할 수 있고, 따라서 임상시험의 결론을 약화시킬 수 있다. 그러므로 환자의 결과(patient outcomes)에 대한 부적절한 데이터 수집을 동반하는 광범위한 응급사용은 회피되어야만 한다.

위험과 이익의 공정한 분배 Equitable distribution of risks and benefits

연구용 중재는 재난발생 상황에서 종종 제한되기 때문에, 연구참여자의 공정한 선정은 필수적이다(**가이드라인 3-**연구참여자로 개인과 집단을 선정함에 있어 이익과 부담의 공정한 분배 참고). 특히 비상사태의 경우 잘 살고(well-off) 연줄이 좋은(well-connected) 환자(예를 들어 지역사회 지도자)가 추가적인 특혜를 받아서는 안 된다. 특히 취약한 인구집단의 배제는 정당화되어야만 한다(**가이드라인 15-**취약한 개인과 집단을 대상으로 하는 연구 참고). 연구 등록에 있어 특정한 인구집단을 우선으로 하는 것은 받아들여질 수 있다. 예를 들어, 최전선 작업자(front line workers)는 전염병과 같은 재난이 발생한 기간 동안 스스로를 위험에 빠뜨리게 되는데, 만약 연구용 중재가 효과적이어서 이 최전선 작업자가 연구에 우선 등록되어 연구용 중재의 적용을 받으면 더 많은 환자를 도울 수 있을 것이다. 따라서 상호성/호혜주의의 원칙(principles of reciprocity)과 가장 많은 수의 사람들을 돕는다는 점이 연구 등록에 있어 최전선 작업자에게 우선 순위를 부여하는 것을 정당화할 수 있다. 또한 연구자, 연구의뢰자와 연구윤리위원회는 연구참여의 부담과 이익이 공정하게 분배된다는 것을 보장할 필요가 있다(**가이드라인 3-**연구참여자로 개인과 집단을 선정함에 있어 이익과 부담의 공정한 분배 참고).

과학적 타당성과 대체 가능한 임상시험 설계

Scientific validity and alternative trial designs

재난이 빠르게 진행되니, 급격하게 진화하는 상황에서 연구가 의미 있는 데이터를 산출할 수 있도록 연구설계가 선택되어야 한다. 연구설계는 재난발생 상황에서 실현 가능해야 하지만, 연구의 과학적 타당성을 보장함에 있어서도 적절해야만 한다. 과학적 타당성이 없다면, 이러한 연구는 사회적 가치가 결여되어 있는 것이고 수행되지 않아야만 한다(**가이드라인 1-**연구의 과학적 · 사회적 가치 그리고 연구참여자의 권리에 대한 존중 참고). 연구는 재난에 대한 대응에서 인력이나 자원을 전용(divert)할 수도 있다. 임상시험에서 무작위배정 대조임상시험 설계(randomised-controlled trial design)는 종종 견고한 데이터를 수집하기 위한 "가장 표준적인 것(gold standard)"으로 여겨진다. 그러나 연구자, 연구의뢰자, 연구윤리위원회와 그 밖의 사람들은 과학적 타당성을 여전히 유지하면서도 임상시험적 효율성을 높일 수 있고, 유망한 연구용 중재에 접근할 수 있는 대체 가능한 임상시험 설계를 모색해야 한다. 대체 가능한 임상시험 설계의 방법론적인 측면과 윤리적인 측면에서의 장점은 이러한 설계가 사용되기 전에 신중하게 평가되어야만 한다. 예를 들어, 질병이 유행하는 기간 동안 실험적 치료법이나 백신을 테스트할 때 적절한 임상시험 설계는 임상시험용 의약품의 성공 가능성, 중요한 배경 요소들에 있어서의 변화(예를 들어, 사망률과 감염률의 변화) 그리고 특히 다른 무엇보다도 결과의 측정에 달려 있을 것이다. 연구자와 연구의뢰자는 이러한 요인들을 기반으로 하고 있는 다른 설계(예를 들어, 관찰이나 위약-대조)의 상대적 장점을 신중하게 평가해야만 한다.

지역사회의 참여 Community engagement

재난발생은 종종 취약성과 손상되기 쉬운 정치적 · 사회적 상황으로 이어진다. 그렇기 때문에 초기단계에서 해당 지역사회를 연구에 참여시키는 것은, 대중의 신뢰를 유지하기 위해 그리고 연구가 그 지역사회의 문화를 세심하게 고려하는 방법으로 수행된다는 것을 보장하기 위해 필수적이다(**가이드라인 7**-지역사회의 참여 참고). 연구자와 연구의뢰자는 재난발생 상황에서 지역사회의 참여를 신속하게 처리하고 용이하게 하기 위해 창의적인 메커니즘을 사용할 수 있다(예를 들어, 소셜미디어의 사용). 지역사회 리더십을 육성하는 것은 연구설계에 대한 지원을 얻기 위해 연구나 연구자에 대한 지역사회의 불신(distrust)을 해결하고 효과적으로 의사소통함에 있어 종종 중요시 될 수 있다. 지역사회와의 협력에 있어서 연구자, 연구의뢰자와 연구윤리위원회는 제안된 연구와 관련한 잠재적인 이해상충(potential conflicts of of interests, 이해충돌)을 인식해야 한다. 예를 들어, 지역사회 지도자는 연구를 통해 자신들의 지역사회에 서비스를 제공함으로써 자신의 권위를 다시 주장하고자 할 수 있다.

윤리적인 측면에 대한 심의와 감독 Ethical review and oversight

윤리적인 측면에 대한 심의를 위한 표준 메커니즘(standard mechanism)은 종종 시간을 너무 소비하기 때문에 재난발생 초기에 전체 연구계획서가 준비되고 심의되기 어려울 수 있다. 위기 상황에서 연구계획의 윤리적인 측면에 대한 심의를 용이하게 하고 가속화하기(accelerate, 신속하게 하기) 위한 절차가 개발되어야 한다. 예를 들어, 연구윤리위원회나 전문윤리위원회는 (아마도 국가 차원에서의 위원회나 지역 차원에서의 위원회는) 연구계획에 대한 가속화된 초기심의(initial accelerated review, 신속심의를 통한 초기심의)를 수행하고, 만약 연구가 중대한 윤리적인 우려를 제기하는 경우에는 연구에 대한 감독을 계속할 수 있다. 이상적으로 재난발생 상황에서의 연구는 사전에 계획되어야 한다. 이러한 계획은 다른 여러 가지 중에서도 연구계획의 윤리적인 측면에 대한 '사전검토(pre-screening)'를 위해 연구계획서의 일부를 제출하는 것과 공동연구자들 사이에서의 데이터 공유와 인체유래물 공유에 대한 합의의 초안을 만드는 것을 포함할 수 있다. 또한 보건당국은 재난이 발생한 기간 동안 해당 지역에서의 연구계획서에 대한 심의를 지원할 수 있는 전문가의 국제적 네트워크를 구축할 수도 있다. 그러나 포괄적인 연구계획서를 사전에 심의하는 것이 재난발생 상황에 특유한 연구계획서의 윤리적인 측면에 대한 심의를 대체할 수는 없다. 가능하다면 연구계획서의 윤리적 측면에 대한 해당 지역에서의 심의가 수행되어야 한다.

충분한 정보에 의한 동의 Informed consent

대부분의 재난 희생자가 강압을 받고 있음에도 불구하고, 연구참여자를 위해 그들의 충분한 정보에 의한 동의를 획득하는 것은 중요하고, 특히 연구와 인도주의적 원조(humanitarian aid) 사이의 차이를 강조하는 것이 중요하다. 이러한 차이를 설명하는 것은 개발 초기단계에서 연구용 중재를 테스트하는 임상시험의 맥락에서 특히 중요하다. 잠재적인 연구참여자가 강압을 받고 있다는 사실은 그들이 자발적인 결정을 내리지 못하게 한다(**가이드라인 9-**충분한 정보에 의한 동의를 할 능력이 있는 개인 참고). 충분한 정보에 의한 동의 과정은 강압을 받고 있는 사람들에게 이해 가능하고 민감한 방식으로 설계되어야만 한다.

충분한 정보에 의한 동의를 할 능력이 없는 개인을 위한 특별한 보호는 **가이드라인 16-**충분한 정보에 의한 동의를 할 능력이 없는 성인을 대상으로 하는 연구에 서술되어 있는 것처럼, 연구자가 대다수의 연구참여자가 동의할 수 없을 것으로 예상하는 응급치료상황에 있는 사람들에게 적용될 수 있다.

가이드라인 10-충분한 정보에 의한 동의의 변경과 면제에 있는 조건이 충족되는 것과 데이터에 대한 적절한 거버넌스 시스템(governance systems)이 마련되어 있는 것을 조건으로 조사 데이터(surveillance data)의 공유와 분석을 위해 개인별 충분한 정보에 의한 동의는 면제될 수 있다.

Part 21

무작위배정에 있어 무엇을 고려하여야 하는가?

등가상태 확인과 무작위배정에 대한 공개

연구자가 수립한 가설을 연구를 통해 입증하기 위해 기존의 방법을 적용하거나 아무런 방법을 적용하지 않는 군(대조군)과 새로운 방법을 적용하는 군(시험군)을 두고 이 두 군을 통해 확인된 사항을 비교하는 경우가 많다. 그리고 이러한 구조로 설계된 연구에 있어 객관성을 높이고 비뚤림(bias, 편향)의 문제를 막거나 줄이기 위해 연구대상자를 두 군에 무작위로 배정하는 방법을 사용하는 경우가 많다. 예를 들어, 교육, 훈련, 운동, 음식조리 등에 있어 기존의 방법과 새로운 방법 중 어떤 것이 더 낫거나 선호되는지 등을 알아보기 위한 연구에 있어 이러한 구조와 방법이 적용되는 경우가 이에 해당된다. 이렇듯 여러 군을 두고 연구대상자를 무작위로 배정하여 연구를 수행하는 경우, 각 군에 속하게 되는 연구대상자에게 발생 가능한 이익과 위험을 중심으로 모든 군이 등가상태에 있는지 확인할 필요가 있고, 여러 군을 두고 연구대상자를 무작위로 배정한다는 사실을 동의 획득 과정에서 공개하여 알릴 필요가 있다.

기본적으로 무작위배정 방법을 사용하려면 연구대상자가 배정되는 모든 군이 서로 등가상태에 있어야 한다. 만약 어느 한 군이 더 낫거나 선호되는 분명한 이유가 있다면 무작위배정 방법이 사용되지 않아야 할 것이다. 이는 연구대상자 입장에서 생각해보면 쉽게 판단이 될 수 있는 일이다. 만약 연구대상자가 각각의 군에 속하는 경우 자신에게 발생 가능한 이익과 위험을 따져보았을 때 어느 한 군이 더 낫다고 생각할 만한 충분한 근거가 있거나 어느 한 군을 더 선호하는 마음이 크게 든다면 무작위배정되어 그렇지 않다고 생각하는 군에 속하게 되는 것을 받아들이려 하지 않을 것이기 때문이다. 그러므로 각 군에 속하는 연구대상자에게 발생 가능한 위험과 이익을 가늠해보고 어떤 군에 속하든지 그 위험과 이익을 형량해보았을 때 도출되는 결과가 같거나 매우 유사하여야 할 것이다.

여러 군을 두는 구조와 무작위배정 방법을 사용하는 일은 실제로 의약품 임상시험에서 상당히 자주 볼 수 있다. 이와 관련하여 「의약품 임상시험 관리기준(KGCP)」에는 무작위배정이 임상시험 과정에서 발생할 수 있는 비뚤림을 줄이기 위해 확률의 원리에 따라 임상시험대상자를 시험군과 대조군에 배정하는 것이라고 정의되어 있고, 임상시험에 관여하는 사람이나 부서 등이 무작위배정된 바에 대해 알지 못하도록 하는 절차인 눈가림에 대한 정의가 함께 제시되어 있다. 그리고 임상시험대상자로부터 동의를 받는 과정에서 임상시험대상자나 그 대리인에게 제공되는 정보, 동의서 서식, 시험대상자설명서, 그 밖의 문서화된 정보에는 임상시험용 의약품에 관한 정보와 더불어 시험군이나 대조군에 무작위배정될 확률에 대한 정보를 적어야 하는 것으로 규정되어 있다. 또한 임상시험 계획서에서 무작위배정절차를 정한 경우 시험책임자는 그 절차에 따라야 하고, 임상시험 계획서에 명시된 절차에 의해서만 눈가림을 해제하여야 하며, 우발적으로나 중대한 이상반응으로 임상시험 완료 이전에 눈가림이 해제된 경우 시험책임자는 이 사실을 기록하고 신속히 의뢰자에게 알려야 한다고 규정되어 있다.

그러나 연구의 특성과 목적에 따라 모든 연구대상자를 개개인별로 무작위배정하는 것이 현실적으로 매우 어렵거나 불가능할 수 있는 경우가 있다. 예를 들어, 기존의 방법과 새로운 방법을 비교하기 위한 연구인데 이러한 방법에 대한 자세한 정보를 제공하고 무작위배정을 하면 연구대상자가 이러한 방법의 차이를 알게 되어 자신의 행동을 교정해버려 정확한 연구결과가 도출되기 어려울 수 있는 경우에 있어 그러하다. 이러한 경우에는 확산효과가 발생하는 일을 사전에 예방하기 위해 연구대상자를 집단적으로 모집하여 그 집단 자체를 무작위배정하는 방식으로 진행하지 않을 수 없을 것이다. 그리고 이러한 무작위배정 사실에 대해 동의 획득 당시에 알리기 어려울 수 있어 연구참여가 종료된 후에 솔직한 정보를 주고 재동의를 획득하도록 하는 계획을 세워 이행해야 할 수도 있을 것이다.

국제의과학기구협의회(CIOMS)의 2016년 〈건강 관련 인간대상연구에 대한 국제윤리가이드라인〉 중 **가이드라인 21**의 제목은 "군집 무작위배정 임상시험"이다. 이 가이드라인에서는 군집 무작위배정 임상시험에 있어 어떠한 사항들이 고려되어야 하는지에 대해 언급하고 있다. 그리고 **가이드라인 21**의 논평에는 일반적인 고려사항 외에, 연구참여자 결정, 충분한 정보에 의한 동의, 비중재집단에 대한 윤리적인 측면에서의 수용 가능성, 군집 무작위배정 임상시험에서 수문장에 대한 내용이 포함되어 있다.

가이드라인

21

군집 무작위배정 임상시험

CLUSTER RANDOMIZED TRIALS

군집 무작위배정 임상시험(cluster randomized trial)을 시작하기 전에 연구자, 연구의뢰자, 관련 당국과 연구윤리위원회는 다음과 같은 사항들을 결정해야 한다.

- 누가 연구참여자인지를 결정해야 하고, 비록 연구참여자가 아닌 다른 개인들과 집단들은 직접적으로 표적이 되지 않지만 이들이 영향을 받는지도 결정해야 한다.
- 특정 연구에 있어 환자, 보건의료종사자, 지역사회 구성원으로부터 충분한 정보에 의한 동의를 획득하는 것이 요구되거나 실현 가능한지 여부를 결정해야 한다.
- 충분한 정보에 의한 동의를 요구하는 것과 동의에 대한 거절을 허용하는 것이 연구결과를 타당하지 않게 만들 수 있거나 손상시킬 수 있는지 여부를 결정해야 한다.
- 특정 군집 무작위배정 임상시험에서 비중재집단이 대조군으로서 윤리적으로 받아들여질 수 있는지 여부를 결정해야 한다.
- 연구를 할 수 있도록 하는 허락이 수문장(gatekeeper)으로부터 획득되어야만 하는지 여부를 결정해야 한다.

가이드라인 21에 대한 논평 Commentary on Guideline 21

일반적인 고려사항 General considerations

군집 무작위배정 임상시험으로 설계된 연구에는 개인들의 집단인 군집(clusters), 지역사회, 병원 또는 보건시설의 단위 그룹이 서로 다른 중재들에 무작위배정된다. 모든 건강 관련 인간대상연구를 관장하는 동일한 윤리원칙들은 군집 무작위배정 임상시험(cluster randomized trial)에도 적용된다. 그러나 군집 무작위배정 임상시험의 맥락에서 이러한 윤리원칙들은 이 가이드라인에 제시되어 있는 구체적인 사항을 추가로 요구할 수 있다.

연구참여자 결정 Determining the research participants

모든 인간대상연구의 경우에서와 같이, 중재의 표적이 되는 개인은 연구대상자로 여겨진다. 군집 무작위배정 임상시험에서는 환자나 보건의료종사자가 연구참여자가 될 수 있고, 또는 이들이 동시에 연구참여자가 될 수도 있다. 보건의료종사자가 연구참여자인 군집 무작위배정 임상시험에서 중재는 환자를 표적으로 하지 않을 수 있지만, 환자의 의무기록으로부터의 전체 데이터가 중재의 효율성을 판단하기 위해 사용될 수 있다. 비교군집(control cluster)에 대한 절차는 아무런 변경을 하지 않은 채, 한 군집에 속한 보건의료종사자에 대해 새로운 감염 통제 절차를 도입하는 것이 바로 이러한 예이다. 단지 감염의 숫자에 관한 전체 데이터만 기록되기 때문에 이러한 유형의 연구에서 환자는 연구참여자가 아니다.

충분한 정보에 의한 동의 Informed consent

일반적인 규칙으로써, 동의의 면제(waiver)나 변경(modification, 조정)이 연구윤리위원회에 의해 허용되지 않는 한, 연구자는 군집 무작위배정 연구에 있어 연구참여자로부터 충분한 정보에 의한 동의를 획득해야만 한다(**가이드라인 10-**충분한 정보에 의한 동의의 변경과 면제 참고). 충분한 정보에 의한 동의의 면제나 변경(조정)은 현실적으로 개인별 충분한 정보에 의한 동의를 획득하는 것이 현실적으로 불가능한 일부 군집 무작위배정 연구에서 필요할 수 있다. 이것은 중재가 전체 지역사회를 대상으로 이루어지기 때문에 해당 지역사회 구성원이라면 누구든지 중재를 피하는 것이 불가능하게 될 때 발생한다. 이러한 예는 지역사회에서 쓰레기를 소각하는 방법을 비교하는 연구나 충치를 예방하기 위해 지역사회에 공급되는 식수에 불소를 첨가하는 것에 대한 연구를 포함한다. 중재가 이루어지는 지역사회의 구성원은 중재에 의해 영향을 받는 것을 피할 수 없으므로 개인별 충분한 설명에 의한 동의를 획득하는 것은 불가능하다. 마찬가지로, 군집에 있어 단위가 병원이나 보건센터인 경우, 환자가 예방적인 서비스를 전달하는 새로운 방법을 피하기 위해 다른 병원이나 일반적인 실제(관행)를 찾는 것이 어려울 수 있다. 군집 무작위배정 임상시험에서 동의의 면제나 변경을 사용하는 또 다른 이유는 대조군에 속해있는 연구참여자가 중재 집단에서의 중재에 대해 알게 되고, 그렇게 됨에 따라 그들의 행동을 바꾸거나 다른 위치에서 중재를 받기를 시도하여 연구의 결과를 손상시키는 것을 연구자가 피하기를 원할 수 있다는 점에 있다.

연구가 군집 단위(예를 들어, 다른 병원, 진료소 또는 지역사회)에서 수행되는 경우, 보건의료종사자로부터의 동의 획득을 요구하는 것은 결과를 손상시킬 수 있거나 결과를 분석하는 일을 어렵게 만들 수 있다. 보건의료종사자가 연구참여자일 때, 일부 보건의료종사자가 자신이 관찰되는 것을 거부하거나 또는 새로운 진단도구나 치료도구를 자신에게 적용하는 것을 거부할 수 있는데, 이는 연구결과를 혼동시킬 수 있다. 만약 일부 보건의료종사자가 연구에 참여하여 그들의 통상적인 절차를 사용하는 것을 거절하면 연구자는 새로운 중재가 충분히 효과적인지 여부를 말할 수 없을 것이다. 그렇다면 동의의 면제는 선택지가 될 수 있다(**가이드라인 4-**연구의 잠재적이고 개인적인 이익과 위험 참고). 그러나 그럼에도 불구하고 보건의료종사자는 연구가 진행되고 있는 중이라는 것을 통보받아야만 한다. 만약 중재가 환자에게 직접적으로 수행된다면, 일반적으로 그 환자들 또한 연구참여자로 여겨질 것이며 중재를 받는 것에 대해 환자들의 동의도 요구될 것이다.

대다수의 군집 무작위배정 임상시험에서 연구참여자가 무작위배정되는 것에 동의할 수 없음에도 불구하고, 연구설계의 유형에 따라 연구참여자들은 중재를 받기 위해서 충분한 정보에 의한 동의를 할 수 있다. 개인이 속해있는 지역사회는 군집 단위에서 무작위배정되지만 중재는 개인 단위에서 이루어질 수 있다(예를 들어, 예방접종 캠페인은 학교 단위로 적용되지만 예방접종 여부는 각 학생들마다 다를 수 있는 경우). 이러한 임상시험을 개별-군집 무작위배정 임상시험(individual-cluster randomized trials)이라고 한다. 개별-군집 무작위배정 임상시험에서 개인은 해당 군집에서 관리되기 전에 중재에 동의할 수 있다. 예를 들어, 부모들은 자기 자녀의 학교가 백신접종 프로그램에 무작위배정되거나 그러한 군집에 배정되는 것에 동의를 할 수 없지만, 자신들의 자녀가 학교에서 예방접종을 받는 것에 동의하거나 동의하기를 거부할 수 있다. 다른 군집 무작위배정 임상시험에서는 중재와 지역사회 모두가 군집 단위에서 무작위배정된다. 이러한 임상시험을 군집-군집 무작위배정 임상시험(cluster-cluster randomized trials)이라고 한다(예를 들어, 학교의 모든 학생 또는 지역사회의 모든 거주자가 하나의 군집이 되어 동일한 중재에 배정되는 경우). 군집-군집 무작위배정 임상시험에서 중재를 피하는 것은 거의 불가능하기 때문에 중재를 받는 것에 대한 개인별 충분한 정보에 의한 동의를 획득하는 것은 일반적으로 어렵다. 동시에, 데이터 수집 절차에 대한 개인의 동의는 일반적으로 군집 무작위배정 임상시험의 두 가지 유형 모두에서 가능하다.

비중재집단에 대한 윤리적인 측면에서의 수용 가능성

Ethical acceptability of a no-intervention group

일부 군집 무작위배정 임상시험은 다른 곳에서 효과가 있는 것으로 입증된 중재를 조사한다. 이를 시행연구(implementation research, 구현연구)라고 한다. 이러한 유형의 연구는 종종 저자원 상황에서 수행된다. 이러한 유형의 연구와 관련된 윤리적인 문제는 군집 무작위배정 임상시험에 있어 대조군에 대해 효과가 있는 것으로 입증된 중재의 사용을 보류하는 것이 받아들여질 수 있는지 여부이다. 이 상황은 이미 확립되어 있는 효과적인 예방법이나 치료법이 있을 때 무작위배정 대조임상시험에서 위약 대조군에게 이러한 예방법이나 치료법의 사용을 보류하는 것과 유사하다. 만약 대조군에 대해 효과가 있는 것으로 입증된 중재의 사용을 보류하는 것이 연구참여자를 최소위험보다 사소하게 증가된 위험(minor increase above minimal risk, 최소위험을 약간 넘는 위험)보다 더 큰 위험에 노출시키게 된다면, 그러한 연구설계를 사용하는 것은 비윤리적일 것이다. 환자들 사이에서의 감염률이 높고 자원이 부족한 보건센터에 멸균장비나 일회용 바늘을 도입하는 것이 이러한 예일 수 있다. 보건의료종사자는 군집 무작위배정 임상시험을 시행함에 있어 새로운 장비의 사용법에 대해 교육을 받아야 하고, 일회용 바늘을 버리도록 지시받아야 한다. 멸균을 하지 않은 바늘의 재사용은 환자를 최소위험보다 사소하게 증가된 위험보다 더 큰 위험에 노출시킬 것이기 때문에 대조군에게 일반적인 실제(관행)대로 멸균을 하지 않은 바늘을 재사용하도록 유지하는 것은 비윤리적일 것이다. 이러한 경우, 동일한 시설에서 역사적 대조(historical controls)를 사용하는 것과 같은 대체 가능한 설계를 탐구하는 것이 연구자들에게 필수적이다. 대조군에 대해 이미 확립되어 있는 효과적인 치료를 보류하는 것이 방법론적으로 요구될 때, 연구윤리위원회는 제안된 연구가 윤리적인 측면에서 수용 가능한지 여부를 결정할 책임이 있다.

군집 무작위배정 임상시험에서 수문장 Gatekeeping in cluster randomized trials

군집 무작위배정 임상시험이 군집이나 조직의 이익에 실질적으로 영향을 미치고, 예를 들어 지역사회 지도자, 학교장 또는 해당 지역의 보건위원회와 같은 수문장(gatekeeper)이 군집이나 조직을 대신하여 결정을 내릴 수 있는 합법적인 권한을 보유하고 있는 경우, 연구자는 해당 군집이나 조직을 임상시험에 등록하기 위해 수문장의 허락을 받아야만 한다. 수문장의 허락은 개인별 충분한 정보에 의한 동의가 필요한 경우 이를 대체하지 않는다. 비록 수문장은 군집이 연구에 참여하는 것에 대해 허락하게 할 특유한 목적을 위해 임명되거나 선출되지 않았을 수 있지만, 불확실한 유형의 중재가 연구프로젝트 외에서 제공될 때 수문장의 권한의 범위는 이러한 중재를 아울러야만 한다. 또한 의사결정권자는 연구참여에 따른 위험과 무작위배정이 군집이나 사회에 대한 이익에 비례한다는 것을 보장해야만 한다. 수문장은 연구를 허용하기로 결정하기 전에 지역사회 대표자나 자문위원이라는 광범위한 집단과 협의하기를 선택할 수 있다.

Part 22

온라인 상에 공개된 정보를 이용하는 연구에 있어 무엇을 고려하여야 하는가?

정보주체의 사생활 보호

「생명윤리법」에 따르면 인간대상연구는 기관생명윤리위원회의 심의를 받아야 하는 것이 원칙이지만 일부 인간대상연구는 심의가 면제될 수 있다. 심의 면제 가능한 대표적인 인간대상연구는 연구대상자 및 공공에 미치는 위험이 미미한 경우로서 일반 대중에게 공개된 정보를 이용하는 연구이다. 이에 따르면 정보주체가 소셜네트워크서비스(Social Networking Service)를 통해 공개한 사진이나 글 등 온라인 상에 공개한 정보를 이용하는 연구는 심의 면제가 가능한 것으로 해석될 수 있다. 이미 정보주체가 누구나 접근하여 확인할 수 있을 것이라는 점을 충분히 알고 있는 상태에서 아니면 오히려 누구나 접근하여 확인하도록 하기 위한 목적에서 정보를 공개한 것이므로 이를 연구에 이용하는 것이 문제되지 않을 것으로 보는 것이다. 그러나 달리 생각하면 정보주체가 정보를 공개한 것은 접근하여 확인하는 것에 대해서만이지 이를 연구목적으로 수집하여 이용하는 것에 대해서라고까지 볼 수 있는가에 대해 의문을 가질 수 있다. 이러한 의문에 대한 해법은 일단 대중에게 공개된 정보를 이용하는 연구라고 하더라도 심의 면제가 가능하려면 연구대상자 및 공공에 미치는 위험이 미미하여야 한다는 기본조건이 전제되어 있다는 점에서 찾을 수 있다.

일반 대중에게 공개된 정보를 연구에 이용함에 있어 그 정보의 주체가 되는 사람에게 미치는 위험이 미미할 수 있으려면 정보주체의 사생활이 보호될 수 있어야 할 것이다. 왜냐하면 연구에 있어 연구대상자의 자율성이 존중되어야 하는 것은 연구에 있어 준수되어야 하는 기본 원칙 중 하나이고, 이에 연구대상자의 사생활과 관계될 수 있는 개인정보를 연구에 이용하기 위해서는 정보주체인 연구대상자에게 연구의 목적 등에 대해 충분한 정보를 제공해준 후 동의를 획득하여야 하기 때문이다. 그러나 일반 대중에게 공개된 정보를 이용하는 연구를 수행하고자 하는 연구자가 모든 연구대상자를 만나 동의를 획득하는 일이 현실적으로 매우 어렵거나 불가능할 수 있는 측면이 있다. 그렇다면 정보주체인 연구대상자의 동의 없이 개인정보를 연구에 이용하더라도 정보주체인 연구대상자에게 권리 침해의 문제가 발생하지 않도록 하는 것이 중요하다. 이에 연구에 있어 또 다른 기본 원칙인 연구대상자의 사생활을 보호해주어야 하고 사생활을 침해할 수 있는 개인정보를 비밀로 보호해주어야 한다는 것을 고려할 필요가 있다. 연구는 어떤 특정 개인을 낙인 찍거나 특정 개인에게 오명을 씌우기 위해 하는 것이 아니다. 그러므로 연구대상자로부터 개인정보 사용에 대해 동의를 획득한 경우에도 연구대상자의 사생활을 보호해주어야 하고 사생활을 침해할 수 있는 개인정보를 비밀로 보호해주어야 하는 만큼, 정보주체의 동의를 획득하지 않고 개인정보를 사용하는 경우에는 정보주체의 사생활을 보호하고 사생활을 침해할 수 있는 개인정보를 비밀로 보호하는 일에 더욱 주의를 기울여야 할 것이다.

국제의과학기구협의회(CIOMS)의 2016년 〈건강 관련 인간대상연구에 대한 국제윤리가이드라인〉 중 **가이드라인 22**의 제목은 "건강 관련 연구에서 온라인 환경과 디지털 도구를 통해 획득한 데이터의 사용"이다. 이 가이드라인에서는 온라인 환경과 디지털 도구를 사용하여 연구 데이터를 획득함에 있어 데이터의 주체가 되는 사람의 사생활을 보호하기 위한 조치를 취하여야 하고 데이터의 이용과 관련된 위험에 주의하여야 한다는 점을 제시하고 있다. 그리고 **가이드라인 22**의 논평에는 일반적인 고려사항 외에, 프라이버시 보호의 필요성, 프라이버시 위험에 대한 평가, 프라이버시 위험의 완화, 연구윤리위원회 가이드라인에 대한 내용이 포함되어 있다.

가이드라인

22

건강 관련 연구에서 온라인 환경과 디지털 도구를 통해 획득한 데이터의 사용

USE OF DATA OBTAINED FROM THE ONLINE ENVIRONMENT AND DIGITAL TOOLS IN HEALTH-RELATED RESEARCH

연구자가 건강 관련 연구를 위한 데이터를 획득하기 위해 온라인 환경과 디지털 도구를 사용하는 경우, 연구자는 데이터집합(datasets)이 공개, 공유, 결합 또는 연결될 때 연구대상자의 개인정보가 직접적으로 드러나거나 유추될 가능성으로부터 연구대상자 개인을 보호하기 위해 프라이버시 보호조치(privacy-protective measures)를 사용해야 한다. 연구자는 자신들의 연구에 있어서의 프라이버시 위험을 평가해야 하고, 가능한 이러한 위험을 완화해야 하며, 연구계획서에 나머지 위험을 기술해야 한다. 연구의 모든 단계에서 연구자는 자신들의 데이터와의 상호작용을 예측하고 제어하며, 모니터하고 검토해야 한다.

연구자는 온라인 환경에서 자신들의 데이터가 연구의 맥락에서 사용될 수 있는 사람들에게 다음과 같은 사항을 알려야 한다.

- 데이터와 정보의 의도적인 사용의 목적과 맥락
- 그들의 데이터를 보호하기 위해 사용되는 프라이버시 보안조치(privacy and security measures) 그리고 관련된 프라이버시 위험

▶ 사용되는 보호조치의 한계 그리고 안전조치가 마련되어 있음에도 불구하고 남아있을 수 있는 프라이버시 위험

연구자에 의해 접근된 데이터의 정보주체가 거절하는 경우, 연구자는 이 개인의 데이터를 사용하는 것을 자제해야만 한다. 이러한 충분한 정보에 의한 옵트아웃절차(opt-out procedure, 거부절차)는 다음과 같은 조건들을 충족시켜야만 한다. (1) 사람들이 이러한 옵트아웃절차가 존재한다는 것을 인식할 필요가 있다. (2) 사람들에게 충분한 정보가 제공될 필요가 있다. (3) 사람들은 자신들의 데이터를 철회할 수 있다고 들을 필요가 있다. (4) 사람들이 자신의 데이터가 사용되는 것을 반대할 수 있는 진정한 가능성이 제공되어야 한다.

사람과 직접적인 상호작용 없이 공개적으로 접근 가능한 웹사이트(websites)를 통해 개인과 집단에 대한 데이터를 수집하는 연구자는 최소한 웹사이트 소유자의 허락을 받아야 하고, 연구 의도를 게시해야 하며, 웹사이트 이용에 대해 공개된 약관의 준수를 보장해야 한다.

연구자는 온라인 환경과 디지털 도구에서 얻어진 데이터가 연구의 잠재적인 위험에 따라 어떻게 처리될 것인지와 연구의 잠재적인 위험이 어떻게 완화되는지를 연구계획서에 기술해야만 한다.

가이드라인 22에 대한 논평 Commentary on Guideline 22

일반적인 고려사항 General considerations

온라인 환경에서 개인에 관한 대량의 데이터를 수집, 분석, 공유함에 있어 방대한 범주의 데이터 출처와 기술은, 특히 개인적이고 집단적인 특성, 행동, 상호작용을 연구하는 것과 관련하여 연구 기회를 상당히 확대했다. 온라인 환경은 인터넷, 웹사이트 플랫폼(website platforms), 소셜미디어(social media), 구매와 같은 서비스는 물론이고 전자메일(email), 채팅(chat) 그리고 그 밖의 컴퓨터장치(computing devices)와 모바일장치(mobile devices)의 집합에 의해 접근되는 것을 포함한다. 온라인 환경의 특성은 개인의 프라이버시(privacy)를 보호하는 것을 중요한 과제로 만든다.

사람들은 현재 자신과 다른 사람들에 대한 정보를 즉석에서 온라인 상의 많은 다른 사람들과 공유한다. 이러한 유형의 공유는 공공단체와 민간단체에 의한 분석을 위해 방대한 양의 데이터를 생성해왔다. 연구자는 자동화된 도구를 사용하여 이러한 정보를 추출할 수 있다. 이러한 데이터는 소비자 프로파일링(profiling)과 마케팅 목적을 위해 사용될 수 있기 때문에 상업적인 부문에서는 중요한 자산으로 여겨진다.

프라이버시 보호의 필요성 The need for privacy protection

개인에 의해 자발적으로 온라인에 게시된 정보는 공개적인 것이고, 상업적인 부문에서 사용되고 판매되므로, 연구를 위해 이러한 정보를 사용함에 있어 일반적인 보호와 동의가 요구되지 않아야 한다고 주장되어왔다. 그러나 이러한 온라인 사용자는 자신들의 데이터가 어떻게 저장되고 사용되는지를 거의 적절하게 이해하지 못한다. 그리고 많은 양의 데이터로부터 발생할 수 있는 통찰력에도 불구하고, 사회적 규범을 변화시키는 것과 공적인 정보와 사적인 정보의 경계의 모호함 때문에 이러한 데이터의 사용에 대한 법적 · 윤리적인 기준이 명확하지 않다. 비록 정보는 공개적인 출처에서 수집될 수 있지만, 연구자는 개인들이 자신들의 데이터가 연구를 위해 획득되는 것을 꺼려할 수 있다는 것을 인정해야 하고 온라인 상에서 정보를 공유하는 지역사회에서의 프라이버시 보호 관련 규범을 확인해야 한다. 온라인 사용자는 온라인 상에서의 자신들의 행동의 결과를 완전히 이해하거나 인식하지 않을 수 있고, 자신들의 정보가 그들이 예상치 못한 맥락에서 사용될 때 (자신들의 권리나 프라이버시를) 침해당했다고 느낄 수 있다.

이미 온라인에 데이터와 정보가 존재한다는 것은 연구자에게서 데이터의 출처가 되는 개인들의 프라이버시를 존중해야 하는 의무 그리고 여러 출처로부터 데이터를 결합하는 것과 이를 2차적으로 사용하고 출판하는 것으로부터 야기될 수 있는 위험을 완화해야 하는 의무를 덜어준다. 대신 허락되지 않은 공개나 부주의에 의한 공개의 위험은 개인식별이 가능한 데이터의 규모와 특성을 증가시키는 기술적 기능과 결합되면서, 이러한 맥락에서 데이터 보안과 프라이버시 보호를 강화해야 할 필요성이 있음을 시사한다. 이러한 유형의 연구를 통해 개인의 데이터가 노출된 결과로서 역결과(adverse consequences, 선한 의도로 행했지만 의도치 않게 나타난 나쁜 결과)를 맞닥뜨릴 수 있는 취약한 집단이나 그 외의 사람들에 대한 잠재적인 위험을 다루는 것은 특히 중요하다.

프라이버시 위험에 대한 평가 Assessment of privacy risk

프라이버시 위험(privacy risk)에 대한 평가는 프라이버시에 대한 위협의 범위, 그러한 위협을 악화시키는 측면, 그러한 위협을 하는 정보의 공개 가능성, 그러한 공개로 인해 발생하는 위험의 정도, 심각성, 가능성을 포함해야 한다. 데이터가 축적되고 결합되어 다양한 맥락에서 사용될 때 일부 프라이버시 위험은 예측하기 어려울 수 있다. 예를 들어, 모바일장치(mobile devices)를 사용하는 임상적 중재나 공중보건 중재에 대한 연구가 점점 더 보편화되고 있다. 사람의 손에 있든 연구자의 손에 있든 모바일장치의 편리성과 손쉬운 접근성은 다양한 상황에서 데이터의 편리한 수집과 신속한 전송을 가능하게 할 수 있다. 데이터를 수집하기 위해 모바일전화(mobile phones)와 모바일앱(mobile apps)을 사용하는 연구자는 이러한 장치와 어플리케이션(applications) 각각이 광범위하게 다른 프라이버시 관련 특성과 한계점을 가질 수 있다는 것을 인식해야만 한다.

프라이버시 위험은 데이터의 집합(set)에 특정한 분야, 속성(attributes), 핵심어(keywords)의 존재나 부재의 단순한 함수관계(function)가 아니다. 프라이버시 위험에 대한 잠재성의 상당 부분은 전체로서의 데이터로부터 개인에 대한 무엇이 추론될 수 있는지 또는 데이터가 언제 다른 이용 가능한 정보와 연결되는지에서 기인한다. 일반적으로 사용되는 프라이버시 보호에 대한 접근 방식은 종종 제한적인 보호를 제공한다. 전통적인 비식별화 기법(deidentification techniques)은 중요한 한계점들을 가지고 있고, '식별 가능성(identifiability)'이라는 단순한 개념을 기반으로 한 정의는 표준으로 사용되기에 충분한 정밀도(precision)를 결여하고 있다. 데이터집합(set of data)에서 개인을 고유하게 식별하기 위해 사용될 수 있는 데이터기준점(data points)은 거의 없다. 단지 이름이나 그 밖에 명확하게 개인을 식별하는 다른 정보를 바꾸어 사용하는 연구자는 데이터의 출처가 되는 개인을 프라이버시 위험에 노출시키는 정보를 드러낼 수 있다.

프라이버시 위험의 완화 Mitigation of privacy risk

연구자에 의해 프라이버시 위험을 완화하기 위한 적절한 조치가 선택되고 실행되는 것은 필수적이며, 이는 데이터와 관련된 의도적인 사용과 프라이버시 위험에 적합한 프라이버시 보안통제(privacy and security controls)를 채택하는 것을 수반한다. 이러한 조치는 결국 재식별 위험(re-identification risks)뿐만 아니라 추론 위험(inference risks)을 고려하여, 데이터의 1차 · 2차 사용에 대한 체계적인 분석을 요구한다. 이러한 분석은 개인이 특정한 속성과 직접적으로 연관될 수 있는지의 여부뿐만 아니라 개인의 데이터와 결과적으로 발생할 수 있는 잠재적인 해에 따라 공개되거나 유추될 수 있는 속성의 정도까지 고려해야 한다. 또한 이러한 분석은 데이터의 잠재적인 용도를 고려하고, 결국 데이터 관리, 산출물(output) 그리고 궁극적으로 적합할 수 있는 프라이버시 통제(privacy controls)에 영향을 미친다. 일부 기술은 특정 유형의 사용을 가능하게 할 수 있으나 제한할 수도 있기 때문에, 의도된 사용목적이나 분석목적의 유형은 각각의 단계에서 어떤 프라이버시 통제가 선택되어야 하는지에 영향을 미친다.

연구자는 데이터를 수집, 처리, 보급하는 동안 위험을 식별하고 관리해야 한다. 프라이버시 관련 우려사항들은 인터넷 상에서의 데이터 보급에 보수적인 접근을 요구한다. 학술적 출판물과 일부 기관에서는 종종 연구자에게 그들의 데이터집합(datasets)을 공개적으로 이용 가능하게 만들도록, 때로는 공개된 데이터 형식(open data format)에 두도록 요구한다. 이러한 형식에서의 공적 공개(public disclosure)는 개인식별자(identifiers), 핵심 속성(key-attributes), 2차적 속성을 포함하는 데이터집합에 대해서는 문제가 된다. 왜냐하면 이는 보조적인 데이터집합과 기록을 연결하는 것에 의해 데이터의 출처가 되는 사람이 재식별(re-identification)되는 것을 가능하게 하기 때문이다. 일단 데이터집합이 온라인에 공개되면 연구자는 데이터가 사용될 방법을 제어할 수 없게 되고, 그렇게 되면 데이터가 사용되는 맥락이 바뀔 수 있다.

연구윤리위원회 가이드라인 Guidance to research ethics committees

연구윤리위원회는 합리적이고 적절한 안전조치에 대한 요구사항을 충족시킬 수 있다고 간주될 수 있는, WHO에 의해 구상되는 조치와 같은 구체적인 프라이버시 보안조치에 대해 정기적으로 업데이트된 목록을 참고하기를 원할 수 있다. 연구윤리위원회의 심의 면제(exemption) 범위에 속할 수 있는 일부 카테고리(categories)의 연구활동들을 포괄하여, 이러한 보안조치를 광범위하게 실행하는 것에 대한 요구가 있어야 한다. 연구윤리위원회는 데이터 공유의 여러 다른 카테고리에 맞게 조정된 통제의 적용을 이해해야 한다(어떤 경우에는, 연구자들 사이에서 공유되는 데이터보다 공개적으로 공유되는 데이터에 더 엄격한 요구사항이 적용된다는 것을 의미한다). 연구윤리위원회는 규정과 기관 정책 전반에 걸쳐있는 접근방식을 조화시키기 위한 노력에 있어, 유사한 프라이버시 위험을 야기하는 연구활동에 대한 보호와 유사한 수준의 보호를 제공해야 할 필요성을 강조해야 한다.

Part 23

연구윤리위원회는 어떻게 운영될 수 있는가?

통합운영, 공동운영, 위탁운영 그리고 중앙임상시험심사위원회

이 글에 포함되어 있는 내용 중 일부는 이화여자대학교 법학연구소 학술지 『법학논집』 제18권 제4호(2014.6)에 게재된 논문 "「생명윤리 및 안전에 관한 법률」에 따른 대학 생명윤리위원회의 구성 · 운영에 대한 제언: 국내외 인증기준 상의 요구사항을 반영한 실질적 방안을 중심으로", 이화여자대학교 생명의료법연구소 학술지 『생명윤리정책연구』 제9권 제1호(2015.6)에 게재된 논문 "「생명윤리 및 안전에 관한 법률」에 따른 우리나라 기관생명윤리위원회(IRB) 역할의 특수성과 운영 관련 법규정 개정에 대한 제언: 배아생성의료기관, 인체유래물은행, 배아연구기관 등의 기관생명윤리위원회를 중심으로", 한국생명윤리학회 학술지 『생명윤리』 제16권 제2호(2015.12)에 게재된 논문 "「생명윤리 및 안전에 관한 법률」에 따른 기관생명윤리위원회 평가인증제도에 대한 고찰"을 통해 이미 발표된 바 있음을 밝힙니다.

연구의 과학성과 윤리성을 확보하여 연구대상자를 보호하는 일에 있어 연구자와 더불어 가장 중요한 역할을 하는 주체는 연구에 대해 심의하고 조사·감독하는 연구윤리위원회라고 할 수 있다. 우리나라의 경우 인간대상연구와 인체유래물연구 등과 첨단재생의료 임상연구에 있어서는 「생명윤리법」과 「첨단재생바이오법」에 따라 기관생명윤리위원회가 이러한 역할을 하고, 의약품 임상시험과 의료기기 임상시험에 있어서는 「약사법」과 「의료기기법」에 따라 임상시험심사위원회가 이러한 역할을 한다. 이러한 위원회는 연구에 대해 독립적으로 심의하여 승인 여부를 결정하여야 하는 만큼 법적으로나 기관 내에서의 위상이 모두 확고하여야 한다. 그런데 이 중 기관생명윤리위원회의 법적 근거는 「생명윤리법」 제정 당시부터 명확했던 반면, 임상시험심사위원회의 법적 근거는 최근까지도 명확하지 않은 상태였다. 임상시험실시기관으로 지정을 받기 위해 식품의약품안전처에 제출되어야 하는 서류 중 임상시험심사위원회의 구성 및 운영에 관한 서류가 포함되어 있을 뿐이었다. 그러나 최근 「약사법」이 개정되어 임상시험실시기관이 지켜야 하는 사항 중 하나로 임상시험에 참여하는 대상자의 권리·안전·복지를 위하여 임상시험 실시에 관한 심사 등 업무를 수행하는 임상시험심사위원회를 설치·운영하여야 한다는 점이 명시되었다. 이로써 최근에서야 임상시험심사위원회의 법적 근거가 명확해졌다.

「생명윤리법」에 근거하여 둘 이상의 기관생명윤리위원회를 설치한 기관은 해당 기관생명윤리위원회를 통합하여 운영할 수 있고, 둘 이상의 기관의 기관생명윤리위원회가 공동으로 운영되는 것도 가능하며, 협약을 통해 다른 기관의 기관생명윤리위원회나 공용기관생명윤리위원회에 업무의 수행을 위탁할 수도 있다. 그리고 「의약품 임상시험 관리기준(KGCP)」에 근거하여 임상시험실시기관의 장 간의 협의에 의해 공동으로 임상시험심사위원회를 운영할 수 있고, 임상시험실시기관에 임상서험심사위원회가 설치되지 않은 경우 또는 임상시험실시기관에 설치된 임상시험심사위원회가 임상시험계획서 등에 대한 심사를 외부의 지정심사위원회에 위탁할 필요가 있다고 인정하는 경우에는 임상시험실시기관의 장은 임상시험계획서 등에 대한 심사를 식품의약품안전처장이 지정하는 임상시험실시기관의 지정심사위원회에 위탁할 수 있다. 그리고 최근 「약사법」이 개정되면서 중앙임상시험심사위원회에 관한 규정이 추가되어 임상시험심사위원회의 업무의 수행을 중앙임상시험심사위원회에 위탁할 수도 있게 되었다. 참고로, 중앙임상시험심사위원회에 대한 요구는 코로나19 치료제와 백신, 항암제 등 공적 필요성이 큰 의약품 개발을 위한 임상시험에 대한 전문적이고 신속한 심사가 가능하도록 하여야 한다는 점과 다기관임상시험에 대해 통합심사를 함으로써 개별 기관 임상시험심사위원회의 업무 부담을 완화할 필요성이 있다는 점에 근거한 것이다. 그리고 중앙임상시험심사위원회의 운영에 대한 지원은 임상시험안전지원기관으로 지정된 한국의약품안전관리원에서 담당한다.

국제의과학기구협의회(CIOMS)의 2016년 〈건강 관련 인간대상연구에 대한 국제윤리가이드라인〉 중 **가이드라인 23**의 제목은 "연구윤리위원회 설치 요건 및 연구윤리위원회의 연구계획서 심의 요건"이다. 이 가이드라인에서는 연구자가 연구를 시작하기 전에 연구윤리위원회의 승인을 받아야 하므로, 연구윤리위원회가 공식적으로 설치되고 적절한 권한을 부여 받아서 명확하고 투명한 절차에 따라 독립성을 보장받은 상태에서 심의하는 것이 중요하다는 점을 강조하고 있다. 그리고 **가이드라인 23**의 논평에는 일반적인 고려사항 외에, 과학적인 측면과 윤리적인 측면에 대한 심의, 신속심의, 추가적인 심의, 연구윤리위원회 위원의 자격, 연구윤리위원회 위원의 이해상충, 국가 차원에서의 (중앙화된) 심의 또는 지역 차원에서의 심의, 국외에서 의뢰된 연구, 다기관연구, 심의 면제, 모니터링, 연구계획서 변경, 일탈, 위반 그리고 제재에 대한 내용이 포함되어 있다.

가이드라인

23

연구윤리위원회 설치 요건 및 연구윤리위원회의 연구계획서 심의 요건

REQUIREMENTS FOR ESTABLISHING RESEARCH ETHICS COMMITTEES AND FOR THEIR REVIEW OF PROTOCOLS

건강 관련 인간대상연구를 수행하기 위한 모든 제안들은 연구의 특성과 적용 가능한 법률이나 규정(applicable law or regulations)에 따라 윤리적인 측면에 대한 심의를 면제받을 자격이 있지 않는 한 그 제안이 윤리적인 측면에 대한 심의를 받을 자격이 있는지 여부를 결정하고, 그 제안의 윤리적인 측면에서의 수용 가능성을 평가하기 위해 연구윤리위원회에 제출되어야만 한다. 연구자는 연구를 시작하기 전에 연구윤리위원회에 의해 승인(approval)이나 허가(clearance)를 받아야만 한다. 예를 들어, 연구계획서에 중대한 변경이 있을 때 연구윤리위원회는 추가적인 심의를 수행해야 한다.

연구윤리위원회는 이 가이드라인에 제시되어 있는 원칙에 따라 연구계획서를 심의해야만 한다.

연구윤리위원회는 명확하고 투명한 절차에 따라 이루어지는 시의적절하고 만족할만한 수준의 심의를 보장해야만 한다. 그리고 이를 위해 연구윤리위원회는 공식적으로 설치되어야만 하고, 적절한 권한을 부여받아야만 하며, 적절한 지원도 받아야만 한다. 연구윤리위원회는 제안된 연구를 능숙하게 심의하기 위해 여러 학문분야의 위원들(multidisciplinary membership)을 포함해야만 한다. 연구윤리위원회 위원은 정식으로 자격을 갖추어야만 하고, 건강 관련 연구의 윤리적인 측면에 대한 지식을 정기적으로 업데이트해야만 한다. 그리고 연구윤리위원회는 운영의 독립성을 보장하는 메커니즘(mechanisms)을 가져야 한다.

국외에서 의뢰된 다기관연구(multi-centre research)의 경우에 있어 여러 다른 기관들이나 국가들의 연구윤리위원회들은 효율적인 의사소통을 해야 한다. 국외에서 의뢰된 연구의 경우, 이러한 연구의 윤리적인 측면에 대한 심의는 연구가 수행되는 기관과 연구를 의뢰하는 기관 모두에서 이루어져야 한다.

연구윤리위원회는 연구자나 연구의뢰자가 연구윤리위원회의 결정에 대해 합법적인 이의(legitimate appeals)를 제기할 수 있도록 하기 위한 명확한 절차를 가지고 있어야 한다.

가이드라인 23에 대한 논평 Commentary on Guideline 23

일반적인 고려사항 General considerations

연구윤리위원회는 기관 차원, 지역 차원, 지방 차원, 국가 차원에서 기능할 수 있고, 어떤 경우에는 국제적인 차원에서 기능할 수 있다. 연구윤리위원회는 국가당국(national authority)이나 그 밖에 인정되는 당국(recognized authority)이 정한 규칙에 따라 설치되어야만 한다. 규제당국(Regulatory authorities)이나 그 밖의 정부당국(governmental authorities)은 한 국가 내에 있는 연구윤리위원회들이 통일된 표준을 사용하도록 증진시켜야만 한다. 연구기관과 정부는 연구의 윤리적인 측면에 대한 심의과정을 위해 충분한 자원을 할당해야만 한다. 연구의 윤리적인 측면에 대한 심의를 지원하기 위해 연구의뢰자가 기관이나 정부에 기여하는 것은 투명하게 이루어져야만 한다. 어떠한 경우라도 연구계획서에 대한 연구윤리위원회의 승인이나 허가를 얻기 위해 금전지급이 제안되거나 받아들여져서는 안 된다.

과학적인 측면과 윤리적인 측면에 대한 심의 Scientific and ethical review

비록 어떤 경우에는 연구의 과학적인 측면에 대한 심의가 연구의 윤리적인 측면에 대한 심의보다 선행되기는 하지만, 연구윤리위원회는 연구의 사회적 가치를 보장하기 위해 과학적인 측면에 대한 심의와 윤리적인 측면에 대한 심의를 결합할 수 있는 기회를 항상 가져야만 한다(**가이드라인 1-**연구의 과학적 · 사회적 가치 그리고 연구참여자의 권리에 대한 존중 참고). 연구의 윤리적인 측면에 대한 심의는 다른 여러 가지 측면들 중에서도 연구설계, 위험을 최소화하기 위한 대책, 연구참여자에 대한 잠재적이고 개인적인 이익 그리고 연구의 사회적 가치와 관련하여 위험의 적절한 균형, 연구기관의 안전, 의학적 중재, 연구가 진행되는 동안의 안전성 모니터링, 연구의 실현 가능성과 같은 사항을 고려해야 한다. 과학적으로 건실하지 않은 인간대상연구는 아무런 목적도 없이 연구참여자를 위험이나 불편에 노출시킬 수 있다는 점에서 비윤리적이다. 비록 부상(injury)을 입을 위험이 없다고 하더라도 비생산적인 활동에 연구참여자와 연구자의 시간이 쓰이는 것은 가치 있는 자원을 낭비하는 것이다. 따라서 연구윤리위원회는 제안된 연구의 과학적 타당성이 연구의 윤리적인 측면에서의 수용 가능성을 위해 필수적이라는 것을 인식해야만 한다. 연구윤리위원회는 해당 연구의 과학적인 측면에 대한 적절한 심의를 수행하거나, 유능한 전문기구에서 해당 연구가 과학적으로 건실하다고 결정했음을 확인하거나, 해당 연구의 설계와 방법이 적절한지를 보장하기 위해 유능한 전문가와 상의해야만 한다. 만약 연구윤리위원회가 연구의 과학성과 실행 가능성을 판단하기 위한 전문성을 가지고 있지 않다면, 연구윤리위원회는 관련 전문성을 갖추어야만 한다.

가속심의 Accelerated review

가속심의(accelerated review)는, 때로는 이를 신속심의(expedited review)라고 하는데, 최소위험을 넘지 않는 위험에 관계되는 연구가 연구윤리위원회의 위원 개인 또는 전체연구윤리위원회의 지정된 하위집합(designated subset, 산하 소위원회)에 의해 시의적절한 방식으로 심의되고 승인될 수 있는 과정이다. 관련 당국이나 연구윤리위원회는 연구계획서에 대한 가속심의를 위한 절차를 수립할 수 있다. 이러한 절차는 다음과 같은 사항들을 명시해야 한다.

- ▶ 가속심의에 적합할 수 있는 신청, 변경(amendments) 그리고 그 밖의 고려사항의 특성(nature)
- ▶ 가속심의를 위해 요구되는 연구윤리위원회 위원의 최소 수
- ▶ 결정의 위상(status)(예를 들어, 전체연구윤리위원회에 의해 확인되어야 하는 대상인지 아닌지 여부)

관련 당국이나 연구윤리위원회는 가속심의에 적합한 연구계획서인지를 판단할 수 있는 기준(criteria)의 목록을 수립해야만 한다.

추가적인 심의 Further review

연구윤리위원회는 필요한 경우 승인된 연구에 대한 추가적인 심의를 해야 한다. 특히 만약 연구계획서에 있어 연구참여자에게 재동의를 요구하거나 연구참여자의 안전에 영향을 미치는 중대한 변경이 있거나 아니면 연구가 진행되는 기간 동안 드러나는 그 밖의 윤리적인 측면에서의 문제가 있는 경우에 추가적인 심의를 해야 한다. 이러한 추가적인 심의는 연구자에 의해 제출된 연구진행보고서(progress reports) 그리고 IRB에 의해 승인된 연구계획서를 연구자가 준수했는지에 대해 할 수 있는 모니터링을 포함한다.

연구윤리위원회 위원의 자격 Committee membership

연구윤리위원회는 위원들과 위원장이 임명되고, 재임명되고, 교체될 방식을 명시하고 있는 문서에 따라 구성되어야 한다. 연구윤리위원회는 연구계획서에 대해 능숙하면서도 철저한 심의를 할 수 있는 능력을 가진 위원을 보유해야만 한다. 일반적으로 연구윤리위원회 위원은 연구참여자의 문화적 · 도덕적 가치관을 대표할 수 있는 지역사회 구성원이나 환자 집단의 대표자뿐만 아니라 의사와 과학자, 연구코디네이터(research coordinators), 간호사, 변호사, 윤리학자와 같은 그 밖의 다른 전문가를 포함해야 한다. 이상적으로는 연구참여자로서의 개인적인 경험을 통해 얻어지는 지식이 질병과 의학적 치료에 대한 전문적인 이해를 추가할 수 있다는 인식이 커지고 있기 때문에, 한 명 또는 그 이상의 위원이 연구참여자로서의 경험을 가지고 있어야 한다. 연구윤리위원회는 남성위원과 여성위원 모두를 포함해야만 한다. 제안된 연구가 취약한 개인이나 집단과 관계되는 경우, 예를 들어 수감자나 문맹자를 대상으로 하는 연구가 이러한 사례가 될 수 있는데, 관련 옹호단체의 대표자가 그러한 연구계획서가 심의될 회의에 초대되어야 한다(**가이드라인 15-**취약한 개인과 집단을 대상으로 하는 연구 참고). 기존 위원이 가지고 있는 경험의 장점과 신규 위원이 가지고 있는 새로운 관점의 장점이 균형을 이루도록 하기 위해 위원의 정기적인 교체는 바람직하다.

연구윤리위원회의 위원은 건강 관련 연구의 윤리적인 수행에 관한 자신들의 지식을 정기적으로 최신의 것으로 업데이트(update)해야만 한다. 만약 연구윤리위원회가 연구계획서를 적절하게 심의하기 위한 관련 전문성을 가지고 있지 않은 경우, 위원회는 적절한 기술(skills)이나 자격(certification)을 가진 외부인과 상의해야만 한다. 그리고 위원회는 심의와 결정에 대한 기록을 보관해야만 한다.

연구윤리위원회 위원의 이해상충

Conflicts of interests on the part of committee members

연구윤리위원회는 연구의 윤리적인 측면에 대한 의견을 독립적으로 제공해야만 한다. 압력은 단지 재정적인 측면에서만이 아니라 여러 가지 다양한 측면에서 가해질 수 있다. 따라서 연구윤리위원회는 위원회의 독립성을 보장하기 위한 메커니즘(mechanisms)을 가지고 있어야만 한다. 특히, 연구윤리위원회는 부당한 영향을 피해야만 하고 이해상충(conflicts of interests, 이해충돌)을 최소화하고 관리해야만 한다. 연구윤리위원회는 위원들이 이해상충을 구성할 수 있는 이해(interests)를 가지고 있거나 연구계획서에 대한 그들의 평가에 편향을 발생시킬 수 있는 이해를 가지고 있으면, 위원들에게 그러한 이해관계를 위원회에 공개하도록 요구해야만 한다. 연구윤리위원회는 공개된 이해에 비추어 각각의 연구를 평가해야만 하고, 발생 가능한 이해상충을 완화시키기 위해 적절한 조치가 취해질 것이라는 것을 보장해야만 한다(**가이드라인 25-**이해상충 참고). 연구윤리위원회는 연구를 심의하는 것에 대해 수수료(fee)를 받을 수 있다. 그러나 이것은 이해상충을 구성하지 않는다(**가이드라인 25-**이해상충 참고).

국가 차원에서의 (중앙화된) 심의 또는 지역 차원에서의 심의
National (centralized) or local review

연구윤리위원회는 국가나 지역의 행정부, 국가 차원의 (또는 중앙화된) 의학 연구위원회나 그 밖의 국가대표기구의 지도 하에 만들어질 수 있다. 고도로 중앙화된 행정에서는 연구계획의 과학적 · 윤리적인 측면에 대한 심의 둘 다를 위해 국가 차원의 심의위원회나 중앙화된 심의위원회가 구성될 수 있다. 의학연구가 중앙에서 관리되지 않는 국가에서는 연구계획의 윤리적인 측면에 대한 심의 또한 지역 차원에서나 지방 차원에서 수행될 수도 있다. 연구가 국가적으로나 지역적으로 심의되는지 여부는 다양하고, 이는 국가의 규모와 연구 유형에 따라 달라질 수 있다. 지역 차원의 연구윤리위원회의 권한은 단일기관에 국한될 수 있거나 또는 지정된 지리적 영역이나 네트워크(network) 내에서 건강 관련 연구가 수행되는 모든 기관으로 확대될 수 있다.

국외에서 의뢰된 연구 Externally sponsored research

연구가 국외에서 의뢰될 수도 있는데, 이는 연구가 수행되는 지역사회의 적절한 당국과의 협력이나 합의에 따라 외부 기관에 의해 연구가 의뢰되거나, 재정적인 지원을 받거나, 때로는 전체나 일부가 수행되는 것을 의미한다. 외부 연구의뢰자는 해당 지역의 파트너들과 협력해야만 한다(**가이드라인 8-**연구와 연구심의에 대한 협력적인 파트너십 및 역량구축 참고). 연구윤리위원회가 없거나 위원에 대한 적절한 훈련이 결여된 상황에서 연구를 수행하려고 계획하는 연구자와 연구의뢰자는 연구가 시작되기 전에 그들의 능력에 따라 연구윤리위원회가 설치될 수 있도록 도와주어야 하고 위원 대상 연구윤리 교육을 위한 준비를 해야 한다(**가이드라인 8-**연구와 연구심의에 대한 협력적인 파트너십 및 역량구축 참고).

국외에서 의뢰된 연구는 연구가 수행되는 지역에서 심의되어야 할 뿐만 아니라 연구의뢰자가 속해있는 기관에서도 심의되어야 한다. 윤리적인 기준은 연구를 의뢰하는 기관이 속해있는 국가에서 수행되는 연구에 대해 적용되는 기준 못지않게 엄격해야 한다(**가이드라인 2**-저자원 상황에서 수행되는 연구 참고). 해당 지역의 위원회는 비윤리적인 것으로 여겨지는 연구를 미승인(disapprove)할 수 있는 권한을 완전히 부여받아야만 한다.

다기관연구 Multi-centre research

일부 연구프로젝트는 여러 지역사회나 국가에 있는 다수의 센터들(centres)에서 수행되도록 설계된다. 결과가 타당하다는 것을 보장하기 위해 연구는 각각의 센터에서 방법론적으로 동일한 방법으로 수행되어야만 한다. 그러나 개별 센터들에 있는 위원회는 다기관임상시험(multi−centre trial)에 있어 연구의뢰자나 주관연구기관(lead institution)에 의해 제공되는 충분한 정보에 의한 동의서를 개정할 수 있는 권한을 부여받아야만 하는데, 이는 충분한 정보에 의한 동의서를 문화적으로 적절하게 만들기 위해서이다.

단일 관할구역(예를 들어, 주나 국가)에서의 다기관연구는 긴 절차를 피하기 위해 단 하나의 연구윤리위원회에 의해 심의되어야 한다. 다기관연구의 경우, 만약 해당 지역의 심의위원회가 연구참여자를 보호하기 위해 필요하다고 믿어 원래의 연구계획에 대한 변경을 제안하면, 이러한 제안은 변경이 고려되고 가능한 조치가 취해질 수 있도록 하기 위해 전체연구프로그램에 대해 책임이 있는 연구기관이나 연구의뢰자에게 보고되어야만 한다. 이는 모든 연구대상자가 보호된다는 것과 연구가 모든 연구기관에서 타당할 것이라는 것을 보장해야 한다.

이상적으로 심의절차는 조화되어야 하는데, 이는 심의에 소요되는 시간을 줄일 수 있을 것이고, 그에 따라 연구과정에 있어 속도를 높일 수 있을 것이다. 연구윤리위원회는 심의과정을 조화시키고 심의과정의 충분한 질을 유지하기 위해 윤리적인 측면에 대한 심의를 위해 품질 지표(quality indicators)를 개발해야만 한다. 적절한 심의는 해당 지역의 연구참여자와 인구집단에 해나 잘못의 위험을 증가시키는 것에 민감해야만 한다.

심의 면제 Exemptions from review

일부 연구는 심의가 면제될 수 있다. 예를 들어, 공개적으로 이용 가능한 데이터가 분석되거나 공개된 행동의 관찰에 의해 연구를 위한 데이터가 생성되고, 개인이나 집단을 식별할 수 있는 데이터가 익명화되거나 코드화되는 연구의 경우에는 심의가 면제될 수 있다. 만약 공무원이 공공영역에 있는 문제에 대해 공무원 자격으로 연구자와 면담을 하는 경우 보건시스템연구는 심의가 면제될 수 있다.

모니터링 Monitoring

연구윤리위원회는 진행 중인 연구를 모니터할 권한을 부여받아야만 한다. 연구자는 연구 기록에 대한 모니터링을 허용하기 위해 연구윤리위원회에 관련 정보, 특히 중대한 이상사례(adverse events)에 대한 정보를 제공해야만 한다. 연구 데이터를 분석한 다음, 연구자는 연구에서 발견된 사항들에 대한 요약과 결론을 포함하는 최종보고서를 연구윤리위원회에 제출해야만 한다.

연구계획서 변경, 일탈, 위반 그리고 제재 Protocol amendments, deviations, violations and sanctions

연구가 진행되는 동안, 연구계획서에 기술되어 있는 표본크기(sample size)나 데이터의 분석에 있어서의 변경과 같은, 원래 연구로부터의 일탈(deviations)이 발생할 수 있다. 일탈은 연구윤리위원회에 보고되어야만 한다. 영구적인 일탈(permanent deviations)의 경우, 연구자는 연구계획서를 변경하여 작성할 수 있다. 연구윤리위원회는 해당 일탈이 합법적인지 불법적인지를 결정해야만 한다. 연구계획서 위반(protocol violations)은 원래 연구계획서로부터의 일탈(deviations)로써, 연구참여자의 권리나 이익에 중대하게 영향을 미치고 데이터의 과학적 타당성에 중대하게 영향을 미치는 일이다. 연구계획서 위반의 경우, 연구윤리위원회는 연구참여자의 안전과 복지의 보호를 위해 연구참여자는 위반에 대한 충분한 정보를 제공받을 것이라는 점과 위반에 대한 대책이 마련될 것이라는 점을 보장해야만 한다.

연구자가 사전심의(prospective review)를 위해 연구윤리위원회에 연구계획서를 제출하지 못할 수도 있다. 적용 가능한 규정(applicable regulations)이 심의 면제에 대한 조건을 명시하고 있지 않는 한, 이러한 생략은 윤리적인 기준에 대한 명확하고 중대한 위반이다.

일반적으로 연구윤리위원회는 인간대상연구의 수행에 있어 연구계획서 위반이나 윤리적인 기준의 위반을 이유로 연구자에게 제재를 가할 수 있는 권한을 가지고 있지 않다. 그러나 만약 연구윤리위원회가 연구자 측의 연구계획서 위반이나 그 밖의 부당한 행위를 발견한다면 이전에 승인된 연구계획서에 따른 연구 계속 수행을 중단시킬 수 있다. 위원회는 이전에 승인된 연구프로젝트의 수행에 있어 윤리적인 기준에 대한 심각하거나 지속적인 미준수(non–compliance)를 연구의뢰자와 기관당국이나 정부당국에 보고해야만 한다.

Part 24

연구의 공적 책임은 무엇인가?

연구진실성과 연구부정행위

연구가 계획되는 단계가 연구의 시작이라면 연구의 끝은 연구결과가 발표되는 단계라고 할 수 있다. 이와 관련하여 〈헬싱키선언〉에는 연구자, 저자, 의뢰자, 편집인 및 발행인은 모두 연구결과의 출간 및 배포에 관한 윤리적 책무를 지고, 모든 당사자들은 윤리적인 보고에 대한 인정된 지침을 준수하여야 하며, 이 선언의 원칙을 따르지 않은 연구의 보고서는 출간하도록 허용해서는 안 된다는 내용이 있다. 이와 더불어 연구자에게는 인간대상연구의 결과를 일반 대중에게 공개할 의무가 있고, 연구자가 보고의 완성도와 정확성에 책임을 져야 하며, 연구의 긍정적 결과는 물론 부정적이고 확정되지 않은 결과도 출판하거나 다른 방법으로 대중에게 공개하여야 할 뿐만 아니라, 출판물에 재원 출처, 소속기관 및 이해상충에 대해 밝혀야 한다는 내용도 있다. 연구가 적절하게 계획되어 수행되는 일이 중요한 만큼, 그 결과가 적절하게 발표되어 공유되는 일도 중요하다. 흔히 이를 연구진실성(research integrity)이라고 하고, 이에 있어 문제가 되는 행위를 연구부정행위(research misconduct)라고 한다.

미국 국립보건원 홈페이지(www.niehs.nih.gov/research/resources/bioethics)에는 연구에 있어 준수되어야 할 윤리원칙 18가지가 제시되어 있다. 이 중 진실성/온전성/정직성(Integrity)이란 연구자는 약속과 합의를 지켜야 하고, 성실하게 행동하여야 하며, 생각과 행동의 일관성을 위해 노력하여야 한다는 것이라고 설명되어 있다. 이와 관련하여 우리나라에는 「학술진흥법」에 올바른 연구윤리 확보를 위해 연구자는 연구자료 또는 연구결과를 위조 · 변조 · 표절하거나 저자를 부당하게 표시하는 행위, 그밖에 연구활동의 건전성을 저해하는 행위를 해서는 안 된다는 내용이 있다.

여기에서 말하는 위조란 존재하지 않는 연구개발자료(원자료 또는 연구자료) 및 연구개발성과(연구결과)를 거짓(허위)으로 만들거나 기록 또는 보고하는 행위를 말한다. 그리고 변조란 연구시설 · 장비, 연구재료 및 연구개발과정을 인위적으로 조작하거나 연구개발자료(원자료 또는 연구자료) 및 연구개발성과(연구결과)를 임의로 변형 · 추가 · 삭제함으로써 연구개발 수행의 내용 또는 결과를 왜곡하는 행위를 말한다. 다음으로, 표절은 일반적인 지식이 아닌 연구자 자신 또는 다른 사람의 연구개발자료(원자료 또는 연구자료) 또는 연구개발성과(연구결과)를 적절한 출처의 표시 없이 연구자 자신의 연구개발자료 또는 연구개발성과에 사용(활용)하여 제3자에게 자신의 창작물인 것처럼 인식하게 하는 행위로서, 타인의 연구내용 전부 또는 일부를 출처를 표시하지 않고 그대로 활용하는 경우, 타인의 저작물의 단어 · 문장구조를 일부 변형하여 사용하면서 출처표시를 하지 않는 경우, 타인의 독창적인 생각 등을 활용하면서 출처를 표시하지 않은 경우, 타인의 저작물을 번역하여 활용하면서 출처를 표시하지 않은 경우를 말한다. 마지막으로, 부당한 저자 표시란 연구개발과제 수행의 내용 또는 결과에 대하여 공헌 또는 기여를 한 사람에게 정당한 사유(이유) 없이 저자의 자격을 부여하지 않거나 공헌 또는 기여를 하지 않은 사람에게 감사의 표시 또는 예우 등을 이유로 정당한 사유(이유) 없이 저자의 자격을 부여하는 행위로서, 연구내용 또는 결과에 대한 공헌 또는 기여가 없음에도 불구하고 저자 자격을 부여하는 경우, 연구내용 또는 결과에 대한 공헌 또는 기여가 있음에도 불구하고 저자 자격을 부여하지 않는 경우, 지도학생의 학위논문을 학술지 등에 지도교수의 단독 명의로 게재 · 발표하는 경우를 말한다.

이러한 행위 외에도 연구자가 자신의 이전 연구결과와 동일 또는 실질적으로 유사한 저작물을 출처표시 없이 게재한 후, 연구비를 수령하거나 별도의 연구업적으로 인정받는 경우 등 부당한 이익을 얻는 행위인 부당한 중복게재, 본인 또는 타인의 부정행위에 대한 조사를 고의로 방해하거나 제보자에게 위해를 가하는 행위로서, 제보자에게 신분상의 불이익 조치를 하거나 제보자를 위협 · 협박하여 검증 · 조치 및 조사의 공정성 · 객관성을 해치는 행위인 연구부정행위에 대한 조사 방해 행위, 그 밖에 대학 등 연구자의 소속기관에서 금지되는 행위를 명문으로 정하고 있거나 연구자가 속한 학계에서 부정한 행위라는 인식이 널리 퍼져 있는지 등을 고려하여 판단되는 각 학문 분야에서 통상적으로 용인되는 범위를 심각하게 벗어나는 행위도 문제될 수 있다.

「학술진흥법」에 근거하여 마련된 교육부 훈령인 「연구윤리 확보를 위한 지침」에 따르면 연구윤리 확보를 위한 연구자의 역할과 책임 중에는 연구대상자의 인격을 존중하고 공정한 대우를 하는 일, 연구대상자의 개인 정보와 사생활을 보호하는 일, 사실에 기초하여 정직하고 투명하게 연구를 진행하는 일 외에, 전문 지식을 사회에 환원할 경우 전문가로서 학문적 양심을 견지하는 일, 새로운 학술적 결과를 공표하여 학문의 발전에 기여하는 일, 자신과 타인의 저작물을 활용할 때 적절한 방법으로 출처를 밝히는 등 선행 연구자의 업적을 인정하고 존중하는 일, 연구비 지원기관의 이해관계에 영향을 받지 않고 연구결과물에 연구와 관련된 모든 이해관계를 명시하는 일, 연구결과물을 발표할 경우 연구자의 소속, 직위(저자 정보)를 정확하게 밝혀 연구의 신뢰성을 제고하는 일 등이 포함되어 있다. 또한 최근 제정된 「국가연구개발혁신법」에 따르면 연구기관으로서의 대학은 연구자와 연구지원인력의 연구윤리확보를 위하여 필요한 지원을 하는 차원에서 연구개발과제의 수행과 관련하여 진실성을 보호하기 위한 노력 및 관리체계를 포함하는 자체 연구윤리규정을 마련하여 운영해야 한다. 연구의 계획과 수행이 상당히 어려운 만큼 이를 통해 얻어진 연구결과가 잘 발표될 수 있어야 연구자의 노력이 제대로 빛을 발할 수 있을 것이다. 그러므로 연구결과 발표 시에 준수되어야 할 사항과 관련하여 소홀함이 없어야 할 것이다.

국제의과학기구협의회(CIOMS)의 2016년 〈건강 관련 인간대상연구에 대한 국제윤리가이드라인〉 중 **가이드라인 24**의 제목은 "건강 관련 연구에 대한 공적 책임"이다. 이 가이드라인에서는 연구결과가 적절하게 발표되고 공유되는 것이 연구에 대한 공적 책임이라는 점을 강조하고 있다. 그리고 **가이드라인 24**의 논평에는 일반적인 고려사항 외에, 임상시험 레지스트리, 연구결과의 출판 및 보급, 데이터 공유에 대한 내용이 포함되어 있다.

가이드라인 **24**

건강 관련 연구에 대한 공적 책임

PUBLIC ACCOUNTABILITY FOR HEALTH-RELATED RESEARCH

건강 관련 연구의 사회적 · 과학적 가치를 실현하기 위해 공적 책임이 필요하다. 따라서 연구자, 연구의뢰자, 연구윤리위원회, 연구자금제공자, 편집인 및 출판인은 연구와 그 결과에 대해 공인된 출판윤리(publication ethics)를 준수할 의무를 갖고 있다.

연구자는 전향적으로 자신들의 연구를 등록해야 하고, 결과를 출판해야 하며, 결과가 근거로 하고 있는 데이터를 시의적절한 방식으로 공유해야 한다. 모든 연구에서 도출된 긍정적인 결과뿐만 아니라 부정적인 결과와 결론에 이르지 못한 결과도 출판되어야 하고, 그렇지 않으면 공개적으로 이용 가능할 수 있어야 한다. 연구결과로 도출된 어떤 출판물이나 보고서도 연구윤리위원회가 연구를 승인했음을 나타내야 한다.

또한 연구자와 연구의뢰자는 이전의 연구(past research)에 관한 정보와 이전의 연구에서 도출된 데이터를 공유해야 한다.

가이드라인 24에 대한 논평 Commentary on Guideline 24

일반적인 고려사항 General considerations

건강 연구에서 얻는 이익을 극대화하고, 이전의 임상연구에서 확인된 공개되지 않은 해(harms)로부터 미래의 자원자(future volunteers, 잠재적인 연구참여자)에 대한 위험을 줄이며, 증거에 기반한 의사결정에 있어 편향(biases)을 줄이고, 연구와 개발 그리고 건강 중재에 대한 자금지원 모두를 위해 자원 배분의 효율성을 높이며, 건강 관련 연구에서 사회적 신뢰를 촉진하기 위해 연구자, 연구의뢰자, 연구윤리위원회, 연구자금제공자, 편집인 및 출판인은 공적 책임을 보장할 의무를 갖고 있다. 연구자 등의 근본적인 목표는 가능하다면 질병을 예방하고 치료하는 것 그리고 통증과 고통을 경감시키는 것인데, 이러한 근본적인 목표를 달성하기 위해 보건의료와 공중보건의 유효성을 향상시키는 것은 연구자 등의 모두의 이익(interest)을 위한 것이다(**가이드라인 1-**연구의 과학적 · 사회적 가치 그리고 연구참여자의 권리에 대한 존중 참고). 건강 관련 연구는 보건의료와 공중보건의 유효성을 향상시키기 위한 노력에 있어 중요한 역할을 한다. 따라서 모든 사람들의 이익을 위해 건강 관련 연구를 촉진하는 것은 사회를 위한 것이다. 동시에 건강 관련 연구는 연구참여자들에게는 위험과 부담을 주고, 연구자와 연구의뢰자에게는 직업상의 이익(professional benefits)이나 재정적인 이익을 제공한다. 건강 관련 연구는 오직 직업적인 신뢰(professional trust)나 공적 신뢰가 있는 경우에만 잘 작동한다. 신뢰는 연구와 이의 결과에 대한 공적 책임을 보장함으로써 강화될 수 있다. 그러므로 연구자, 연구의뢰자, 연구윤리위원회, 편집인 및 출판인 모두 연구의 공적 책임을 보장할 윤리적인 의무를 갖고 있다. 이는 예를 들어 임상시험 레지스트리(registries)에 전향적으로 연구를 등록할 의무, 연구의 결과를 출판할 의무, 이러한 결과가 근거로 하고 있는 데이터를 공유할 의무를 포함한다. 또한 이전의 연구에서 도출된 대다수의 결과가 아직 출판되지 않고 남아있기 때문에, 레지스트리에 소급적으로 등록하는 것이 우선되어야 한다. 임상의, 환자, 연구자와 연구의뢰자는 연구방법과 연구결과의 공개를 요청할 수 있다.

임상시험 레지스트리 Trial registries

출판되지 않은 데이터는 해(harms)나 부작용에 관한 중요한 정보, 실패한 연구나 다시 테스트되어서는 안 되는 미덥지 않은 중재에 관한 단서, 다른 연구자가 연구에서 발견된 사항들의 질을 높이기 위해 사용할 수 있는 정보를 포함하고 있을 수 있다. 공적 책임에 대한 첫 번째 조치로서, 연구자와 연구의뢰자는 연구를 실제로 시작하기 전에 그들의 연구를 등록해야 하는 의무를 가지고 있다. 따라서 만약 연구에서 보고서가 나오는 것이 실패하면 다른 사람들이 무슨 일이 일어나고 있는지를 확인하고 문의할 수 있다.

건강 관련 연구의 전향적인 등록은 보고된 데이터를 연구계획서(protocol)가 초기에 테스트하도록 설계된 가설과 비교할 수 있게 하고, 임상시험의 결과가 더 넓은 맥락에서 이해될 수 있도록 하기 위해 가설이 테스트되는 횟수를 결정하는 것을 도와준다.

연구결과의 출판 및 보급 Publication and dissemination of the results of research

책임을 달성함에 있어 다음 단계는 연구결과의 발표와 보급이다. 연구자들에게는 건강 관련 인간대상연구의 결과가 공개적으로 이용 가능할 수 있도록 할 의무 그리고 자신들의 보고서의 완전성과 정확성에 대한 책임이 있다. 연구에서 도출된 긍정적인 결과뿐만 아니라 부정적인 결과와 결론에 이르지 못한 결과도 출판되어야만 하고, 그렇지 않으면 공개적으로 이용 가능할 수 있어야만 한다. 저널 출판물에서 모든 관련 당사자들은 윤리적인 보고를 위한 국제의학저널편집인위원회(International Committee of Medical Journal Editors, ICMJE)의 가이드라인과 같은, 승인된 가이드라인을 준수해야만 한다. 연구자금의 출처, 소속기관 그리고 이해상충(conflicts of interest)은 출판물에 공개되어야만 한다. 인정된 가이드라인을 준수하는 데에 실패한 연구 보고서는 출판되지 않아야만 한다. 연구의뢰자는 연구자가 연구에서 발견한 반갑지 않은 사항들을 출판하는 것을 막아 연구자의 출판의 자유를 제한해서는 안 된다. 연구자는 자신의 연구에 대해 직접적으로 책임이 있는 개인이다. 그렇기 때문에 연구 데이터에 대한 연구자의 접근을 부당하게 간섭하는 계약이나 연구 데이터를 독립적으로 분석하거나 원고를 준비하거나 출판하는 연구자의 능력을 부당하게 방해하는 계약을 체결해서는 안 된다. 또한 연구자는 자신의 연구에서 도출된 결과를 일반 대중에게 알려 의사소통해야 한다. 이상적으로 연구자가 공개토론을 촉진하고 활성화시키기 위한 조치를 취해야 한다. 연구에서 얻은 지식은 과학저널에 출판되거나 다른 통로(channels)를 통해 연구가 수행된 지역사회에서 접근 가능해질 수 있어야 한다(**가이드라인 2**-저자원 상황에서 수행되는 연구 참고).

데이터 공유 Data sharing

건강 관련 연구의 데이터를 공유해야 하는 설득력 있는 이유가 있다. 임상시험 데이터의 책임감 있는 공유는 안전하고 효과적인 임상적 치료와 공중보건 실제(관행)의 기초가 되는 과학을 강화함으로써 공적 이익을 제공한다. 또한 공유는 건실한 규제 결정을 촉진하고, 새로운 연구 가설을 창안하며, 임상시험 참여자의 공헌과 임상시험자의 노력과 임상시험자금제공자의 자원을 통해 얻어지는 과학적인 지식을 증가시킨다.

데이터 공유는 이와 관련하여 경합하는 여러 가지 고려사항들과 신중하게 균형이 맞추어질 필요가 있다. 연구 데이터의 공유는 위험, 부담, 과제뿐만 아니라 다양한 이해관계자에 대한 잠재적이고 개인적인 이익을 나타낸다. 데이터를 공유할 때, 연구자는 연구참여자의 프라이버시와 동의를 존중해야만 한다. 연구자는 자신이 분석한 바를 발표하고 연구의 수행과 데이터 수집에 대한 공로를 인정받기 위해 공정한 기회를 원한다. 다른 연구자들은 그렇지 않고 시의적절한 방식으로 출판되지 않을 데이터를 분석하기를 원하고, 출판된 논문에 있는 발견사항들을 모방하기를 원한다. 연구의뢰자는 자신들의 지적재산권과 상업적 기밀정보를 보호하기를 원하며, 조용한 기간(quiet period, 휴지기간)에 시판허가신청(marketing applications)에 대해 검토하기를 원한다. 모든 이해관계자들은 공유된 데이터에 대한 타당하지 않은 분석의 위험을 줄이기를 원한다.

책임 있는 데이터 공유 문화를 형성하고 공유를 위한 인센티브(incentives)를 상호 보강하는 것이 중요하다. 연구자금제공자와 연구의뢰자는 자금을 지원받은 연구자가 연구 데이터를 공유하도록 요구해야만 하고, 공유를 위한 적절한 지원을 제공해야만 한다. 연구자와 연구의뢰자는 데이터를 공유해야만 하고, 데이터가 공유될 것이라는 가정 하에 이후의 연구들을 수행해야 한다. 연구기관과 대학은 연구자가 데이터를 공유하도록 권장해야만 한다. 연구계획서에 대한 심의 시, 연구윤리위원회는 결과보고에 포함될 연구자의 기록과 연구의뢰자의 기록을 고려해야 한다. 의학저널은 저자에게 연구결과의 출판을 뒷받침하는 분석적 데이터를 공유하도록 요청해야 한다. 환자옹호단체는 보조금을 지원하는 일과 자기 단체의 구성원을 위한 연구를 촉진하는 일에 대한 판단기준(criterion, 조건)으로써 데이터 공유 계획을 고려해야 한다. 전세계의 규제당국은 데이터 공유를 위한 요구사항과 실제(관행)를 조화시켜야 한다. 데이터 공유의 위험은 공유되는 데이터의 과학적 유용성을 손상시키지 않으면서, 누구와 데이터가 공유되도록 통제하고 어떤 조건 하에서 통제하는지에 의해 완화될 수 있다. 데이터를 공유하는 조직은 데이터 사용 계약을 체결하고, 적절한 경우 비식별화(de-identification)와 데이터 보안 이상의 추가적인 프라이버시 보호대책을 준수하며, 데이터 요청을 검토하기 위해 대중의 구성원(members of the public, 일반인)을 포함하는 독립적인 패널(panel)을 지정해야 한다. 이러한 안전조치는 데이터에 대한 접근을 부당하게 방해하지 않아야만 한다.

Part 25

이해상충이 무엇이고 어떻게 해야 하는가?

공개와 관리의 중요성

이 글에 포함되어 있는 내용 중 일부는 이화여자대학교 생명의료법연구소 학술지『생명윤리정책연구』제9권 제3호(2016.6)에 게재된 논문 "미국 댄 마킹슨 사건을 통해 바라본 연구 관련 이해상충의 문제", 대한의료법학회 학술지『의료법학』제19권 제1호(2018.6)에 게재된 논문 "연구 관련 이해상충에 대한 법정책적 문제와 대응방안에 관한 연구"를 통해 이미 발표된 바 있음을 밝힙니다.

사람은 누구나 여러 가지 역할을 동시에 맡아 하고 있기 때문에 다중적인 이해관계를 가지고 있다. 연구 수행과 관계되는 사람들도 마찬가지이다. 예를 들어, 환자를 치료하는 의사이면서 임상시험을 하여 성과를 도출해야 하는 시험자인 경우, 대학생을 가르치는 교수이면서 인간대상연구를 하여 성과를 도출해야 하는 연구자인 경우, 독립적으로 연구를 심의하여 승인 여부를 결정해야 하는 위원회(Institutional Review Board, 이하 'IRB'라 한다)의 위원이면서 IRB에 심의를 신청하는 연구자와 동료인 경우가 그러하다. 이해상충(Conflicts of Interest, 이하 'COI'라 한다)이란 이러한 사람이 어떤 판단을 내림에 있어 그러한 판단을 내려야 하는 역할이나 의무가 주어진 위치에서 1차적이거나 최우선적인 이해를 고려하여야 하는데 그 이외에 2차적이거나 부차적인 이해를 고려하도록 영향을 받는 상황이나 영향을 받을 수 있는 상황에 놓이는 경우를 말한다. 이러한 상황은 그 사람이 결국 잘못된 판단을 내려 자신의 역할이나 의무를 제대로 이행하기 어렵게 하거나 심지어 불가능하게까지 만들어 결과적으로 누군가에게 부적절한 피해를 주는 일로 이어질 수 있기에 문제가 될 수 있다. 예를 들어, 환자의 상태가 좋지 않거나 나빠져서 치료가 시급한 상황인데 임상시험에 등록되는 시험대상자 수가 부족하다는 이유로 위약을 사용하는 임상시험에 참여하도록 설득하여 위약군에 무작위배정됨으로써 사실상 치료 기회를 갖지 못하게 되는 경우, 상당한 금액의 연구비를 받아 사용하기 위해 의뢰자가 원하는 방향으로 연구결과가 도출되도록 하고 의뢰자가 원하지 않은 연구결과를 제외하고 발표함으로써 사실상 그 이후에 동일하거나 유사한 연구를 수행하는 연구자가 사실관계를 오해할 수밖에 없도록 만드는 경우, 제대로 준비되지 않은 연구이거나 윤리적 · 과학적 타당성에 문제가 있는 연구임에도 불구하고 IRB 위원이 연구자와의 개인적인 친분이나 동료로서의 관계유지를 이유로 해당 연구가 승인될 수 있도록 함으로써 이러한 연구에 연구대상자가 참여하여 권리와 복지에 부정적인 영향을 받는 경우가 그러하다.

누구나 다중적인 이해관계를 가지고 있으므로 설령 연구자에게 COI가 있다거나 있을 가능성이 있다고 해서 그 자체로 무조건 나쁘고 그래서는 안 된다고 할 수만은 없다. 왜냐하면 모든 COI가 늘 문제를 야기하는 것은 아니기 때문이다. 예를 들어, 환자를 치료하는 의사이면서 임상시험을 하는 시험자의 대부분은 늘 환자의 치료를 우선으로 하고, 아무리 큰 금액의 연구비가 주어진다고 하더라도 대부분의 연구자는 전문가적 양심을 기반으로 연구를 수행하며, IRB 위원 대부분은 독립적인 자세로 연구에 대한 승인 여부를 객관적으로 판단하기 때문이다. 그러므로 COI의 존재나 존재 가능성을 그 자체로 문제 삼기 보다는 이를 공개하고 관리할 수 있도록 하는 것이 중요하다. 〈헬싱키선언〉에서 연구계획서에 잠재적 COI에 관한 정보가 포함되어야 한다고 하는 것이나 연구대상자로부터 동의를 획득함에 있어 가능한 모든 이해상충에 대해 충분하게 설명하여야 한다는 것이 바로 COI에 대한 공개와 관리의 중요성을 의미한다.

그러나 이러한 COI는 단지 연구자만 관계되는 것이 아니라 연구를 심의하고 조사 · 감독하는 기관생명윤리위원회나 임상시험심사위원회 같은 위원회(Institutional Review Board, 이하 'IRB'라 한다)의 위원과도 관계되는 것이고 연구기관과도 관계될 수 있는 것이다. 이에 COI의 공개와 관리는 연구의 모든 당사자나 관련자에게 필수적인 일이다. 이와 관련한 법적 내용은 「생명윤리법」에 기관생명윤리위원회의 심의대상인 연구 · 개발 또는 이용에 관여하는 위원은 해당 연구 · 개발 또는 이용과 관련된 심의에 참여해서는 안 된다는 정도밖에 없다. 그러나 실질적으로 대다수의 연구기관과 IRB에서 이미 COI의 공개와 관리에 대한 중요성을 인식하고 COI의 공개와 관리를 위한 절차와 방법을 마련하여 이행한다거나 COI에 대한 논의를 전담하는 위원회를 두는 등의 방식으로 대응하고 있다.

최근 제정된 「국가연구개발혁신법」에 따르면 연구개발기관의 장이 소속 연구자 및 연구지원인력의 연구윤리 확보를 위하여 필요한 지원을 하여야 하는 법적 의무를 이행하기 위해 자체 연구윤리규정을 마련하여 운영함에 있어 반드시 포함되어야 하는 사항 중 하나로 이해 충돌 예방 및 관리가 제시되어 있다. 그리고 한국연구재단은 『신진연구자를 위한 가이드북(2019.11.21)』을 통해 COI의 유형을 재정적 COI, 인적 COI, 학문적 COI, 임상적 COI, 역할 충돌에 의한 COI으로 구분하여 소개하면서 각각의 유형과 사례 그리고 해결방안까지 제시하고 있다. COI의 범위는 매우 넓고 그 발생이나 발생 가능성이 당사자의 의지에 의해 좌우될 수 있는 여지가 상당하므로 COI의 공개와 관리는 자율적으로 이루어지는 것이 가장 바람직하다. 그러므로 앞으로 연구의 모든 당사자나 관련자가 COI에 대해 제대로 된 인식을 갖출 수 있도록 하기 위한 교육이 활발하게 이루어져야 할 것이고, 적절한 공개와 관리를 위해 절차와 방법이 마련되어 제시되어야 할 것이다.

국제의과학기구협의회(CIOMS)의 2016년 〈건강 관련 인간대상연구에 대한 국제윤리가이드라인〉 중 **가이드라인 25**의 제목은 "이해상충"이다. 이 가이드라인에서는 이해상충이 연구문제와 연구방법의 선택, 연구참여자의 모집과 유지, 데이터의 해석과 출판, 그리고 연구의 윤리적인 측면에 대한 심의에 영향을 미칠 수 있으므로 이를 확인, 완화, 제거, 관리하는 일의 필요성을 제시하고 있다. 그리고 **가이드라인 25**의 논평에는 일반적인 고려사항 외에, 연구자와 연구기관(대학, 연구센터 또는 제약회사)과 연구윤리위원회의 이해상충, 이해상충 관리(연구자와 연구윤리위원회 위원 대상 교육, 연구윤리위원회에게 이해관계 공개, 연구참여자에게 이해관계의 공개, 이해상충의 완화)에 대한 내용이 포함되어 있다.

가이드라인

25

이해상충

CONFLICTS OF INTEREST

건강 관련 연구의 주된 목표는 윤리적으로 적절한 방법으로 사람들의 건강을 증진시키는데 필요한 지식을 일반화하는 것이다. 그러나 연구자, 연구기관, 연구의뢰자, 연구윤리위원회, 정책입안자들은 연구의 윤리적인 수행과 상충될 수 있는 다른 이해관계들(예를 들어, 과학적 인정이나 재정적 이익)을 가진다. 건강 관련 연구의 1차적 목표와 연구자 등의 2차적 이해관계 사이의 이러한 갈등은 이해상충(conflicts of interest, 이해충돌)으로 정의된다.

이해상충은 연구문제와 연구방법의 선택, 연구참여자의 모집과 유지(retention), 데이터의 해석과 출판, 연구의 윤리적인 측면에 대한 심의에 영향을 미칠 수 있다. 따라서 그러한 이해상충의 확인, 완화, 제거나 관리를 위한 정책과 절차를 개발하고 시행할 필요가 있다.

연구기관, 연구자, 연구윤리위원회는 다음과 같은 단계들을 수행해야 한다.

- ▶ 연구기관은 이해상충을 완화하기 위한 정책과 절차를 개발하고 시행하며 연구기관 소속 직원들에게 이해상충에 대해 교육해야 한다.
- ▶ 연구자는 연구윤리위원회에 제출되는 자료에 연구에 영향을 줄 수 있는 이해(interests)에 대한 공개가 포함되도록 해야 한다.
- ▶ 연구윤리위원회는 공개된 이해를 고려하여 각각의 연구를 평가해야 하고 이해상충이 발생할 경우에 있어 적절한 완화수단을 보장해야 한다.
- ▶ 연구윤리위원회는 위원들에게 그들의 이해를 위원회에 보고하도록 요구하고 이해상충이 발생할 경우 적절한 완화수단을 적용해야 한다(**가이드라인 23-연구윤리위원회의 설치 요건 및 연구윤리위원회의 연구계획 심의 요건 참고**).

가이드라인 25에 대한 논평 Commentary on Guideline 25

일반적인 고려사항 General considerations

이해상충(conflict of interest, 이해충돌)은 연구에서 1명 이상의 이해관계자들의 2차적 이해가 그들의 판단에 과도한 영향을 미쳐 연구의 1차적 목표를 손상시키거나 약화시킬 수 있는 상당한 위험이 있는 경우에 존재한다. 예를 들어, 연구자는 연구결과에 대해 재정적 이해관계(financial stake)를 가질 수 있으며, 이는 재정적 이해상충을 야기한다. 학술연구자들에 대해 경쟁적 환경이 주어지고 연구의 상업화가 증대됨에 따라, 연구의 과학적 진실성(integrity, 온전성/정직성)을 보장하고 연구참여자의 권리와 이익을 보호하기 위해 이해상충에 대한 관리는 필수적이다. 이 논평은 먼저 이해상충이 무엇인지를 설명하고 이해상충의 관리에 대해 논할 것이다.

이해상충 Conflicts of interest

연구에 있어 다양한 이해관계자들은 서로 다른 유형의 이해상충을 가질 수 있다.

1. 연구자 Researchers

학문적 이해상충은 연구자나 연구팀의 상급자가 자신의 아이디어에 시간과 노력을 지나치게 투자했을 때 발생할 수 있다. 예를 들어, 수십년 동안 임상시험용 HIV 의약품을 연구해온 연구자는 연구의 중간결과가 임상시험을 조기에 중단하는 것을 명확하게 추천할 때 그렇게 하기가 어려울 수 있다. 게다가 연구자의 경력은 예를 들어 연구자금이나 홍보를 신청할 때 흥미로운 결과를 발표하는 것에 달려 있다. 이는 전문가적 이해상충을 야기할 수 있다.

또한 일부 연구자들은 개인적인 재정적 이해상충을 가진다. 예를 들어, 연구자들은 때때로 연구참여자 모집에 대해 그들의 급여의 일부나 '모집 수수료(finder's fee)'를 받는 경우가 있다. 이 소득이 연구참여자 모집에 소요한 시간에 대한 공정한 보상을 반영하는 것일 때에는 본질적인 이해상충을 나타내지 않는다. 그러나 급여나 '모집 수수료'는 의도적이든 우발적이든 연구자가 연구의 포함기준(inclusion criteria)이나 제외기준(exclusion criteria)을 매우 유연하게 해석할 수 있도록 만들 수 있고, 그래서 연구참여자를 과도한 위험에 노출시키거나 연구의 과학적 타당성을 손상시킬 수 있다. 이러한 상황은 연구참여자가 자신의 임상의사이기도 한 연구자에게 의존하고 있는 경우(**가이드라인 9**-충분한 정보에 의한 동의를 할 능력이 있는 개인 중 의존적인 관계 참고), 임상의의 급여가 연구자에게 지급되는 급여보다 상당히 낮은 경우에 특히 우려된다. 또한 그것은 연구자가 연구참여자로서의 조건에 맞는 사람에게 연구에 등록하도록 압력을 가하게 할 수 있고, 그래서 연구참여자의 자발적 동의를 손상시키거나 약화시킬 수 있다. 또한 연구자나 연구팀의 상급자(또는 그들의 가까운 가족 구성원이)가 연구를 의뢰하는 회사에 대한 주식 소유권(stock ownership)과 같은 재정적 이해관계를 가질 때 이해상충이 발생할 수 있다.

2. 연구기관(대학, 연구센터 또는 제약회사)

Research institutions (universities, research centres, or pharmaceutical companies)

연구기관은 평판에 있어서의 이해상충(reputational conflicts of interests)과 재정적 이해상충을 모두 가질 수 있다. 예를 들어, 대학들은 교수, 학생, 외부 연구자금을 유치하기 위해 그들의 연구에 대한 평판에 의존한다. 또한 일부 대학들은 직원들의 발견(discoveries)에 대해 특허를 받기도 한다. 또한 기관의 이해상충은 연구기관이 단일한 연구의뢰자나 소수의 연구의뢰자로부터 상당한 지원(아마도 수년간의 연구자금지원을 포함할 수 있음)을 받을 때에도 발생할 수 있다. 제약회사들은 보다 긴 기간 동안 특허 보호를 받기 위해 시판허가를 가속화해야 한다고 느낄 수 있거나, 아니면 더 넓은 처방패턴(prescription patterns)을 얻기 위해 신약의 부작용을 과소평가하고 싶은 유혹을 느낄 수 있다.

3. 연구윤리위원회 Research ethics committees

연구자는 종종 연구윤리위원회의 위원으로 활동하는데, 이러한 역할에서 이해상충이 제기될 수 있다. 예를 들어, 연구자는 심의를 받기 위해 자신의 연구계획을 연구윤리위원회에 제출할 수 있고, 연구윤리위원회 위원이기 때문에 개인적으로 알고 있는 동료의 연구나 자신이 속해있는 기관의 성공을 위해 대단히 중요하다고 여기는 누군가의 연구를 심의할 수 있다. 또한 연구윤리위원회는 연구윤리위원회의 위원이 급여를 받는 경우, 연구윤리위원회가 연구의뢰자에게서 직접적으로 연구자금을 지원받는 경우, 연구윤리위원회가 단일한 연구의뢰자나 여러 연구의뢰자들로부터 받는 지원에 상당히 의존하고 있는 기관에서 역할을 하고 있는 경우에 재정적 이해관계를 가질 수 있다.

연구를 심의하는 것에 대해 연구윤리위원회(또는 연구윤리위원회가 운영되는 기관에)에 지불되는 수수료는 이것이 일반적인 정책에 의해 수립된 것이면서 심의를 수행하는 비용과 합리적으로 관련되지만 심의 결과에 의해 좌우되는 것이 아니면, 본질적인 이해상충을 나타내지 않는다(**가이드라인 23**-연구윤리위원회 설치 요건 및 연구윤리위원회의 연구계획서 심의 요건 참고).

이해상충의 심각성을 평가하고 이해상충의 관리에 적절한 조치를 결정하기 위해, 연구윤리위원회는 연구의뢰자나 연구자의 이해상충이 연구의 윤리적이고 과학적인 수행을 과도하게 손상시키거나 약화시킬 위험이 있는지를 판단할 필요가 있다. 여기에는 이해관계자의 개인적인 상황과 관련된 2차적 이해관계의 규모를 판단하는 것뿐만 아니라 2차적 이해관계가 연구참여자의 권리나 복지 또는 연구의 과학적 타당성을 훼손할 가능성을 판단하는 것 모두를 포함한다. 예를 들어, 급여가 적은 신규연구자는 연구팀의 기존 선임구성원보다 더 중대한 학문적 · 재정적 이해상충을 가질 수 있다. 연구윤리위원회는 이해상충의 심각성을 평가할 때 판단력을 발휘해야 한다.

일반적인 규칙으로써 전문적 · 학문적 · 재정적 이해로 인한 연구자의 행동이 편향된 연구결과나 연구참여자에게 해나 잘못을 초래할 중대한 가능성이 있는 경우, 잠재적이고 심각한 이해상충이 존재한다.

이해상충은 무의식적으로 연구자에게 영향을 미칠 수 있다. 예를 들어, 연구에 재정적 이해관계가 있는 연구자들이 연구에서 발견된 사항들을 의도적으로 조작하지 않을 수 있으나, 연구자의 재정적 이해관계가 연구 데이터에 대한 연구자들의 분석과 해석에 무의식적으로 영향을 미칠 수 있다.

이해상충 관리 Management of conflicts of interest

연구의 모든 이해관계자들은 이해상충을 확인, 완화, 제거 또는 관리하기 위한 정책과 절차를 개발하고 시행할 책임을 공유한다. 비록 이는 공동책임이지만, 연구기관은 이해상충을 심각하게 받아들이고 이해상충을 관리하기 위한 적절한 조치를 채택하는 조직의 문화를 만드는데 중요한 역할을 한다. 이해상충을 관리하기 위한 조치는 이해상충의 심각성에 비례해야만 한다. 예를 들어, 사소한 이해상충은 공개에 의해 적절히 관리될 수 있는 반면 어떤 경우에 잠재적이고 심각한 이해상충은 연구자를 연구팀에서 제외시키는 정당한 사유가 될 수 있다. 이해상충을 관리하기 위한 정책과 조치는 투명해야 하고, 이해상충으로 인해 영향을 받는 사람들에게 적극적으로 전달되어야 한다.

1. 연구자와 연구윤리위원회 위원 대상 교육

Education of researchers and research ethics committees

이해상충에 대한 인식뿐만 아니라 이해상충의 관리의 중요성에 대한 인식을 높이는 것은 절차와 정책을 효과적인 것으로 만드는 데 필수적이다.

2. 연구윤리위원회에게 이해관계 공개

Disclosure of interests to research ethics committees

연구자들은 윤리심의위원회나 이해상충을 평가하고 관리하기 위해 설치된 다른 기관위원회에 자신의 이해상충을 공개해야 한다. 연구자들은 만약 그들이 연구의 윤리적인 측면에 대한 심의를 위해 자신들의 연구에 대한 설명을 준비하는 과정에서 이러한 이해상충을 면밀히 검토하도록 촉구받을 경우 이해상충을 인식할 가능성이 높다. 표준화된 공개서(disclosure form)의 개발 그리고 관련 교육자료와 설명자료의 개발은 연구자들이 이해상충을 이해하고 그들의 연구계획을 심의하는 연구윤리위원회에 정기적으로 그들의 상황과 관련된 사실을 보고하는데 도움이 될 수 있다. 이해상충 공개서는 몇 가지 예시들과 함께 이해상충의 정의(definition)를 제공해야 하며, 이해상충이 반드시 연구자로서의 자격을 상실하게 하는 것이 아니라는 것과 이해상충은 관리될 수 있다는 것을 연구자들이 이해하도록 도와주어야 한다. 연구윤리위원회는 위원회에 제출된 자료에 공개되지 않은 것으로써 연구와 관련된 심각한 이해상충에 대한 신뢰할 수 있는 증거가 있는 경우, 추가적인 정보를 얻기 위해 명백한 이해상충이 있는 연구팀의 구성원에게 연락을 취해야 한다. 또한 연구윤리위원회는 기관의 이해상충조정자(Conflict of Interest Coordinator)에게 자문을 요청할 수 있다.

3. 연구참여자에게 이해관계 공개 Disclosure of interests to participants

연구윤리위원회는 충분한 정보에 의한 동의를 위한 논의와 문서들을 통해 잠재적인 연구참여자에게 이해상충(예를 들어, 주식 소유권)을 공개하도록 요구할 수 있다. 그러한 공개는 잠재적인 연구참여자들이 이해상충의 심각성을 판단할 수 있도록 해야만 한다. 이는 충분한 정보에 의한 동의의 요소 중 하나인 "연구를 위한 자금의 성격과 출처"를 기술하는 것을 넘어서는 것이다(**부록 2** 참고). 여러 연구는 심각한 이해상충의 경우 연구팀으로부터 독립적인 보건전문가에 의해 그러한 이해상충이 공개되고 잠재적인 연구참여자가 이에 대해 숙고할 수 있는 시간이 주어질 때 그러한 이해상충의 공개가 최고의 효과를 발휘한다고 제안한다.

4. 이해상충의 완화 Mitigation of conflicts

연구윤리위원회는 잠재적인 연구참여자에게 이해상충을 공개하는 것을 넘어서 이해상충을 완화하거나 관리하기 위한 다른 다양한 조치를 고려할 수 있다. 예를 들어, 적절한 경우에 연구윤리위원회는 연구설계에 주도적인 역할을 하지 않는 연구팀의 구성원이 잠재적인 연구참여자로부터 충분한 정보에 의한 동의를 획득하도록 요구할 수 있다. 또한 연구윤리위원회는 연구자가 중대한 이해상충을 가질 때 연구에 있어 해당 연구자의 개입을 제한할 것을 요구할 수 있다. 예를 들어, 중대한 이해상충을 가진 연구자는 전문지식이 필요한 특정한 업무에 대해 협력자나 자문자로서는 개입할 수 있지만 연구책임자나 공동연구자로서 개입할 수는 없다. 대안으로, 연구윤리위원회는 중대한 이해상충을 가진 연구자가 전문성을 이유로 해당 연구에 전반적으로 개입할 필요가 있는 연구에 대해 독립적인 모니터링과 심의를 요구할 수 있다. 중대한 이해상충을 적절하게 완화시킬 수 없는 경우, 연구윤리위원회는 해당 연구를 승인하지 않기로 결정할 수 있다. 연구윤리위원회는 그들 스스로 위원들의 이해상충을 확인, 완화, 관리하기 위해 유사한 조치를 취해야만 한다. 필요한 경우, 연구윤리위원회는 중대한 이해상충이 있는 위원에게 연구윤리위원회의 심의와 결정에 있어 제척을 요구할 수 있다(**가이드라인 23**-연구윤리위원회 설치 요건 및 연구윤리위원회의 연구계획서 심의 요건 참고).

부록

부록 1

건강 관련 인간대상연구를 위한 연구계획서(또는 관련 문서들)에 포함되어야 하는 사항들 (해당 연구/프로젝트와 관련된 항목들을 포함한다)

1. 연구 제목
2. 제안되는 연구에 대해 일반적인/비(非)기술적인 언어로 된 요약
3. 연구의 정당성, 개발에 있어 연구의 중요성 그리고 연구가 수행되는 국가/인구집단의 요구를 충족시키는 것에 대한 명확한 진술
4. 연구에 의해 제기되는 윤리적인 쟁점들과 고려사항들에 대한 연구자의 견해 그리고 적절하다면, 이러한 것들을 다루기 위해 제안되는 방법
5. 연구자와 연구의뢰자에게 알려져 있는 미출판된 연구를 포함하여, 연구 주제에 대한 모든 선행연구의 요약 그리고 동물연구와 그 밖의 전임상연구와 임상연구의 특성, 범위 및 연관성을 포함하여 연구 주제에 대해 이전에 출판된 연구에 대한 정보(**가이드라인 4**)
6. 이 가이드라인에 제시되어 있는 원칙들이 실행될 것이라는 진술
7. 윤리적인 측면에 대한 심의를 위한 연구계획서의 사전 제출과 그 결과에 대한 설명
8. 안전하고 적절한 연구 수행을 위한 시설의 적합성에 관한 정보를 포함하여, 연구가 수행될 기관에 대한 간략한 설명 그리고 관련 국가나 지역에 대한 인구통계학적 정보와 역학정보
9. 연구의뢰자의 이름과 주소
10. 연구책임자와 그 밖의 연구자들의 이름, 주소, 소속기관, 자격, 경험(**가이드라인 1**)
11. 임상시험이나 연구의 목적, 가설이나 연구질문, 가정, 변수(**가이드라인 1**)
12. 임상시험이나 연구의 설계에 대한 자세한 설명. 대조임상시험의 경우에 그 설명은 처치집단들(treatment groups, 시험군과 대조군)에 배정되는 일이 무작위로 될 것인지 여부(무작위배정의 방법 포함) 그리고 연구가 맹검(단일맹검, 이중맹검)될 것인지 아니면 공개될 것인지 여부를 포함해야 하는데, 포함해야 하는 사항은 이에 한정되지 않음(**가이드라인 5**)

13. 연구목적을 달성하기 위해 필요한 연구참여자의 수 그리고 연구참여자의 수가 통계적으로 어떻게 결정되었는지
14. 잠재적인 연구참여자의 포함기준 및 제외기준 그리고 연령, 성별, 사회적 요인이나 경제적 요인 또는 그 밖의 이유에 근거하여 어떤 집단을 제외시키는 것에 대한 정당성(**가이드라인 3**)
15. 연구참여자로서 아동이나 청소년, 충분한 정보에 의한 동의를 할 수 없는 사람 또는 취약한 개인이나 집단을 포함하는 것에 대한 정당성 그리고 그러한 사람들에 대한 위험을 최소화하기 위한 특별한 조치에 대한 설명(**가이드라인 15**, **가이드라인 16** 및 **가이드라인 17**)
16. 모집 과정, 예를 들어 광고 그리고 모집하는 동안 프라이버시 보호와 비밀보장을 위해 취해질 단계적 조치사항(**가이드라인 3**)
17. 모든 중재(사용되는 연구용 제품과 대조용 제품에 대한 투여 경로, 용량, 용량 간격 및 처치 기간을 포함하여, 처치 투여의 방법)에 대한 서술과 설명
18. 연구참여자에 대한 결과적인 위험을 포함하여, 연구과정에서 표준치료방법의 사용을 중지하거나 보류하는 것에 대한 계획과 정당성(**가이드라인 4** 및 **가이드라인5**)
19. 연구가 진행되는 동안, 제공되거나 허용되거나 또는 금지될 수 있는 그 밖의 다른 치료(**가이드라인 6**)
20. 수행되어야 하는 임상적 검사와 검사실 검사 그리고 그 밖의 검사
21. 이용되는 표준화된 증례보고양식의 샘플, 치료 반응을 기록하는 방법(측정의 방법과 빈도에 대한 설명 및 평가), 후속 절차, 만약 적절하다면, 처치를 받는 사람의 순응도를 결정하기 위해 제안되는 조치
22. 연구참여자가 연구나 임상시험에서 제외될 수 있거나, (다기관연구에서) 기관의 참여가 중단되거나 또는 연구가 종료될 수 있는 규칙이나 기준

23. 부작용이나 반응을 기록하고 보고하는 방법 그리고 합병증을 다루는 것에 대한 조항(**가이드라인 4**와 **가이드라인 23**)

24. 제안된 각각의 중재와 검사 대상 의약품, 백신 또는 절차에 따른 위험을 포함하여, 알려져 있거나 예측되는 부작용의 위험(**가이드라인 4**)

25. 연구참여자와 그 밖의 사람들에 대한 연구의 잠재적이고 개인적인 이익(**가이드라인 4**)

26. 연구가 생성할 수 있는 새로운 지식을 포함하여, 인구집단에 대한 연구의 기대 이익(**가이드라인 1**과 **가이드라인4**)

27. 최소위험을 넘는 신체적 상해를 수반하는 연구에 있어, 치료비 지급을 포함하여 그러한 상해에 대한 치료를 제공하기 위한, 연구 관련 장애나 사망에 대해 보상을 제공하기 위한, 보험 적용범위를 포함하여 계획의 세부사항(**가이드라인 14**)

28. 중대한 이익을 입증해온 연구용 중재에 계속적으로 접근하는 것에 대한 조항, 접근 방식에 대한 명시, 계속적인 치료에 관계되는 당사자 그리고 이를 위해 비용을 지불하는 것에 대한 책임이 있는 조직, 이러한 중재가 얼마나 오랫동안 계속될 것인지에 대한 조항(**가이드라인 6**)

29. 임신한 여성에 대한 연구에 있어 적절하다면, 여성의 건강 그리고 아기의 단기적 · 장기적 건강 모두와 관련하여 임신의 결과를 모니터링하는 계획(**가이드라인 19**)

30. 개인별 충분한 정보에 의한 동의를 획득하기 위해 제안되는 수단 그리고 동의를 획득하는 일에 대한 책임이 있는 사람의 성명과 직위를 포함하여, 잠재적인 연구대상자에게 정보를 전달하고 의사소통하기 위해 계획된 절차(**가이드라인 9**)

31. 잠재적인 연구참여자가 충분한 정보에 의한 동의를 할 능력이 없는 경우, 정식으로 권한을 위임 받은 대리인으로부터 허락이 획득될 것이라는 만

족스러운 보장 또는 충분한 정보에 의한 동의의 함의를 이해할 수 있을 정도로 충분하게 성숙했으나 동의를 할 수 있는 법적 연령에 도달하지 못한 아이의 경우에는 아이의 부모 또는 법적 보호자나 그 밖에 정식으로 권한을 위임 받은 대리인의 허락뿐만 아니라 해당 아이로부터도 이해하고 하는 동의(knowing agreement)나 찬성(assent)이 획득될 것이라는 점(**가이드라인 16** 및 **가이드라인 17**)

32. 현금지급, 선물 또는 무료서비스나 무료시설제공과 같이 연구에 참여하는 잠재적인 연구참여자에게 주어지는 경제적 또는 그 밖의 유인이나 인센티브에 대한 설명 그리고 의료서비스에 대한 비용지불과 같이 연구참여자가 책임져야 하는 재정적 의무에 대한 설명

33. 연구에서 계속 참여하고자 하는 연구참여자의 의지에 영향을 미칠 수 있는(예를 들어, 해 또는 이익에 대해) 해당 연구 또는 동일한 주제에 대한 그 밖의 연구에서 발생하는 정보를 연구참여자에게 전달하고 의사소통하는 것에 대한 계획과 절차 그리고 책임자(**가이드라인 9**)

34. 연구참여자에게 연구결과를 알리기 위한 계획

35. 개인 데이터의 비밀을 보호하기 위한 조항 그리고 연구참여자의 동의 없이 직계가족친척에게 연구참여자의 유전자검사의 결과가 공개되는 것을 방지하기 위한 예방적 조치를 포함하여 개인의 프라이버시를 존중하기 위한 조항(**가이드라인 4**, **가이드라인 11**, **가이드라인 12** 및 **가이드라인 24**)

36. 만약 개인의 신원에 대해 암호(code)가 사용된다면 그러한 암호가 어떻게 설정되는지, 암호가 어디에 보관될 것인지 그리고 응급상황에서 언제 어떻게 누구에 의해 암호가 해제될 수 있는지에 대한 정보(**가이드라인 11** 및 **가이드라인 12**)

37. 개인 데이터나 인체유래물의 추가적인 사용에 대한 예견(**가이드라인 11** 및 **가이드라인 12**)

38. 중간분석을 위한 계획을 포함하여, 연구의 통계적 분석을 위한 계획에 대한 설명, 필요 시 전체적으로 연구를 조기에 종료시키는 것에 대한 기준(**가이드라인 4**)
39. 연구나 임상시험을 목적으로 투여된 약물이나 그 밖의 중재의 지속적인 안전성을 모니터링 하는 것에 대한 계획 그리고 만약 적절하다면, 이러한 목적을 위한 독립적인 데이터 모니터링(데이터안전모니터링) 위원회의 임명에 대한 계획(**가이드라인 4**)
40. 연구계획서에 인용된 참고문헌의 목록
41. 연구자금의 출처와 금액: 연구를 의뢰하는 기관과 연구기관, 연구자, 연구참여자 그리고 관련이 있는 경우 지역사회에 대한 연구의뢰자의 재정적 약속에 관한 상세한 설명(**가이드라인 25**)
42. 연구자나 그 밖의 연구인력의 판단에 영향을 줄 수 있는 금전적인 이해상충이나 그 밖의 이해상충을 다루기 위한 준비: 그러한 이해상충을 기관의 이해상충위원회에 알리는 것, 기관의 이해상충위원회가 정보의 적절한 세부사항을 윤리심의위원회에 알려주며 의사소통하는 것, 윤리심의위원회가 연구참여자에게 전달되어야 한다고 결정한 정보의 일부를 연구참여자에게 전달하는 것(**가이드라인 25**)
43. 저자원 상황에서 수행되는 연구의 경우, 연구의뢰자가 해당 국가에서의 과학적 · 윤리적인 측면에 대한 심의 그리고 건강 관련 연구를 위한 역량구축에 기여할 것이라는 점 그리고 이러한 역량구축의 목적이 연구참여자와 지역사회의 가치관과 기대에 부합한다는 보장(**가이드라인 8**)
44. 연구윤리위원회에 제출하는 연구계획서나 문서들은 (계속되는) 지역사회의 참여 계획에 대한 설명을 포함해야 하고, 지역사회 참여 활동을 위해 할당된 자원을 제시해야 함. 이 문서에는 연구가 지역사회와 관계되고 연구가 해당 지역사회에서 받아들여진다는 것을 보장하기 위해 그리고 지

역사회가 명확하게 정의되고 연구가 수행되는 내내 능동적으로 참여할 수 있다는 것을 보장하기 위해 언제 누구에 의해 무엇이 되었고 될 것인지가 명시되어야만 함. 지역사회는 실현 가능한 경우, 실제 논의에 참여하고 연구계획서와 그 밖의 문서들의 준비에 참여해야 함(**가이드라인 7**)

45. 특히 기업이 연구의뢰자인 경우, 연구결과를 발표할 권리를 가지는 사람 그리고 결과를 보고하는 텍스트의 초안을 연구책임자와 함께 준비할 의무나 연구책임자에게 제출할 의무를 명시하는 계약(**가이드라인 24**)

46. 부정적인 결과의 경우, 그 결과는 출판물을 통해서나 아니면 의약품 규제당국에 보고함으로써 이용 가능해질 것이라는 확신(**가이드라인 24**)

47. 지역사회, 사회, 가족 또는 인종적으로나 민족적으로 정의된 집단의 이익에 위험을 초래할 수 있는 특정 분야(예를 들어, 역학, 유전학 및 사회학)에서 연구결과를 발표하겠다는 계획 그리고 이러한 집단에 대한 위험을 최소화하기 위한 계획, 특히 연구가 진행되는 동안과 연구가 끝난 후에도 비밀을 유지하겠다는 것 그리고 모든 관련자의 이익을 존중하는 방식으로 결과 데이터를 출판하겠다는 것(**가이드라인 4**)

48. 데이터가 위조되었다는 것을 입증하는 증거는 그러한 받아들여질 수 없는 절차에 대응하여 적절한 조치를 취하기 위해 연구의뢰자의 정책에 따라 다루어질 것이라는 설명

부록 2

충분한 정보에 의한 동의의 획득: 잠재적인 연구참여자를 위한 필수 정보

연구에 참여하기 위해 개인의 동의를 요청하기 전에, 연구자는 개인이 이해할 수 있는 언어나 다른 형태의 의사소통방법으로 다음과 같은 정보를 제공해야만 한다(**가이드라인 9**).

1. 연구의 목적, 방법, 연구자와 연구참여자에 의해 수행될 절차 그리고 연구가 일상적인 의학적 치료와 어떻게 다른지에 대한 설명(**가이드라인 9**)
2. 개인이 연구에 참여하도록 초청된 경우, 그 개인이 연구에 적합하다고 여기는 이유, 그리고 참여가 자발적이라는 점(**가이드라인 9**)
3. 개인에게는 참여를 거부할 수 있는 자유가 있고, 불이익이나 개인이 받을 자격이 있는 이익에 대한 손실 없이 언제든지 연구참여에 대한 동의를 철회할 수 있는 자유가 있다는 점(**가이드라인 9**)
4. 개인의 예상 참여 기간(연구센터 방문 횟수 및 기간 그리고 이에 관계되는 총 시간 포함) 그리고 연구가 조기에 종료되거나 개인의 참여가 조기에 중단될 가능성
5. 보상금이나 그 밖의 형태의 물질적 재화가 개인의 참여에 대한 보답으로 제공될 것인지 여부 그리고 만약 그렇다면, 그 종류와 금액, 연구참여에 소요된 시간과 연구참여로 인한 그 밖의 불편사항이 금전적으로나 비금전적으로 적절하게 보상될 것이라는 점(**가이드라인 13**)
6. 연구가 완료된 후에 만약 연구참여자가 원한다면, 연구참여자가 일반적으로 연구결과를 통보 받게 될 것이라는 점
7. 연구참여자는 연구가 진행되는 동안이나 연구가 끝난 후에 또는 생물학적 물질과 건강 관련 데이터가 수집되는 동안이나 수집이 끝난 후에 중요한 건강문제와 관계되는 즉각적인 임상적 유용성을 가지고 있어 생명을 구할 수 있는 정보와 데이터를 제공받을 것이라는 점(**가이드라인 11**)

8. 요청하지 않은 발견사항이 만약 발생하면 공개될 것이라는 점(**가이드라인 11**)
9. 연구참여자에게는 (연구윤리위원회가 데이터의 일시적 비공개나 영구적 비공개를 승인하고, 이러한 경우 연구참여자에게 그러한 비공개에 대한 이유가 알려지거나 주어지지 않는 한) 언제든지 연구가 수행되는 동안 획득된 자신의 임상적 데이터에 대한 접근권을 가진다는 점
10. 연구용 중재로 인한 고통이나 불편함 그리고 연구참여자의 직계가족의 건강이나 복지에 대한 위험을 포함하여, 연구참여와 관련하여 연구참여자에게 (또는 그 밖의 사람들에게) 알려진 위험과 가능한 위해(**가이드라인 4**)
11. 만약 연구참여에 대한 결과로 연구참여자에게 발생할 것으로 기대되는 잠재적인 임상적 이익이 있다면 이에 관한 사항(**가이드라인 4** 및 **가이드라인 9**)
12. 지역사회나 사회 전체에 대해 연구에서 기대되는 이익 또는 과학적인 지식에 대한 기여(**가이드라인 1**)
13. 연구가 끝난 후 치료로의 전환이 어떻게 준비되어 있는지 그리고 연구참여자가 임상시험이 끝난 후에 유익한 연구용 중재를 어느 정도 받을 수 있는지 그리고 연구참여자가 이를 위해 비용을 지불할 것으로 예상되는지 여부(**가이드라인 6**과 **가이드라인 9**)
14. 만약 연구참여자가 규제당국의 승인 이전에 연구용 중재를 계속적으로 제공받을 수 있다면 미등록 중재를 받는 일에 따른 위험(**가이드라인 6**)
15. 현재 이용 가능한, 대체 가능한 중재 또는 치료의 과정
16. 연구 자체 또는 다른 출처에서 얻어질 수 있는 새로운 정보(**가이드라인 9**)
17. 연구참여자의 프라이버시에 대한 존중을 보장하기 위해 마련될 조항 그리고 연구참여자가 개인식별되는 기록에 대한 비밀을 보장하는 것에 대한 조항(**가이드라인 11** 및 **가이드라인 22**)

18. 비밀을 보장해야 하는 연구자의 능력에 있어 법적 한계나 그 밖의 한계 그리고 비밀보장 위반으로 인해 발생 가능한 결과(**가이드라인 12** 및 **가이드라인 22**)
19. 연구의 의뢰자, 연구자의 소속, 연구를 위한 자금의 성격과 출처, 연구자, 연구기관 및 연구윤리위원회의 이해상충이 있는 경우 이러한 이해상충이 어떻게 관리될 것인지(**가이드라인 9** 및 **가이드라인 25**)
20. 연구자가 오직 연구자로서의 역할만 수행하는지 아니면 연구자와 연구참여자의 주치의 역할 모두를 수행하는지 여부(**가이드라인 9**)
21. 연구 수행 중과 연구 종료 후에 연구참여자의 보건요구에 대해 치료를 제공하는 것에 대한 연구자의 책임의 정도(**가이드라인 6**)
22. 특정한 유형의 연구 관련 부상이나 연구 관련 합병증에 대해 무료로 치료와 재활이 제공될 것이라는 점, 그러한 치료의 성격과 기간, 치료를 제공해줄 의료서비스나 조직의 명칭, 그러한 치료에 필요한 자금에 불확실성이 있는지 여부(**가이드라인 14**)
23. 어떤 방식으로, 그리고 어떤 조직에 의해 연구참여자 또는 연구참여자의 가족이나 부양가족이 연구 관련 부상으로 인해 연구참여자에게 발생하는 장애나 연구참여자의 사망에 대해 보상을 받게 될 것인지(또는 명시되는 경우, 그러한 보상을 제공할 계획이 없다는 점)(**가이드라인 14**)
24. 잠재적인 연구참여자가 연구에 참여하도록 초청된 국가에서 보상에 대한 권리가 법적으로 보장되는지 아닌지 여부
25. 연구윤리위원회가 연구계획서를 승인했거나 허가했는지 여부(**가이드라인 23**)
26. 연구계획서 위반의 경우에 연구참여자가 정보를 제공받게 될 것이라는 점 그리고 이러한 경우에 연구참여자의 안전과 복지가 어떻게 보호될 것인지(**가이드라인 23**)

특정한 경우에는, 연구에 참여하기 위해 개인의 동의를 요청하기 전에, 연구자는 개인이 이해할 수 있는 언어나 다른 형태의 의사소통방법으로 다음과 같은 정보를 제공해야만 한다.

1. 대조임상시험에 있어, 연구가 완료되고 맹검이 해제되기 전까지는 연구참여자가 어떤 군에 배정되었는지 알려지지 않을 연구설계의 특징(예를 들어, 무작위배정, 이중눈가림)에 대한 설명
2. 모든 필수 정보가 공개되는지 여부, 만약 그렇지 않다면, 연구참여자는 불완전한 정보를 제공받는 것에 동의하도록 요청 받게 된다는 점 그리고 전체 정보는 연구결과가 분석되기 전에 제공될 것이고 연구참여자는 연구가 수행되어 수집된 자신의 데이터를 철회할 수 있는 가능성을 제공받게 된다는 점(**가이드라인 10**)
3. 유전자검사의 결과 및 가족성 유전정보의 사용에 관한 정책 그리고 연구참여자의 동의 없이 직계가족친척이나 다른 사람(예를 들어, 보험회사나 고용주)에게 연구참여자의 유전자검사의 결과가 공개되는 것을 방지하기 위한 예방적 조치(**가이드라인 11**)
4. 연구참여자의 의무기록 및 임상진료의 과정에서 얻어진 인체유래물의 직접적 연구 이용 또는 이차적 연구 이용 가능성
5. 인체유래물과 건강 관련 데이터의 수집, 보관, 사용에 대한 포괄적인 충분한 정보에 의한 동의(broad informed consent)가 획득될 것이라는 점 그리고 이러한 동의는 다음과 같은 사항들을 명시해야 함: 인체유래물은행의 목적, 보관의 조건과 기간, 인체유래물은행에 접근하는 것에 대한 규칙, 기증자가 인체유래물은행 보안관리자(biobank custodian)와 연락할 수 있는 방법과 인체유래물이 향후에 연구에 사용되는 것에 대해 정보를 계속 제공받을 수 있는 방법, 인체유래물이 사용될 것으로 예견할 수

있는 용도가 연구의 목적과 방법 등이 이미 완전하게 정의된 연구에 국한되는지 아니면 전체적으로나 부분적으로 정의되지 않은 상당수의 연구로까지 확장되는지 여부, 그러한 사용이 의도하고 있는 목표가 오직 기초연구(basic research)나 응용연구(applied research)만을 위한 것인지 아니면 상업적인 목적(commercial purposes)을 위한 것인지 여부 그리고 연구참여자가 자신의 인체유래물을 사용하여 개발된 상업적 제품의 개발로부터 금전적인 이익 또는 그 밖의 이익을 받을 것인지 여부, 기증자가 요청하지 않은 발견사항이 확인될 가능성과 이러한 발견사항이 어떻게 다루어질 것인지 여부, 비밀을 보장하기 위해 취해질 안전조치뿐만 아니라 그러한 조치의 한계, 연구에서 수집된 인체유래물이 결론적으로 폐기될 것으로 계획되어 있는지 여부 그리고 만약 그렇지 않다면 인체유래물의 보관에 대한 세부사항(어디서, 어떻게, 어느 정도 기간 동안 보관될 것이고 최종적으로 어떻게 처리될 것인지), 연구참여자에게는 그러한 미래의 사용에 대해 결정할 수 있는 권리, 보관을 거절할 수 있는 권리, 인체유래물을 폐기시킬 권리가 있다는 점(**가이드라인 11** 및 **가이드라인 12**)

6. 임신 가능성이 있는 여성이 건강 관련 연구에 참여할 때, 만약 연구에 참여하는 도중에 임신을 하게 되면 임신상태(향후 가임력 포함), 태아, 그 후손에 대한 가능한 위험에 대한 정보, 기형이나 돌연변이를 유발할 잠재성이 있는 연구용 중재에 노출되기 전에 임신 여부 검사, 효과적인 피임방법, 안전하고 합법적인 낙태에 대한 보장된 접근. 효과적인 피임 그리고/또는 안전한 낙태가 가능하지 않으면서 다른 연구기관에서 대체 가능한 연구를 하는 것이 실현 가능하지 않은 경우, 여성은 다음과 같은 사항에 대한 정보를 제공받아야만 함: 의도하지 않은 임신 위험, 낙태에 대한 법적 근거, 안전하지 않은 낙태와 이에 따른 합병증으로 인한 피해를 줄이는 것 그리고 임신이 중단되지 않는 경우, 연구참여자의 건강 및 태어난 아이의 건강을 위한 의료적 추적관찰에 대한 보장 그리고 아이에게 기

형이 있는 경우 인과관계를 결정하는 것이 종종 어렵다는 정보(**가이드라인 18** 및 **가이드라인 19**)

7. 임신부와 수유부의 경우, 이러한 여성, 임신상태, 태아, 그들의 후손에 대해 건강 관련 연구에 참여하는 것이 미칠 위험, 잠재적이고 개인적인 이익을 극대화하고 위험을 최소화하기 위해 어떤 일이 이루어졌는지, 위험에 관한 증거가 알려지지 않았거나 상충되는지 그리고 태아나 아이에게 기형이 있는 경우 인과관계를 결정하는 것이 종종 어렵다는 점(**가이드라인 4** 및 **가이드라인 19**)

8. 대부분 강압을 받고 있는 재난 희생자의 경우, 연구와 인도주의적 원조 사이의 차이(**가이드라인 20**)

9. 연구가 온라인 환경에서 연구가 수행되고 잠재적으로 취약한 사람들과 관계될 수 있는 온라인 또는 디지털 도구를 사용하는 경우, 연구참여자의 데이터를 보호하기 위해 사용되는 프라이버시 보안조치(privacy and security measures)에 관한 정보, 사용되는 보호조치의 한계 그리고 안전조치가 마련되어 있음에도 불구하고 남아있을 수 있는 위험(**가이드라인 22**)

부록 3

2002년 인간 대상 생명의학연구에 대한 국제가이드라인 개정을 위한 CIOMS 실무단

위원장

Hans van Delden

Hans van Delden은 네덜란드 Utrecht 대학 의과대학 의료윤리 교수이고, Julius 보건과학센터의 교육책임자이다. 그는 동료심사가 이루어지는 과학학술지에 200편이 넘는 학술논문을 써왔고 3권의 책을 공동저술했다. 그는 국제생명윤리협회의 사무총장이었으며 그는 의료윤리 교수로서 Utrecht 대학 의학센터 내에 강력한 학술집단을 만들었다. 이 학술집단의 특별한 관심 분야는 연구윤리, 임종기의 도덕적 문제 그리고 노인 돌봄에 있어 도덕적 문제이다. 현재 그는 UNESCO 국제생명윤리위원회의 위원장이며, 2011~2016년까지 CIOMS 의장을 역임했다.

사무총장

Rieke van der Graaf

Rieke van der Graaf는 생명윤리학 조교수이고 Utrecht 대학 의료인문대학 Julius 센터에 고용되어 있다. 현재 그녀의 연구 관심은 임상연구에 있어 '취약한인구집단'의 포함, 치료와 연구의 통합, 혁신적인 연구설계의 윤리이다. 그녀는 Utrecht 대학 의료센터에서 의료윤리를 가르치고 있으며, Utrecht 대학 의료센터의 병원윤리위원회의 위원을 10년 이상 해오고 있다. 또한 Utrecht 대학 의료센터 연구진실성위원회의 위원이기도 하며, CIOMS 가이드라인의 개정에 있어 실무단의 사무국장이었다.

위원

Anant Bhan

Anant Bhan은 Toronto 대학에서 생명윤리학으로 석사학위를 받고 의사로서 훈련을 받고 있다. 인도에 본사를 두고 있는 국제보건 및 보건정책의 생명윤리 분야 연구자이다. 또한 그는 인도 Mangalore에 있는 Yenepoya 대학 겸임교수이다. 과거에 그는 Toronto 대학에 기반을 두고 있는 보건생명공학에 있어 윤리적 · 사회적 · 문화적 쟁점에 대한 프로젝트에 대해 자문위원이었을 뿐만 아니라, 인도에 있는 NGO와 정부의 보건교육기관에 근무했었다. 그는 인기있는 대중매체뿐만 아니라 국제/공공보건생명윤리분야의 다양한 국내 · 국제의학저널에 많은 논문을 발표해오고 있다. 국제보건, 연구방법론, 연구윤리, 공중보건윤리에 대한 교육에 있어 유능한 사람이며, 인도와 그 밖의 나라들에 있는 다양한 교육기관의 초빙교수를 역임하고 있다. Oxford 대학출판사의 계간지 '공중보건윤리(Public Health Ethics)'(www.phe.oxfordjournals.org)의 편집위원회 위원이고, '아시아생명윤리리뷰(Asian Bioethics Review)'(http://www.asianbioethicsreview.com)의 국제자문위원회 위원이다. 또한 미국 NIH에서 자금지원을 받는 HIV예방 임상시험 네트워크(HIV Prevention Trials Network)(http://www.hptn.org/hptnresearchethics.htm)의 윤리실무단의 위원이기도 하다. 그는 현재 인도에서 4개의 윤리위원회의 위원이며(이 중 2개의 위원회의 위원장을 맡고 있다), 다양한 저널, 컨퍼런스과학위원회, 국제보조금전형의 위원이기도 하다. 그리고 연구에 있어 생명윤리에 대한 국제포럼(Global Forum on Bioethics in Research)의 운영위원회 위원이며, 국제생명윤리협회(International Association of Bioethics)의 임원이다.

Eugenijus Gefenas

Eugenijus Gefenas는 Vilnius 대학 의과대학 의사학대학의 교수이자 학과장이다. 또한 리투아니아 생명윤리위원회의 위원장이기도하다. 1983년에 Vilnius 대학 의과대학을 졸업하고 1993년에 Institute of Philosophy, Sociology and Law에서 의료윤리로 박사학위를 취득했다. 그는 Vilnius 대학 의과대학에서 생명윤리를 가르치고 있고, 미국 Clarkson 대학의 동료와 함께 중부유럽과 동부유럽의 연구윤리에 대한 고등인증프로그램(Advanced Certificate Program in Research Ethics in Central and Eastern Europe)을 이끌고 있다. 그는 유럽생명윤리위원회 평의회의 위원이며, 2011~2012년부터 이 위원회의 위원장이었다. 그는 2015년에 UNESCO의 국제정부 간 생명윤리위원회(IGBC)의 위원장으로 선출되었다. 그의 전문적인 관심분야는 인간대상연구 관련 윤리적쟁점과 정책마련 문제 그리고 과도기의 보건의료를 포함한다.

Dirceu Greco

Dirceu Greco는 브라질 Belo Horizonte에 있는 Minas Gerais 연방대학 의과대학의 감염병과 생명윤리학 교수이다. 그는 Minas Gerais 연방대학에서 석사학위와 박사학위를 받았다. 감염성 질환 및 기생충 질환 서비스 책임자(2009~2011), UFMG 대학 병원 임상연구센터 코디네이터(2005~2010), 브라질 연구윤리위원회(CONEP) 위원(2007~2010), 브라질 AIDS위원회(보건부) 위원이었다. 관심 있는 주요테마는 감염성 질환 및 기생충 질환, 생명윤리, 공중보건 및 임상면역을 포함한다. 그는 HIV/AID와 TB의 윤리, 예방, 돌봄과 치료 관련 국내/국제가이드라인을 만든 여러 워킹그룹에 참여해왔다. 종종 브라질 AIDS 프로그램, WHO, UNITAID, UNAIDS, CIOMS, WMA 등 여러 국내/국제기구의 임시 지도자로서 활약하였다. 그는 2010~2013년까지 성병, AIDS, 바이러스성 간염부(브라질 보건부 보건 감시 장관)를 지휘했다.

David Haerry

David Haerry는 1996년부터 치료 관련 작가이자 학회 기자이다. 그는 HIV를 가지고 살고 있는 사람들에 대한 여행 및 거주 제한에 관한 데이터베이스를 공동작성하고 있다. David Haerry는 의료전문가 교육프로젝트에 2007년부터 참여하고 있다. 2015년부터 Swiss Academic Foundation on Education in Infectious Diseases(SAFE-ID)의 사무총장이다. 그는 EUPATI-IMI 프로젝트의 집행위원회의 공동리더이자 위원이며, ENCePP 실무그룹을 포함하여 다수의 유럽 및 글로벌 연구네트워크와 연구협력에 참여하고 있다. 유럽의약품청 환자소비자실무부의 공동위원장이며, 2004년부터 유럽 AIDS치료그룹(EATG)에서 다양한 지위에 있다. David는 2005년부터 HIV와 HCV 약물 개발에 관여하고 있으며, 개인맞춤형 의료(personalised medicine), 위험 의사소통(risk communication), 부작용모니터링, 관찰연구, 생명의학적 예방 및 HIV 퇴치연구 등의 분야에 특정한 관심을 갖고 있다. 그는 1986년부터 HIV를 가지고 살아오고 있다.

Bocar Kouyaté

Bocar A. Kouyaté는 Burkina Faso 보건부 수석고문이며, Burkina Faso의 말라리아 연구교육국립센터(Centre national de recherché et de formation sur le paludisme)의 연구자이다. 그는 훈련을 받은 내과의사이며 공중보건학으로 박사학위를 가지고 있다. 1983~1998년까지 지역의료담당관에서부터 보건부 지역장관인 중간급 그리고 보건부 사무총장까지 Burkina Faso 의료시스템의 모든 단계에서 일을 했다. 1989~2009년까지, Burkina Faso에 있는 두 연구센터인 Nouna 건강연구센터, 이후 말라리아 연구교육국립센터(Centre national de recherche et de formation sur le paludisme)의 센터장을 맡았다. 2003~2007년까지 건강연구를 위한 국가윤리위원회(Comité national d'éthique pour la recherche en santé)의 위원이었고, 2008~2013

년까지 이 국가윤리위원회의 위원장을 역임했다. 특히 보건시스템, 연구윤리 그리고 말라리아 관련 분야에 있어서의 연구, 연구관리, 역량개발 그리고 훈련에 대해 상당한 경험을 가지고 있다. 그의 특별한 관심은 이 연구를 위한 지속 가능한 역량과 적절한 환경의 개발 그리고 연구를 정책과 실제(관행)로 가져가는 것에 있다.

Alex London

Alex John London 박사는 Carnegie Mellon 대학 철학과 교수이고 윤리정책센터의 센터장이다. Hastings Center의 선출된 펠로우인 그는 불확실성, 위험, 공평성, 공정성 그리고 정의와 관련되는 생명윤리와 윤리이론에 있어서의 문제에 대해 광범위하게 저술해오고 있다. 의료윤리 교과서로 가장 널리 사용되고 있는 현대의학의 윤리적 문제(Ethical Issues in Modern Medicine)의 공동편집자이고, Carnegie Mellon 대학 인문사회과학 Dietrich 학부에서 탁월한 교수 교육 서비스에 대한 Elliott Dunlap Smith 상(Elliott Dunlap Smith Award for Distinguished Teaching and Educational Service)을 수상했다. 2016년에 London 교수는 미국 국립과학기술의학 아카데미(전 의학연구소)의 2014~2015년까지 에볼라가 창궐하는 기간 동안 임상시험위원회에 위원으로 지명되었었다. 2007년부터 HIV 예방 임상시험 네트워크 윤리워킹그룹의 위원을 역임해오고 있다. 미국 국립보건원, 세계보건기구, 세계의사회 그리고 세계은행을 포함하여 상당수의 국내/국제조직에서 윤리분야 전문가로 역할을 해왔다.

Ruth Macklin

Ruth Macklin은 미국 New York, Bronx에 있는 Albert Einstein 의과대학의 역학 및 집단보건 부문의 명예교수(생명윤리)이다. 그녀는 생명윤리학, 법학, 의학, 철학, 사회과학 분야 전문학술지와 학술서에, 그리고 이에 추가로 일반인을 위한 잡지나 신문에 쓴 기사까지 270건 이상을 출판했다. 그녀는 도덕적 선택(1988), 상대주의에 대한 항거(1999) 그리고 개발도상국의에서의 의학연구에 있어 이중규범(2004)을 포함하여 13권의 책의 저자이거나 편집자이다. Dr Macklin은 미국 의학아카데미의 선출된 구성원이고 1999~2001년까지 국제생명윤리협회(International Association of Bioethics)의 회장이었다. 그녀는 세계보건기구와 UNAIDS의 고문이자 자문위원을 맡고 있으며, 2005~2008년까지 미국 질병통제예방센터의 외부윤리위원회 위원장을 역임했다.

Annette Rid

Annette Rid는 King's College London의 국제보건사회의학부문의 생명윤리와 사회 분야 수석강사이고, Hastings Center의 선출된 펠로우이다. 그녀는 독일, 스위스, 미국에서 의학, 철학, 생명윤리학으로 훈련을 받았고, 그녀의 연구는 연구윤리, 임상윤리, 보건과 의료에 있어서의 정의에 관심을 두고 있다. 그녀는 의학학술지(예를 들어, Lancet, JAMA 등)와 생명윤리학술지(예를 들어, 의료윤리저널, 생명윤리) 등 다양한 학술지에 학술논문을 발표해오고 있다. 또한 세계보건기구와 세계의사회의 고문과 여러 과학자문위원회의 위원을 역임하고 있다. 그녀는 King's College London에서 생명윤리와 사회 분야의 새로운 석사학위과정을 설립 시부터 공동관리자로 이끌어오고 있다.

Rodolfo Saracci

Rodolfo Saracci는 의사이고, 내과학과 의학통계학 전문학위를 가지고 있다. 그는 영국 공중보건협회(Faculty of Public Health)의 펠로우이다. 만성질환 분야, 특히 암 분야 역학연구자로서의 그의 경력은 주로 Lyon에 있는 WHO 암연구 국제기관(International Agency for Research on Cancer)에서 직원이자 분석역학부서의 부서장을 역임하며 발전되었다. 1982~2005년까지 WHO 암연구 국제기관(IARC)의 윤리심의위원회의 위원장을 역임하며 2002년 인간을 대상으로 하는 생명의학연구에 대한 국제가이드라인의 초안을 마련한 그룹의 구성원이자 2009년 역학조사연구윤리 국제가이드라인의 공동발표자로서 CIOMS의 생명의학윤리 분야 프로젝트에 적극적으로 참여했다.

Aissatou Toure

Dr Aissatou Toure는 다카르에 있는 파스퇴르연구소의 연구자이며, 면역부서를 이끌며 말라리아 면역학 분야에서 연구를 수행하고 있다. 말라리아 분야에서 연구자로서 학술활동을 하고 있는 것과 병행하여, 그녀는 윤리 분야에서 여러 가지 활동을 하고 있는데, 이는 그녀의 주요 관심 분야를 나타낸다. 그녀는 2003년부터 세네갈 보건연구 국가윤리위위원회의 위원이며, 2012년부터 2002년 인간을 대상으로 하는 생명의학연구에 대한 국제가이드라인의 개정을 위한 워킹그룹의 위원이었다. 그녀는 2006~2013년까지 UNESCO 국제생명윤리위원회의 위원으로서 다양한 생명윤리 주제에 대한 보고서 작성에 참여했다. 또한 그녀는 에볼라 위기로 인해 제기된 특정한 윤리적 쟁점에 대해 자문하고 권고하기 위해 에볼라가 창궐하는 기간 동안 WHO에 의해 2014년에 설치된 워킹그룹의 위원이었다. 그녀는 전염성 질환의 창궐을 관리하기 위한 WHO 윤리가이드라인의 작성에 참여했다. 그녀는 국가 수준에서 뿐만 아니라 국제 수준에서 윤리 분야에 있어 여러 가지 역량구축을 위한 활동에 참여하고 있다.

자문위원

Abha Saxena, WHO

그녀는 마취과 의사이면서 통증과 완화의료 분야 전문가로서, 2001년에 인도 뉴델리에서 이동하여 WHO의 연구정책부서에 합류해서 WHO 연구윤리심의위원회를 재건하였으며, 연구윤리위원회를 위해 규범과 기준과 연구윤리 분야에서의 훈련도구를 개발하기 위한 노력을 이끌었다. 현재 그녀는 코디네이터로서, WHO 회원국과 WHO의 3단계의 윤리적 문제에 대해 전문적인 의견을 제공하는 국제보건윤리팀을 이끌고 있다. 그 기능은 보건정책과 연구활동에 대해 고심하고 실행함에 있어 윤리적 고려사항들이 포함되는 것을 보장하고 윤리 주제에 대해 국제적인 합의를 도출해내는 것과 윤리기준들을 조화시키는 데 기여하는 것이다. 그녀의 역할은 WHO 각 부서(윤리 상담 부)에 조언을 제공하는 것, 특히 생명 윤리에 관한 국제연합 기관 간 위원회를 통해 다른 국제기구와의 협력 관계를 추진하는 것, 국가윤리위원회 세계정상회의의 상설사무국으로서 각국의 국가윤리위원회와 협력 관계를 추진하는 것, NGO와 모든 관련 협력자들과 협력 관계를 추진하는 것이다. 그녀는 WHO 윤리가이드라인과 도구의 개발과 보급, WHO 생명윤리에 관한 협력센터의 국제네트워크와의 상호작용, WHO 윤리심의위원회 사무국 그리고 공중보건윤리 자문그룹을 지휘하고 있다. 더 자세한 정보는 http://www.who.int/ethics/en/를 참고하기 바란다.

Dafna Feinholz Klip, UNESCO

Dafna Feinholz는 연구심리학 박사(UIA Mexico)이고, 생명윤리학 석사(스페인 마드리드 Universidad Com plutense)이다. 그녀는 (멕시코) 보건부의 여성건강프로그램에 있어 연구계획책임자였을 뿐만 아니라 멕시코 출산의료국가연구소의 재생산역학부서의 부서장이었다. 그녀는 보건부의 인간 게놈 국가위원회의 학술 코디네이터를 연속적으로 맡았고, 국가생명윤리자문위원회 상임이사로서 국가생명윤리위원회가 법적으로 더욱 독립적인 지위를 확립하도록 하는 일, 연구윤리위원회와 임상생명윤리위원회를 위해 국가 차원에서의 첫 가이드라인의 초안을 마련하는 일, 이들 위원회의 구성원을 훈련시키는 일, 그리고 이 두 종류의 위원회를 법적으로 설치 · 구분하기 위해 현재 시행되고 있는 법을 국회에서 홍보하는 일을 하고 있다. 그녀는 FLACEIS(건강연구 분야 윤리위원회의 라틴아메리카 포럼)의 설립자이자 의장으로 있었다(2000~2006). 국제전문가그룹 TDR-WHO의 초빙멤버이며, 윤리위원회 운영가이드라인의 초안을 마련하고 번역했다. UNESCO 생명윤리와 인권에 관한 보편선언(Universal Declaration on Bioethics and Human Rights)을 논의하기 위한 정부 간 생명윤리위원회에 멕시코 대표로 참석했다. 그녀는 2009년 9월부터, UNESCO 사회인문과학 부문에서 생명윤리부의 부장이다. 그녀는 이 자리에서, 생명윤리적 도전과제들을 관리하고 첨단과학, 최신기술 그리고 지속 가능한 발전을 위한 이의 응용의 윤리적 · 법적 · 사회적 함의를 명확하게 하기 위해 회원국의 역량을 강화하는 데에 목적을 두고 있는 다양한 활동을 주도했다.

Urban Wiesing, World Medical Association

독일 Westfalen의 Ahlen에서 1958년에 출생했고, 의학, 철학, 사회학, 의학사로 Münster와 Berlin에서 각각 1987년에 의학박사, 1995년에 철학박사를 취득했으며, 1985~1988년까지 마취통증의학과 내과학 의사였다. 1988~1998년에 Münster 대학 의학이론역사연구소 조교수였다. 1993년에 의학의 이론과 역사에 대한 강사자격을 취득한 강사가 된다. 1998년부터 Tübingen 대학 의료윤리학 주임교수. Tübingen 대학 의학사연구소의 소장, 2004~2013년 독일 의학협회(Bundesärztekammer: Federal Board of Physicians) 중앙윤리위원회 위원장이였다.

Hans-Joerg Ehni(Alternate), World Medical Association

Hans-Joerg Ehni는 Tübingen 대학 의료윤리역사연구소 부소장이고, 철학에 배경을 두고 있다. 그의 연구는 인간을 대상으로 하는 생명의학연구의 윤리와 노화의 윤리, 특히 노화과정과 수명증가에 있어 새로운 생명의학적 개입의 윤리와 건강한 고령화 촉진정책에 초점을 맞추고 있다. 그는 Baden-Württemberg 주 독일연방의사회 연구윤리위원회의 위원이다.

Carel IJsselmuiden, Council on Health Research for Development(COHRED)

Carel는 벨기에, 네덜란드, 남아프리카, 미국에 있는 대학들에서 자격을 취득한 의사, 역학자, 공중보건실무자, 학술사회사업가이다. 그는 남아프리카 요하네스버그의 보건부의 의료차관으로써 7년간 농촌의료와 공중보건에, 4년간 근교도시와 도시의 보건의료, HIV/AIDS 통제와 환경서비스관리에 종사했다. 그는 1995년에 Pretoria 대학 교수이자 지역사회보건부장에 임명되었고, 보건시스템 및 공중보건 학부가 설립된 1999년에 학장이 되었다. 그는 2004년에 COHRED의 상임이사로 임명될 때까지 이 지위를 유지했다. 또한 그는 COHRED 위원회의 위원이고, COHRED USA의 대표이며, COHRED Africa의 위원회 위원이다. 그는 응용연구, 영양학, 면역학, 환경보건학, 연구역량구축, 국제공중보건교육 그리고 국제협력보건연구의 윤리 등 다양한 분야에서 논문을 출판해오고 있다. 지역사회 서비스의 일부로, 그는 남아프리카공화국 북부의 건강개발 NGO의 Elim 간호그룹프로젝트의 책임자로서 남아프리카공화국의 알렉산드라 지역의 Nokuthula 장애아동센터의 위원회에서 역할을 했고, 중저소득국가를 지원하는 전략적 연구와 혁신 개발을 지원해왔다. Carel은 남아프리카공화국과 네덜란드 두 국가의 국적을 가지고 있으며, 아프리카, 유럽, 미국 그리고 카리브해에서 근무하며 거주했다.

참관인

Ingrid Callies

Dr Ingrid Callies은 Paris Descartes 대학에서 박사학위를 취득했고, Virginia 대학에서 석사학위를 취득했으며, 뉴욕주 변호사협회의 구성원이고, 생명윤리학자이며, 프랑스 Leem에 있는 프랑스 제약협회(www.leem.org)의 윤리규정위원회의 윤리부문책임자이자 코디네이터이다. 이전에, 그녀는 파스퇴르연구소의 윤리고문이었고, AIDS와 바이러스성 간염에 대한 프랑스 국립연구원에서 일했으며, Hogan Lovells이고 불리는 법률사무소인 Hogan & Hartson LLP에서 법률 업무를 맡았다. 사회행동과학에 대한 Elsevier 국제백과사전의 연구윤리분야 공동편집자인 Ingrid Callies는 LeukoTreat(백질영양장애에 대한 유럽공동프로젝트)와 Satori(연구와 혁신의 윤리적 영향평가에 함께 하고 있는 이해관계자들의 모임)를 포함하여, 대형연구프로젝트에 또한 참여해왔다.

부록 4

논평자들

	기관/단체	소속국가	성	이름
1		Brazil	Neto	Sodre
2	Areteva, Nottingham	United Kingdom	Corfield	Julie
3	Association of Clinical Research Professionals, Alexandria, VA	United States	Kremidas	Jim
4	Caribbean Public Health Agency Research Ethics Committee		Roopchand-Martin	Sharmella
5	Centro de Bioética, Persona y Familia	Argentina	Pucheta	Leonardo
6	CIOMS, Former President, Geneva	Switzerland	Vallotton	Michel
7	CIOMS, Senior Adviser, Geneva	Switzerland	Fluss	Sev
8	Comite Etico-Cientifico, Universidad de Ciencias Médicas de Costa Rica	Costa Rica	Vargas	Jorge Quesada
9	Dalhousie University, Halifax	Canada	Baylis	Francoise
			MacQuarrie	Robyn
10	Novel Tech Ethics, Dalhousie University, Halifax	Canada	Petropanagos	Angel
11	Department of Bioethics, National Institutes of Health, Bethesda, Maryland	United States	Millum	Joseph
			Wendler	David
			Grady	Christine
12	Disaster Bioethics COST Action, Research Ethics Working Group, Dublin	Ireland	O'Mathúna	Dónal
13	Division of Medical Ethics, NYU Medical School, New York	United States	Curry	David
14	Eli Lilly and Company, Indianapolis, Indiana	United States	Van Campen	Luann

	기관/단체	소속국가	성	이름
15	ESIC Medical College and Postgraduate Institute of Medical Sciences and Research(PGIMSR)	India	Gopichandran	Vijayaprasad
16	Economic and Social Research Council(ESRC) North West Doctoral Training Centre(NWDTC), Manchester	United Kingdom	Chiumento	Anna
17	European Network of Research Ethics Committees (EUREC), Brussels	Belgium	Doppelfeld	Elmar
18	Facultad de Ciencias Médicas, Universidad Nacionalde Rosario, Rosario	Argentina	Diaz	Maria del Carmen
19	Faculty of Medicine Benha University, Banha	Egypt	Elgndy	Ibrahim
20	Faculty of Pharmaceutical Medicine, London	United Kingdom	Cottam	Ben
21	FLACSO Argentina, Buenos Aires	Argentina	Luna	Florencia
			Mastroleo	Ignacio
			Melamed	Irene
22	GADOR SA, Buenos Aires	Argentina	Roldan	Emilio
23	Indian Council Medical Research(formerly Deputy DG), New Delhi	India	Kumar	Nandini
24	International Society for Biological and Environmental Repositories(ISBER), Vancouver	Canada	Terris	Adam
25	Médecins Sans Frontiéres, Ethics Review Board, Geneva	Switzerland	Schopper	Doris

	기관/단체	소속국가	성	이름
26	Nagasaki University, Nagasaki	Japan	Koonrungse somboon	Nut
27	National Bioethics Commission on Health	Ecuador	Pacheco-Bastidas	Victor
28	National Institute of Radiological Sciences, Fuji Toranomon Orthopedic Hospital	Japan	Kurihara	Chieko
			Saio	Takeo
29	NHS Health Research Authority, London	United Kingdom	Collett	Clive
30	Novartis	Switzerland	Maman	Marianne
31	Novo Nordisk A/S, Copenhagen	Denmark	Zdravkovic	Milan
32	Núcleo de Bioética de Londrina- Londrina, Parana	Brazil	Diniz	Nilza
33	Nuffield Council on Bioethics	United Kingdom	Whittall	Hugh
34	Pan American Health Organization, Regional Office for the Americas of the World Health Organization, Washington DC	United States	Saenz	Carla
35	Panamerican University, Mexico City	Mexico	Casas	Maria de la Luz
36	Peruvian IRB Network, Lima	Peru	Gil	Ana
			Lescano	A. Roxana
			Mestanza	Miguel
			Quiroz	Estela
			Sevilla	Carlos

	기관/단체	소속국가	성	이름
37	Red Latinoamericana y del Caribe de Bioética UNESCO		Fuentes	Duilio
			Justo	Luis
			Lorenzo	Claudio
			Macias	Andrea
			Maglio	Ignacio
			Minaya	Gabriela
			Pacheco	Victor
			Penchaszadeh	Victor
			Pfeiffer	Maria Luisa
			Rocha de Cunha	Thiago
			Verges	Claude
			Vidal	Susana
38	Sama, Resource group for women and health, New Delhi	India	Sarojini	N.
39	Sense About Science/ AllTrials campaign, London	United Kingdom	Cockerill	James
40	St. John's Research Institute, Bangalore	India	Vaz	Manjulika

	기관/단체	소속국가	성	이름
41	Stellenbosch University, Stellenbosch	South Africa	Amugune	Beatrice
			Moremi	Lemphi
			Nair	Gonasagrie
			Nyanyukweni	Pandeni
			Singh	Shenuka
			Towers	Wayne
			Visage	Retha
			Wium	Anna-Marie
42	Swiss Academy of Medical Sciences(SAMS), Bern	Switzerland	Salathé	Michelle
43	Training and Resources in Research Ethics Evaluation(TRREE)	Switzerland	Sprumont	Dominique
44	Universidad Peruana Cayetano Heredia, Lima	Peru	Samalvides Cuba	Frine
45	Universidad Autónoma de Querétaro, Santiago de Querétaro	Mexico	Hall	Robert
46	University of Barcelona, Barcelona	Spain	Ferrer Salvans	Pau
47	University of Geneva, Geneva	Switzerland	Hurst	Samia

	기관/단체	소속국가	성	이름
48	University of KwaZulu-Natal, Pietermaritzburg	South Africa	Kirimuhuzya	Claude
			Ndimuangu	Hilton
			Matandika	Limbanazo
			Magolela	Melda
			Akintola	Olagoke
			Bengu	Sibusisiwe
			Raiman	Shenaaz
			Mtande	Tiwonge
49	University of Milan, Milan	Italy	Linkeviciute	Alma
50	University of Missouri, Columbia	United States	Mcarthur	Carole
51	University of Ottawa, Ottawa	Canada	Williams	John
52	University of Pennsylvania, Philadelphia	United States	Ellenberg	Susan
53	University of the West Indies	Jamaica	Rampersad	Indira
			Nayak	Shivananda
54	University of Toronto, Toronto	Canada	Bandewar	Sunita V. S.
55	U.S. Department of Health and Human Services, Washington DC	United States	Carr	Sarah
56	Washington University in St Louis, St Louis	United States	Dresser	Rebecca
57	World Health Organization (partial), Geneva	Switzerland	Van Ommeren	Mark

찾아보기

ㄱ

가명정보 175

가명처리 176

가속심의 282, 316

가임연령 256

가짜중재 71

감독 8

개인별 충분한 정보에 의한 동의 99, 133, 147, 162, 166, 178, 185, 253, 255, 265, 278

개인식별자 184, 186

개인식별정보 157, 186

개인정보 보호법 175

개인정보자기결정권 174

거버넌스 164, 179

거버넌스 구조 164, 179

거버넌스 시스템 161

거부의사 158

거부절차 162, 177, 183

거절 238

거짓 61

검토 주기 43

경비 159

계속적인 접근 91

공개 342

공개된 정보 297

공동운영 309

공적 책임 323, 327, 328

공정한 분배 36, 37, 172, 190, 283

과소대표 36

과학적 가치 13

과학적 타당성 283

과학적인 측면 315

관리기준 8

교육 112

교통비 193

구제치료 74

구체적 동의 161, 166, 177, 182

구체적인 충분한 정보에 의한 동의 161, 177

국가 차원에서의 (중앙화된) 심의 319

군집 무작위배정 291, 292

권리 42

권한을 위임받은 대리인 132

금전적 보상 192, 197

기관생명윤리위원회 8, 174

기만 149

기만연구 141

기본원칙 8

ㄴ

낙태 256, 257, 270

뉘른베르크 강령 4

ㄷ

다기관연구 320

대리인 116, 117, 145, 222, 225, 237

대응성 24

대조군 60, 67, 68, 295

대조약 60, 67

대조임상시험 68

데이터 156, 161, 174, 177, 303, 306

데이터 공유 189, 330

데이터심의위원회 176

데이터은행 179, 182, 186

독립성 318

동의 44, 116

동의 능력이 없거나 불완전한 사람 145

동의 능력이 없거나 불완전한 성인 222

동의 획득 면제 138, 139

동의를 할 능력이 없는 성인 225

동의를 할 수 있는 능력 129

동의를 할 수 있는 법적 능력 114

동의서 122, 132

동의의 면제 136, 147, 151, 293

동의의 변경 136, 147, 148, 293

동의의 조정 147,148

동의의 철회 168

동정적 사용 91

등가상태 287

디브리핑 150

ㄹ

레지스트리 136, 152, 178, 188, 329

ㅁ

마케팅 연구 77

맥락 213, 217

명시적인 거부 228

모니터링 321

모집 124

모집 공고 124

모집공고문 124

모집문건 130

무료재활 208

무료치료 208, 209

무상 158, 159

무작위배정 68, 287, 289

문화적 민감성 278

물질이전계약 162, 171

미미한 위험 42

미성년자 234

미준수 322

ㅂ

반대 228

발견사항 170, 188

백지동의 167

법정대리인 222

벨몬트 보고서 6, 18

변조 324

보건요구 23, 24, 76, 80, 87, 208, 225, 237, 240, 253, 265, 278

보건우선순위 23, 24, 76, 240, 281

보건의료 데이터 175

보건의료기반시설 26

보상 192, 195, 202, 207, 208

보상 절차 204

보안관리자 167, 170, 178, 182, 186

보조치료 90

보험 204, 209

복지 42

부담 36, 37, 40

부당한 영향 99, 134

부당한 유인 195, 197

부당한 저자 표시 325

부당한 중복게재 325

불편 40

불평등한 분배 36

비대면회의 272

비밀 169

비밀보장 169, 186, 187

비밀보장 위반 216, 255

비용보전 195, 196

ㅅ

사생활 298

사전지시서 226, 229, 230

사회적 가치 12, 283

생명윤리 및 안전에 관한 법률 8

생명윤리법 8, 41, 80, 115, 116, 138, 140, 145, 156, 192

생물학적 차이 248

서면동의 122

선정기준 32

성별 260

성별 고려 249

성별 차이 249, 250

속임 61, 149, 216

속임연구 141

손상 203

손실 202

손해 202

수문장 296

수유부 259, 265

승낙 225, 228, 241

시험군 60
시험약 60
신속심사 83
신속심의 282, 316
신중한 반대 242
심의 8, 313
심의 면제 298, 307, 321

ㅇ

아동 234, 237, 239
아이의 아버지 262
안전 41, 42
암호화 162, 169, 170, 178, 186
압력 99
약사법 117
여성 218, 248, 253, 254
역량구축 28, 107, 109, 172, 190
연구 2
연구 참관 236, 245
연구결과의 출판 및 보급 329
연구대상자 3
연구대상자 보호 4
연구대상자 선정 31, 33
연구부정행위 323, 324
연구역량 110
연구용 중재 47, 49, 51, 68, 88, 89, 92
연구윤리 확보를 위한 지침 326
연구윤리위원회 11, 309, 313
연구의뢰자 18
연구자 18
연구자에 대한 위험 57
연구절차 51
연구진실성 324
영유아 260
온라인 환경 303
옵트아웃절차 161, 162, 168, 177, 178, 183, 302
요양급여 81
우선순위 278
우선심사 82
웹사이트 302
위계관계 217
위약 60, 61, 63, 67, 68, 71, 72, 75
위약 대조 73
위조 324
위탁운영 309
위험-이익 양상 51, 53, 54, 69
위험-이익 평가 54
위험 37, 40, 41, 42, 47, 49, 135, 202, 228, 261, 265, 268, 298
윤리원칙 324
윤리적인 측면 315

응급사용 282
응급치료상황 229
의존적인 관계 134
이미 확립되어 있는 효과적인 중재 53, 69
이상반응 203
이익 36, 37, 40, 42, 47, 228, 265
이해 131
이해능력이나 의사표현능력이 결여된 사람 145
이해상충 54, 111, 285, 318, 333, 337
이해상충 관리 341
이해충돌 111
익명화 140
익명화 157, 159, 162, 169, 170, 178, 186, 187
인간대상연구 2
인도주의적 원조 286
인체유래물 156, 161, 163
인체유래물연구 163
인체유래물은행 156, 163, 170
인체유래물이전계약 162, 171
일시중지 44
임상시험 2, 8
임상시험용 의약품 치료목적 사용 20
임신 가능성 248, 253, 254, 256
임신부 219, 259, 265

ㅈ

자격을 갖춘 협력자 135
자기결정권 175
자발성 134
자발적인 동의 114, 115
자율성 114, 115
잔여검체 140, 158
잔여인체유래물 161, 167, 168
잠재적이고 개인적인 이익 51
재난 272
재난발생 271, 277
재동의 128, 132
재연락 184
재정적 이해상충 339
저자원 상황 24
전문성 316
전자동의 122, 123
절차 49
정보전단지 130
정보주체 298
정의의 원칙 32
제공 159
제외기준 32, 36
조기종료 44

조사 8
중도탈락 198
중립적인 제3자 135
중앙임상시험심사위원회 309
중재 49
지역 차원에서의 심의 319
지역사회의 참여 28, 95, 97, 98, 100, 172, 190, 284
질병창궐 271, 277
집단에 대한 위험 56

ㅊ

찬성 225, 228, 237, 241
철회 198
첨단재생바이오법 117
첨단재생의료 임상연구 84
청소년 237, 239
최선의 이익 243
최소위험 42, 48, 55, 147, 150, 226, 238, 262, 265
최소위험보다 사소하게 증가된 위험 48, 68, 70, 226, 238, 266
최소위험을 약간 넘는 위험 56
충분한 정보에 의한 동의 114, 127, 286, 293
취약성 212, 213, 216, 254
취약한 연구대상자 211

ㅋ

코드화 187
코로나19 272
코로나바이러스감염증19 272

ㅌ

태아 248, 253, 260, 269
터스키기 매독연구 6
통합운영 309

ㅍ

파종시험 77
포괄적 동의 161, 166, 177, 179, 181, 182
포괄적인 충분한 정보에 의한 동의 161, 177
포함기준 32, 36
표절 325
프라이버시 301, 303
프라이버시 위험 304, 305
프라이버시 통제 306
피임 249, 256
피채취자 158

ㅎ

학문적 이해상충 338
해악 40
허락 229, 237, 243, 244

허위중재 71
헬싱키선언 7
협력 103
협력적인 파트너십 110
확장연구 91
활성치료 74
후향적 연구 174

숫자

2차적 사용 181